Fachbuch
Klett-Cotta

Bindung und Jugend

Individualität, Gruppen und Autonomie

Herausgegeben von Karl Heinz Brisch

Klett-Cotta

Die Beiträge von Perry, Kobak et al., Larstone & Moretti, Wieland, Punamäki und Wilkinson wurden von Ulrike Stopfel aus dem Englischen übersetzt.

Klett-Cotta
www.klett-cotta.de

Printed in Germany
Schutzumschlag: Roland Sazinger, Stuttgart
Unter Verwendung eines Fotos von © Monkey Business – Fotolia.com
Gesetzt von Kösel, Krugzell
Gedruckt und gebunden von Kösel, Krugzell
ISBN 978-3-608-94827-1

Bibliografische Information der Deutschen Nationalbibliothek
Die Deutsche Nationalbibliothek verzeichnet diese Publikation in der Deutschen Nationalbibliografie; detaillierte bibliografische Daten sind im Internet über <http://dnb.d-nb.de> abrufbar.

Inhalt

Vorwort

Am 13. und 14. Oktober 2012 wurde von der Abteilung Pädiatrische Psychosomatik und Psychotherapie am Dr. von Haunerschen Kinderspital der Ludwig-Maximilians-Universität München eine internationale Konferenz mit dem Titel »Bindung und Jugend« (Attachment and Adolescence) durchgeführt. Das Interesse an dieser Konferenz und die positiven Rückmeldungen waren für den Veranstalter außerordentlich ermutigend, so dass er die Beiträge dieser Veranstaltung mit der Herausgabe dieses Buches einer größeren Leserschaft zugänglich machen möchte.

Die Thematik des vorliegenden Konferenzbandes umfasst eine Vielzahl von Aspekten aus dem Bereich »Bindung und Jugend«.

Für die Entwicklung in der Jugendzeit sind sichere frühkindliche Bindungserfahrungen von besonderer Bedeutung, da Jugendliche sich verstärkt auf den Weg der Ablösung von ihren Bindungspersonen hin zur Autonomie machen müssen. Dieser Weg macht auch Angst und aktiviert die Bindungsbedürfnisse. Manche Jugendliche können sich gar nicht ablösen, andere suchen eine forcierte Ablösung. Aus den Bindungserfahrungen in Gruppen mit Gleichaltrigen entwickelt sich ein eigenständiges inneres Arbeitsmodell von Bindung an Gruppen, das den Jugendlichen Schutz und Sicherheit vermittelt und die Entwicklung fördern kann. Eine pathologische Gruppenbindung kann aber auch eine Quelle von Angst sein, die Autonomie und Individualität verhindert. Jugendliche mit traumatischen Erfahrungen und desorganisierter Bindung aus ihrer Kindheit sind besonders gefährdet, psychische Probleme zu entwickeln, wie Depression, Suizidalität, Panikstörungen, Gewalt, Drogenmissbrauch, sexuelle Schwierigkeiten, Essstörungen, Borderline-Symptome, Dissozialität. Die Beiträge dieses Bandes zeigen, auf der Basis von Studien und klinischer sowie pädagogischer Arbeit, wie psychopathologische Entwicklungen dieser Jugendlichen verstanden und wie sie behandelt werden können sowie welche Möglichkeiten zur Prävention bestehen. Im vorliegenden Buch werden von internationalen Forschern und Klinikern die Zusammenhänge zwischen Bindungssuche und Jugendentwicklung sowie therapeutische und präventive Möglichkeiten vorgestellt und im Zusammenhang ihrer Studien erläutert.

Frühzeitige Interventionen – am besten bereits im Kindesalter – können neue Bindungserfahrungen ermöglichen und so Schwierigkeiten der Ablösung und Autonomie im Jugendalter verhindern sowie neue bindungsorientierte Verhaltensweisen auf den Weg bringen.

Ich danke allen Autorinnen und Autoren, dass sie ihre Beiträge für die Publikation zur Verfügung gestellt haben. Ein besonderer Dank gilt Frau Ulrike Stopfel, die sehr engagiert, wie in den vergangenen Jahren, alle englischsprachigen Beiträge in exzellenter Qualität übersetzt hat. Dank der hervorragenden Arbeit von Herrn Thomas Reichert konnten die einzelnen Manuskripte rasch editiert werden. Ein weiterer Dank gilt Herrn Dr. Heinz Beyer sowie Frau Ulrike Wollenberg vom Verlag Klett-Cotta dafür, dass sie sich mit großem Engagement für die Herausgabe dieses Buches beim Verlag eingesetzt und die rasche Herstellung gewährleistet haben.

Ich hoffe, dass dieses Buch allen hilft, die im Kontext von Therapie, Beratung, sozialer Arbeit tätig sind. Es soll auch denjenigen wichtige Anregungen geben, die mit der Prävention von Störungen in der Ablösungs- und Autonomieentwicklung von Jugendlichen beschäftigt sind. Das Buch richtet sich daher an Kinderärzte, Kinderpsychiater, Kinder- und Jugendlichen-Psychotherapeuten, Kinderpsychologen, Psychiater, Sozialarbeiter, Pädagogen, Jugendhilfemitarbeiter sowie allgemein an alle Therapeuten und Berater, die sich mit der Diagnostik und Behandlung von psychosozialen und emotionalen Störungen bei Jugendlichen beschäftigen. Ebenso sind alle angesprochen, die Jugendliche betreuen, wie etwa Lehrer, Erzieher, Krankenschwestern, Heilpädagogen, Umgangspfleger, Ergotherapeuten, Krankengymnastinnen, Seelsorger, Juristen, Politiker und Eltern. Möge es allen, die in diesem Kontext mit Jugendlichen arbeiten oder für deren Entwicklung Sorge tragen, zahlreiche Anregungen geben, die sie in ihrer täglichen Arbeit fruchtbar umsetzen können.

Karl Heinz Brisch

Einleitung

Das vorliegende Buch fasst verschiedene Beiträge aus den Bereichen Forschung, Klinik und Prävention zusammen, die sich aus ganz unterschiedlichen Perspektiven mit dem Thema »Bindung und Jugend« beschäftigen. Es werden hierbei auch Ergebnisse aus der Grundlagenforschung vermittelt, die teilweise aus Längsschnittstudien gewonnen wurden. Außerdem werden Erfahrungen aus der klinischen Arbeit anhand von Fallbeispielen anschaulich berichtet, um die therapeutischen Möglichkeiten und die Voraussetzung für eine erfolgreiche Therapie und Prävention aufzuzeigen.

Peter Zimmermann und Alexandra Iwanski berichten auf der Basis umfänglicher Längsschnittstudien über Charakteristika und Entwicklungswege der Bindung von der frühen Kindheit bis zur Adoleszenz sowie über deren Auswirkungen auf die Langzeitentwicklung von Ablösung und Autonomie im Jugendalter.

Bindungen und Individuation fallen dann besonders schwer, wenn Kinder aus Trennungsfamilien stammen. Sabine Walper und ihr Team haben untersucht, wie dies Jugendlichen aus Trennungsfamilien dennoch gelingen kann und welche Schwierigkeiten dabei von allen in der Familie bewältigt werden müssen.

Während der Ablösungs- und Individuationszeit leiden Jugendliche oftmals darunter, dass sie ihre schulischen und akademischen Leistungen nicht erfolgreich abschließen können, weil sie innerlich sehr mit ihren psychischen Prozessen beschäftigt sind. Dieses Phänomen wird als Prokrastination bezeichnet und bedeutet, Aufgaben, wie Diplomarbeiten, immer wieder aufzuschieben und nicht abzuschließen. Andrea Perry berichtet aus ihrer Arbeit mit Universitätsstudenten, die unter dem Symptom des pathologischen Aufschiebens leiden. Sie schildert, wie sie mit einem bindungsorientierten Ansatz diesen jungen Erwachsenen weiterhelfen kann.

Roger Kobak behandelt seit vielen Jahren Jugendliche, die unter einer schwerwiegenden Psychopathologie leiden. Er hat einen bindungsbasierten Behandlungsansatz für diese Jugendlichen entwickelt, der wesentlich zu einer Symptomreduzierung und einer Stabilisierung dieser Jugendlichen beiträgt. Über diesen

Ansatz berichten Kobak, Stevie N. Grassetti und Heather A. Close in ihrem Beitrag.

Jugendlicher Substanzmissbrauch hängt oft sehr eng mit traumatischen Bindungserfahrungen zusammen. Ulrike Amann und ihr Team haben für diese Jugendlichen ein spezielles stationäres Behandlungskonzept einer Jugend-Suchtstation mit Namen clean.kick und clean.kids entwickelt. Sie stellt in ihrem Beitrag die wissenschaftlichen Ergebnisse einer Studie und die Erfahrungen aus der Praxis mit diesen Jugendlichen vor.

Eine besondere Herausforderung stellen Jugendliche mit dissozialem, aggressivem und gewalttätigem Verhalten dar. Roseann Larstone, Marlene Moretti und ihr Team haben eine bindungsbasierte Behandlungsmethode entwickelt, um Eltern mit solchen Teenagern zu helfen, das Verhalten ihrer Kinder zu verändern. Sie berichtet über Forschungsergebnisse und die Art und Weise des erfolgreichen klinischen Vorgehens.

Adoptierte Jugendliche geraten oft in der Pubertät und Adoleszenz in extreme Krisen bis hin zur Suizidalität. Gerade in dieser Zeit wird die Frage nach der Bindung und den frühen Anfängen der Bindungsprozesse dieser Jugendlichen relevant, wenn sie sich damit beschäftigen, von ihren Eltern weggegeben worden zu sein. Christiane Lutz hat sehr viel klinische Erfahrung in der Arbeit mit diesen Jugendlichen und deren Adoptiveltern erworben, die sie sehr differenziert vermittelt.

Wenn Jugendliche traumatische Erfahrungen gemacht haben, entwickeln sie nicht selten ausgeprägt dissoziative Zustände. Sandra Wieland stellt die Theorie der dissoziativen Entwicklungsstörung und die Möglichkeiten der klinischen Intervention vor.

Gerade Kinder und Jugendliche, die Kriegsereignisse überlebt haben, leiden sehr unter solchen traumatischen Erfahrungen. Kognitive und emotionale Störungen sowie auch dissoziative Symptome entwickeln sich oft als Folge einer posttraumatischen Belastungsstörung. Raija-Leena Punamäki hat ein entsprechendes Präventions- und Behandlungsprogramm in Palästina durchgeführt und evaluiert.

Jugendliche – oft aus verschiedenen Kulturen –, die chronisch oder auch lebensbedrohlich erkranken, stellen eine besondere Herausforderung für Psychotherapeuten dar. Katja Bonnländer arbeitet seit vielen Jahren kunsttherapeutisch mit diesen Jugendlichen. Sie berichtet sehr anschaulich und feinfühlig anhand eines bewegenden Fallbeispiels, wie gerade das Medium Kunst ein hervorragender Zugangsweg ist, um selbst bei Jugendlichen, die todesbedroht sind und wissen, dass sie aufgrund ihrer Erkrankung sterben werden, einen für ihre psychische Entwicklung heilsamen Prozess auf den Weg zu bringen.

Nicht selten müssen Jugendliche stationär behandelt werden, weil ihre Symptomatik so ausgeprägt ist, dass sie in Gruppen, wie etwa Schulklassen, nicht mehr toleriert werden. Simon Wilkinson berichtet von einer stationären Behandlungseinrichtung für Kinder und Jugendliche, die auf einem bindungs- und milieutherapeutischen Programm aufbaut. Er stellt die klinische Arbeit und die nachhaltigen Veränderungen dar, die im Rahmen dieser Arbeit erreicht werden können.

Jugendliche haben die Aufgabe, sich aus ihren dyadischen Bindungsbeziehungen zu lösen und in Gruppenbindungen einzutreten. Dieser Prozess des Übergangs ist mit vielfältigen Risiken und Störungsentwicklungen verbunden. Karl Heinz Brisch stellt dar, wie bindungsgestörte Jugendliche sich in Gruppen bewegen, welche verschiedenen Typologien von gestörten Gruppenbindungen sich zeigen und wie diese therapeutisch im Rahmen einer Gruppenbehandlung begleitet werden können. Brisch hat an anderer Stelle von zwei Präventionsprogrammen berichtet – »SAFE® – sichere Ausbildung für Eltern« und »B.A.S.E.® – Babywatching« –, die bereits in der Schwangerschaft oder in den frühen Entwicklungsjahren starten, um die Fähigkeit zur sicheren Bindung und sozial-emotionalen Kompetenz zu fördern, so dass möglichst Schwierigkeiten der Autonomie und Ablösungsentwicklung im Jugendalter vorgebeugt werden kann. Es wäre wünschenswert, dass es mehr Ansätze für Prävention und Therapie gäbe, die auf einem bindungstheoretischen Modell aufbauen und so frühzeitig ansetzen, dass vielfältige Störungen und Entwicklungsprobleme in der Adoleszenz verhindert werden könnten. Je früher Kinder in ihren Entwicklungsprozessen unterstützt und therapeutisch begleitet werden können, umso wahrscheinlicher sind gesunde Entwicklungen in der Adoleszenz.

PETER ZIMMERMANN UND ALEXANDRA IWANSKI

Bindung und Autonomie im Jugendalter

Einleitung: Bindung und Autonomie – ein Gegensatz oder zwei assoziierte Entwicklungsthematiken?

Bindung und Autonomie werden manchmal als Gegensätze verstanden, als statische Gegenpole, zwischen denen der Mensch pendelt oder hin- und hergerissen wäre (Steinberg & Silverberg 1986; Blos 1977). Eine genauere Betrachtung der Kennzeichen von Bindung und Autonomie aus entwicklungspsychologischer Sicht macht allerdings deutlich, dass die Gegensätzlichkeit nicht unbedingt gegeben ist, vor allem nicht im Jugendalter. Dies hängt jedoch entscheidend von der Qualität der Bindungsorganisation des Jugendlichen ab.

Bindung

Der Begriff Bindung beschreibt nach Bowlby (1969/2006) die Disposition eines Kindes, bei Verunsicherung, Überforderung oder negativen Gefühlen wie Kummer oder auch bei körperlichem Unwohlsein und Krankheit den Kontakt und die Nähe ausgewählter und vertrauter Personen zu suchen oder zu erhalten. Diese Disposition hat sich beim Menschen evolutionär herausgebildet, da sie einen Überlebensvorteil darstellt (Grossmann & Grossmann 2012). Die psychologische Funktion des Bindungsverhaltens besteht jedoch nicht primär darin, Nähe zu suchen. Dies tun Kinder auch, wenn sie spielen möchten oder ein Werk, das sie geschaffen haben, zeigen möchten. Nähe suchen *als Bindungsverhalten* hingegen, hat die psychologische Funktion der Regulation negativer Gefühle, wenn die eigene Regulationsfähigkeit überfordert ist (Zimmermann 2007), was bei Säuglingen und Kleinkindern häufig und schnell der Fall ist. Das Suchen nach Nähe, der Erhalt von Nähe oder der Ausdruck des Wunsches nach Nähe beim Kind sind also nur dann Bindungsverhalten, wenn das Bindungsverhaltenssystem aktiviert ist und das Kind ohne externe Regulation nicht in der Lage ist, sich selbst zu beruhigen. Das Bindungsverhaltenssystem ist jedoch über die gesamte Lebensspanne aktivierbar, »von der Wiege bis zur Bahre« (Bowlby 1980/2006) – immer dann, wenn intensive negative Emotionen mit Überforderung erlebt werden oder man sich zu schwach fühlt, für sich selbst zu sorgen (z. B. bei Krankheit). Die Auslöser oder Situationen für solche intensiven, negativen Gefühle ändern sich im Laufe des Lebens, das Bindungsverhaltenssystem ist jedoch auch im Jugendalter und im Erwachsenenalter aktivierbar.

Autonomie

Autonomie bezieht sich auf die Selbststeuerung und Selbstregulation und wird als zentrales eigenständiges Bedürfnis des Menschen gesehen, neben Verbundenheit und Kompetenz (Ryan et al. 1997; Ryan & Deci 2006). Autonomie zeigt sich darin, dass man eigene Absichten, Ziele und Interessen entwickelt und versucht, diese auch im Handeln umzusetzen (Zimmermann 2007). Dies beinhaltet sowohl die Initiierung als auch die zielgerichtete Koordination und Steuerung des Verhaltens und Erlebens (Ryan et al. 1997). Der Gegensatz von Autonomie ist Heteronomie, worunter man die Kontrolle des Verhaltens durch äußere Gegebenheiten, also direkten oder indirekten Druck oder externe Anweisungen versteht. Autonomie ist nicht mit Unabhängigkeit gleichzusetzen und bedeutet nicht, frei von äußeren Einflüssen zu sein. Man kann autonom, also im Einklang mit eigenen Zielen, Interessen und Werten handeln, jedoch gleichzeitig abhängig von anderen Menschen oder konkreten Lebenssituationen sein. Jugendliche oder junge Erwachsene sind oftmals finanziell abhängig von der Unterstützung ihrer Eltern, können jedoch dennoch autonom in ihren Handlungen sein. Wenn Jugendliche aber das Gegenteil von dem tun, was ihre Eltern ihnen sagen, nur um ihnen nicht zu gehorchen, sind sie nicht autonom. In solchen Fällen determiniert das Erziehungsverhalten der Eltern das Verhalten und die Trotzreaktion der Jugendlichen, nicht jedoch ihre eigenen Ziele. Führt man diesen Gedanken noch weiter, so ist Autonomie auch dann gegeben, wenn man das gleiche Verhalten zeigt, das einem von außen nahegelegt oder befohlen wird, solange die Entscheidung hierfür jedoch auf eigenen Zielen oder Werten basiert (Ryan & Deci 2006). Die Entwicklung von Interessen, Werten und Zielen ist jedoch nicht unabhängig von der Kultur und dem sozialen Umfeld und wird als stufenweise Introjektion, Identifikation und schließlich Integration familiärer oder gesellschaftlicher Ziele, Anforderungen und Normen konzipiert (Ryan et al. 1997).

Bindung und Autonomie

Aus bindungstheoretischer und entwicklungspsychologischer Sicht sind sichere Bindung und Autonomie keine Gegensätze, unsichere Bindung und Autonomie hingegen schon.

Die verschiedenen Bindungsmuster, die man bereits am Ende des ersten Lebensjahres beobachten kann, sind Ausdruck unterschiedlicher Emotionsregulationsmuster, welche Kinder aufgrund der Erfahrung emotionaler Verfügbarkeit oder Zurückweisung mit der jeweiligen Bezugsperson entwickeln (Zimmermann 1999a, 2007). Eine sichere Bindung zeigt sich in einer effektiven sozialen Regulation von intensiven negativen Emotionen mit Hilfe des Kontakts zur Bezugsperson. Die notwendigen Bindungsverhaltensweisen gehen jedoch vom Kind aus. Die rasche Explorationsbereitschaft, nachdem die negativen Emotionen im Kontakt reguliert wurden, ist ein Klassifikationskennzeichen für eine sichere Bindung (Ainsworth et al. 1978; Grossmann & Grossmann 2012). Autonomie, also eigenständige Exploration des Kindes, gehört somit bereits ab dem ersten Lebensjahr zur Bindungssicherheit. Unsicher-ambivalent gebundene Kinder hingegen zeigen keine effektive soziale Regulation durch die Bindungsperson. Deshalb sind sie bei emotionaler Belastung lange Zeit kaum in der Lage zu explorieren, zeigen also bei aktiviertem Bindungsverhaltenssystem keine Ressourcen mehr für Autonomie, selbst wenn die Mutter oder der Vater dies in der Situation fördern möchte. Unsicher-vermeidend gebundene Kinder zeigen eine ineffektive, individuelle Emotionsregulationsstrategie der Ablenkung durch Beschäftigung mit Spielobjekten. Die Dominanz auf Exploration ist jedoch eine bedingte Strategie der Vermeidung von Zurückweisung und kein Ausdruck autonomer Exploration. Somit sind die Bindungsmuster bereits in der frühen Kindheit mit unterschiedlichen Organisationsformen von Autonomie verbunden.

Autonomie ist jedoch auch im Entwicklungsverlauf eng mit Bindung verbunden. In Abbildung 1 ist die Abfolge von Entwicklungsthematiken dargestellt. Entwicklungsthematiken sind altersspezifische, saliente Themen, die in der jeweiligen Altersstufe dominant im Verhalten zu beobachten sind. Die erfolgreiche Lösung einer Entwicklungsthematik erhöht die Wahrscheinlichkeit einer erfolgreichen Lösung der nachfolgenden Entwicklungsthematik (Sroufe 1989; Zimmermann 2002).

Nach diesem Modell ist der Aufbau einer sicheren Bindung die erfolgreiche Lösung der Entwicklungsthematik im Alter zwischen sechs und zwölf Monaten. Das Bindungsmuster als Muster der Emotionsregulation negativer Gefühle dient

Alter	Entwicklungsthematik
0–6 Monate	Regulation biologischer Rhythmen und von Spannung
6–12 Monate	Aufbau selektiver Bindungen
1–3 Jahre	Aufbau des Selbsterkennens und der Selbststeuerung (Autonomie)
3–6 Jahre	Aufbau von Freundschaften und Entwicklung von Impulskontrolle
6–11 Jahre	Aufbau von Kompetenz (z. B. Schule, Freunde, Sport)
11–18 Jahre	Aufbau eines klaren Wertesystems (Identität) und enger emotionaler Beziehungen

ABB. 1: Altersspezifische Entwicklungsthematiken (nach Zimmermann 2002)

nun als Basis für die Bewältigung der nächsten Entwicklungsthematik, der Entwicklung von Autonomie im zweiten Lebensjahr und auch noch späterer Entwicklungsthematiken (vgl. Zimmermann 2002). Die Möglichkeit, sich durch die Nähe und erwartete Unterstützung in einer Beziehung sicher zu fühlen, erlaubt es dem Kind, eigenständiger zu explorieren, eigene Ziele zu entwickeln und diese zu verfolgen, also autonom zu sein, selbst wenn dies nicht sofort gelingt. So gelingt es dem Kind mit sicherer Bindung leichter, auch die Entwicklungsthematik der Autonomieentwicklung erfolgreich zu bewältigen. Dies zeigt sich auch empirisch (Matas et al. 1978; Lütkenhaus et al. 1985; Moss et al. 1997).

Sichere Bindung ist also die Voraussetzung für eine gelingende Autonomieentwicklung, unsichere Bindung hingegen ist in Bezug auf Autonomie entwicklungshemmend. Dies entspricht dem bindungstheoretischen Denken Bowlbys (1973/2006), der als Voraussetzung für die Entwicklung einer stabilen Persönlichkeit sowohl die stete elterliche Fürsorge als auch Ermutigung zur Autonomie für relevant erachtete.

Bindung und Autonomie im Jugendalter

Das Jugendalter wird manchmal als die zweite Trotzphase oder Individuationsphase bezeichnet (Blos 1977). Das Modell der Entwicklungsaufgaben (Havighurst 1953; Oerter & Dreher 2008) sieht die Ablösung von den Eltern, neben der Identitätsentwicklung und dem Aufbau erster Liebesbeziehungen, als zentrale Aufgabe des Jugendalters. Dies wird manchmal so interpretiert, dass emotionale Autonomie im Jugendalter für eine gelingende Ablösung und eine psychisch gesunde Entwicklung notwendig sei. So postulieren Steinberg und Silverberg (1986), dass Individuation, Ent-Idealisierung der Eltern und die Unabhängigkeit von ihnen wichtige Kennzeichen und Voraussetzungen für das erfolgreiche und »gesunde« Durchlaufen der Adoleszenz seien. Oftmals wird hierbei der Begriff emotionale Autonomie nicht in seiner Wortbedeutung verwendet, sondern mit Unabhängigkeit und einer prinzipiellen Ablehnung der Hilfe der Bezugspersonen gleichgesetzt. Dies ist dann eher emotionale Ablösung, der Abbau von Bindung und nicht Autonomie. Gelingende Autonomie im Jugendalter ist vielmehr ein Kennzeichen einer sicheren Bindung. Jugendliche, die sehr viel Wert auf emotionale Unabhängigkeit von ihren Eltern legen, sind eher wenig emotional stabil, bleiben mit emotionalen Problemen eher alleine und vermeiden es, Hilfe zu suchen (Ryan & Lynch 1989).

Dennoch kann man sich die Frage stellen, ob »Bindung im Jugendalter« überhaupt noch ein relevantes Thema für Jugendliche ist, besonders angesichts der Veränderungen im Familienleben mit Jugendlichen. So verbringen Jugendliche zunehmend weniger Zeit mit der gesamten Familie, streiten gerade zu Beginn der Pubertät sehr emotional und in der Mitte der Jugendzeit sehr oft mit ihren Eltern, was im Laufe des Jugendalters wieder nachlässt (Laursen et al. 1998). Bei genauerer Betrachtung stellt man jedoch auch fest, dass die individuelle Zeit, die man jeweils mit Mutter oder Vater alleine verbringt, sich nicht wesentlich über das Jugendalter hinweg ändert, dass die Jugendlichen dann mehr Zeit außer Haus verbringen, wenn sie mobiler sind, in externe Tätigkeiten (wie Sport, Job) fest eingebunden sind oder mit zunehmender körperlicher Reifung (zumindest bei Jungen). Es ist nicht die Häufigkeit des Streits mit den Eltern, die sie aus dem Haus treibt. Es scheint vielmehr so zu sein, dass sich bei den Eltern das Wohlbefinden mit der Häufigkeit des Streits verringert, nicht jedoch bei den Jugendlichen, die ihren Standpunkt und ihre Meinung entschieden vertreten (Deković 1999).

Haben Jugendliche noch ein Bedürfnis nach Bindung?

Befragt man Jugendliche mittels Fragebogen danach, ob sie ihren Eltern vertrauen oder diese für sie eine Quelle von Unterstützung sind, so stellt man fest, dass die Jugendlichen mit zunehmendem Alter die Eltern weniger als Vertrauensperson nennen oder suchen, wenn auch unterschiedlich für Jungen und Mädchen (Buist et al. 2002). Allerdings muss man berücksichtigen, dass Jugendliche auch ein starkes Bedürfnis haben, nach außen hin zu zeigen, dass sie die Eltern nicht mehr brauchen. Eine Studie mit dem Impliziten Assoziationstest (Bindungs-IAT; Zimmermann & Maier 2000), einer Methode, welche die automatischen, impliziten Bewertungen der Beziehung zu Mutter und Vater erfasst, zeigte jedoch, dass Jugendliche mit elf, 15 und 18 Jahren nur im Fragebogen eine weniger sichere Bindung an die Eltern berichteten, je älter sie wurden. Im Bindungs-IAT, den man bewusst nicht fälschen oder beeinflussen kann, ergab sich jedoch keine signifikante Altersveränderung für die Vertrauensbeziehung zur Mutter und eine Zunahme der impliziten Bindungssicherheit zum Vater über das Jugendalter (Zimmermann 2004b). Auch wenn Jugendliche – öffentlich befragt – sagen, dass sie die Eltern weniger als Bindungsperson brauchen und nutzen, so ist implizit die Bindung an die Eltern bei Jugendlichen nicht prinzipiell unsicherer. Das Bindungsbedürfnis ist im Jugendalter nicht verschwunden, sondern wird nicht öffentlich bekundet, da Jugendliche große Angst vor öffentlicher Bewertung haben.

Zeigen Jugendliche noch Bindungsverhalten?

Im Säuglings- und Kleinkindalter ist *Bindungsverhalten* noch leicht auszulösen und somit gut beobachtbar. Bis zum Alter von etwa fünf Jahren brauchen Kinder die direkte körperliche und emotionale Verfügbarkeit der Bindungspersonen, um bei aktiviertem *Bindungsverhaltenssystem* wieder beruhigt zu werden (Bowlby 1973/2006). In den darauf folgenden zehn Jahren und vor allem im Jugendalter wird die unmittelbare körperliche Nähe der Bezugspersonen für die Kinder und Jugendlichen weniger bedeutsam. Stattdessen wird die Kommunikation der eigenen emotionalen Belastung, die je nach Fürsorgeerfahrung mit den Bezugspersonen variiert, bedeutsamer und salienter, im Alltag leichter zu beobachten. Jugendliche haben bereits lange verinnerlicht, wie die Bindungspersonen jeweils reagieren werden, wenn sie emotional belastet sind und dies zeigen würden. Die sich so stabilisierenden internalen Arbeitsmodelle übernehmen deshalb zunehmend die Verhaltenssteuerung bei emotionaler Belastung der Jugendlichen und nicht mehr so stark die tatsächliche aktuelle Reaktion der Bezugsperson. Internale Arbeitsmodelle sind mentale Strukturen, die auf der Grundlage von Bindungserfahrungen entwickelt werden. Sie steuern die individuelle Informationsverarbeitung (also Wahrnehmung, Interpretation und Vorhersage von Verhalten) und die Regulation auftretender Gefühle innerhalb der Bindungsbeziehung und in emotional bedeutsamen Situationen (Zimmermann 1999b).

Im Jugendalter wird somit Bindungsverhalten als direktes Suchen nach körperlicher Nähe bei den Bindungspersonen weniger häufig ausgelöst und ist entsprechend selten zu beobachten. Dies bedeutet jedoch nicht, dass Bindung für Jugendliche keine Rolle mehr spielt. Vielmehr manifestiert sich Bindungsverhalten in diesem Alter in offener Kommunikation mit den Bindungspersonen in Form eines Austauschs über negative emotionale Befindlichkeiten oder Schwierigkeiten (Zimmermann 2004 a). Während Säuglinge und Kleinkinder eher die non-verbale Form der Kommunikation ihrer emotionalen Belastung zeigen, wird dies bei Jugendlichen doch eher über verbale Kommunikation geschehen, die jedoch das Suchen körperlicher Nähe nicht ausschließt.

Zwei weitere Entwicklungseinflüsse bewirken, dass Bindungsverhalten gegenüber den Eltern seltener beobachtbar wird: die Entwicklung tatsächlich enger emotionaler Beziehungen zu Gleichaltrigen und die zunehmende Kompetenz von Jugendlichen in der Emotionsregulation (Zimmermann & Iwanski 2013).

Während die Eltern meist lebenslang Bindungspersonen bleiben (Ainsworth 1991), kommen im Jugendalter andere Erwachsene oder auch Gleichaltrige in sehr engen Freundschaften oder Liebesbeziehungen als weitere potentielle Bindungspersonen hinzu (Bowlby 1980/2006). Somit stellen die Eltern nicht mehr für alle Lebensbereiche der Jugendlichen *die einzigen* Bindungspersonen dar. In engen Freundschaftsbeziehungen können eigene Ansichten und Erfahrungen neu bewertet und verglichen werden, ohne dass man gleich den elterlichen Bewertungsmaßstäben ausgesetzt ist (Shulman 1995).

Die individuelle Kompetenz in der Bewältigung von Problemen und emotionaler Belastung verändert sich hin zu mehr adaptiver Emotionsregulation (Zimmermann & Iwanski 2013), so dass Situationen, die Kinder noch in der eigenen Emotionsregulation überfordern würden, bei Jugendlichen keine vergleichbare emotionale Belastung mehr hervorrufen und somit auch kein Bindungsverhalten mehr auslösen würden.

Dennoch fungieren Eltern auch im Jugendalter immer noch als Bindungspersonen, da auch in diesem Lebensabschnitt natürlich neue Situationen emotional belastend wirken können, wie z. B. soziale Bewertungssituationen (vgl. Zimmermann 1999 a). Die Eltern stellen für Jugendliche idealerweise eine sichere Basis dar, von der aus sie autonom ihre Kompetenz erproben und weiterentwickeln können (Zimmermann 2007). Damit sind in der Adoleszenz Bindung und Autonomie eng verbunden. Durch feinfühliges Verhalten auch im Jugendalter können Eltern ihre jugendlichen Kinder darin unterstützen, Autonomie zu entwickeln und unterstützende neue Beziehungen aufzubauen, ohne dadurch bestehende Bindungen aufzugeben oder zu gefährden. Die Akzeptanz der autonomen Meinungsäußerung der Jugendlichen und das Eingehen auf ihren Wunsch der Selbstbestimmung sind hier entscheidend (Allen 2008).

Wie Studien zeigen, sind jedoch nicht alle Eltern in der Lage, sowohl Bindungssicherheit, also effektive soziale Regulation, als auch Autonomieunterstützung, also Akzeptanz der Selbstbestimmung, zu unterstützen (Zimmermann 2007). Während eine sichere Bindung dem Jugendlichen hilft, Autonomie mit Verbundenheit zu den Bindungspersonen zu entwickeln, stellt eine unsichere Bindung ein Entwicklungsrisiko dar, sei es durch einen Mangel an Verbundenheit (bei unsicher-vermeidender Bindung) oder durch die Beschränkung der Autonomie (bei unsicher-ambivalenter Bindung). Bindungssicherheit im Kleinkindalter zeigt sich in einer gelingenden Balance von Bindung und Exploration (Grossmann et al. 2008). Damit vergleichbar kann man Bindungssicherheit im Jugendalter als gelingende Balance von Bindung und Autonomie betrachten.

Bindungsmuster im Jugendalter

Im Gegensatz zur Kindheit, in der Bindungsmuster über Verhaltensbeobachtung, also auf prozeduraler Ebene, erfasst werden, wird die Bindungsorganisation im Jugendalter überwiegend auf evaluativ-deklarativer Ebene erhoben (Zimmermann 1999b). Bei Jugendlichen kann, im Unterschied zur frühen und mittleren Kindheit, über das Trennungs- und Wiedervereinigungsparadigma (FST, Fremde-Situation) kein offenes Bindungsverhalten mehr induziert werden. Lediglich über alterstypische Situationen, die, vergleichbar zur Fremden Situation, Angst und Verunsicherung auslösen, lässt sich dies noch beobachten (Zimmermann 2004a). Eine Situation, in der Jugendliche sich selbst vor Publikum präsentieren müssen (z. B. Talkshow-Situation; Zimmermann 2004a) und gemeinsam mit der Mutter Fragen über sich selbst erarbeiten sollen, löst, mit der frühen Kindheit vergleichbar, Angst und Verunsicherung bei ihnen aus und macht offenes Bindungsverhalten auch im Jugendalter auf prozeduraler Ebene beobachtbar (Zimmermann et al. 2009). Bindungsverhalten von Jugendlichen in emotional belastenden Situationen kann auch über Interviewmethoden im Jugendalter erfasst werden (z. B. Bindungsinterview für die Späte Kindheit, BISK; Zimmermann & Scheuerer-Englisch 2013). Je nach Bindungsmuster berichten Jugendliche, dass sie negative Emotionen den Eltern direkt mitteilen und durch diese effektiv reguliert werden (sichere Bindung), negative Emotionen nur indirekt kommunizieren und die Regulation durch die Eltern nicht wirklich effektiv ist (unsicher-ambivalente Bindung) oder negative Emotionen nur mit sich selbst ausmachen bzw. gar nicht erleben (vermeidende Bindung). Auch die Bindungsdesorganisation lässt sich so erfassen.

Zur Erfassung der Bindungs*repräsentation* im Jugendalter werden entweder Fragebögen oder Interviews (AAI: George et al. 1996; BISK: Zimmermann & Scheuerer-Englisch, 2003) eingesetzt, um eher bewusste (Fragebogen) oder eher unbewusste (Interviews) Aspekte internaler Arbeitsmodelle von Bindung zu erfassen (Zimmermann 1999b). Mit Hilfe des Adult Attachment Interviews (AAI) wird die mentale Organisation der Gesamtbewertung der eigenen Bindungsgeschichte in der Kindheit erhoben. Das AAI erfasst jedoch nicht die *gegenwärtige* Qualität der Bindungsbeziehung zu den Eltern und ist auch nicht beziehungsspezifisch, wie es die Bindungsmaße der frühen Kindheit sind. Das BISK hingegen erfasst die aktuelle Bindungsorganisation elternspezifisch und ist somit besser mit der Erfassung von Bindung in der frühen Kindheit vergleichbar.

Darüber hinaus gibt es auch Studien, die die aktuelle Bindung im Jugendalter über Fragebögen wie das Inventory of Parent and Peer Attachment (IPPA; Armsden & Greenberg 1987; dt. Version: Zimmermann 1992) erfassen. Studien mit Fragebögen sind kritisch zu betrachten, da die Idealisierung der Beziehung nicht kontrolliert und die Art der mentalen Organisation nicht erfasst werden kann. Es zeigen sich oft nur geringe Zusammenhänge zwischen Fragebogenmaßen zur Erfassung von Bindung und der Bindungsrepräsentation, erfasst mit dem AAI (Crowell et al. 2008; Furman & Simon 2004; Mayseless & Scharf 2007; Roisman et al., 2007; Maier et al. 2004). Ein Vergleich der Zusammenhänge zwischen der aktuellen Bindungsorganisation, erfasst im BISK (Zimmermann & Scheuerer-Englisch 2003), und der generalisierten Bindungsrepräsentation, erfasst im AAI, zeigt, dass das AAI mit der aktuellen Repräsentation der Eltern als unterstützend signifikant zusammenhängt. Sicherheit im AAI geht einher mit einem aktuellen Arbeitsmodell von den Eltern als sichere Basis und berichtetem Bindungsverhalten gegenüber den Eltern (Zimmermann & Scheuerer-Englisch 1997). Entwicklungspsychologisch lässt sich damit allerdings nicht sagen, ob eine sichere Bindungsrepräsentation eine emotional unterstützende Eltern-Jugendlichen-Beziehung fördert, eine aktuell emotional unterstützende Eltern-Jugendlichen-Beziehung die Kohärenz im Diskurs und die Bewertung der früheren Bindungserfahrungen fördert oder aber sich beides auf der Basis unterstützender Erfahrungen entwickelt. Dies zeigt sich nur durch prospektive Längsschnittstudien.

Sind Bindungsmuster bei Jugendlichen normativ unsicher?

Betrachtet man das Jugendalter als eine Zeit vieler Veränderungen und einer somit notwendigen Reorganisation von Beziehungen wie auch von Ansichten und Wertvorstellungen, so könnte man vermuten, dass es im Jugendalter zu einer Zunahme an unsicheren Mustern der Bindungsrepräsentation kommen könnte. In der Kindheit liegt der Anteil an Kindern mit einem sicheren Bindungsmuster bei ca. 60 % (Solomon & George 2008). Bei Jugendlichen ist der Anteil an sicherer Bindungsrepräsentation mit 52 bis 56 % vergleichbar mit dem Anteil der Erwachsenen mit sicherer Bindungsrepräsentation von 58 % (van IJzendoorn & Bakermans-Kranenburg 1996; Bakermans-Kranenburg & van IJzendoorn 2009). Vergleicht man die Verteilung der unsicheren AAI-Muster, so weisen Jugendliche einen etwas höheren Anteil an unsicher-distanzierten Bindungsrepräsentationen auf (35 %) als erwachsene Mütter (23 %) oder erwachsene Väter (28 %). Der Anteil an unsicher-verwickelter Bindungsrepräsentation liegt mit 13 % etwa auf dem Niveau von erwachsenen Vätern und beide etwas unter der Rate erwachsener Mütter (19 %). Auch Studien, welche die Regensburger AAI-Auswertemethode oder den AAI-Q-Sort verwenden (Zimmermann et al. 1997a), zeigen ein leichtes Überwiegen sicherer Bindungsrepräsentationen. Der Anteil an Jugendlichen mit unverarbeitetem Trauma im AAI (U-Klassifikation) ist mit 11 % geringer als der von erwachsenen Müttern (18 %) oder Vätern (15 %) mit unverarbeitetem Trauma. Dies kann möglicherweise mit der alters-korrelierten Häufigkeit von potentiell traumatischen Erfahrungen erklärt werden. In klinischen Stichproben sind sichere Bindungsrepräsentationen selten (Rosenstein & Horowitz 1996), aber unverarbeitete Traumata treten wesentlich häufiger auf (Wallis & Steele 2001).

Unterschiede zwischen AAI-Mustern bei Jugendlichen und Erwachsenen

Jugendliche haben, insgesamt betrachtet, nicht normativ eine unsichere Bindung. Es überwiegt etwas das sichere Bindungsmuster (AAI), so dass die Verteilung der von Erwachsenen sehr ähnlich ist.

In einer deutschen Längsschnittstudie (Grossmann & Grossmann 2012) wurden die AAIs von Erwachsenen und ihren jugendlichen Kindern nach ihren sprachlichen Merkmalen ausgezählt. Es werden Häufigkeiten berichteter Unterstützung durch die Bindungsfiguren, die Reflexionen, also Erklärungen für Kindheitserfahrungen, die berichteten negativen Gefühle im Kontakt mit den Bezugspersonen sowie die Häufigkeit von Abwehr (Inkohärenz) erfasst (vgl. Fremmer-

Bombik et al. 1989; Zimmermann et al. 1997a). Die Interviewdauer bei Müttern war durchschnittlich zehn Minuten länger als die bei ihren jugendlichen Kindern. Mütter berichteten nur etwas mehr Gefühle, aber deutlich mehr allgemeine Reflexionen hinsichtlich ihrer Kindheitserfahrungen, nicht jedoch mehr spezifisch über Bindungserfahrungen. Erwachsene (Mütter) sprechen also mehr über allgemeine Zusammenhänge in ihrer Kindheit, reflektieren aber nicht häufiger über ihre Bindungserfahrungen als ihre jugendlichen Kinder. Mütter zeigen jedoch häufiger Abwehr gegen Bindungsthemen, also Ausweichen, Idealisierung und Abwerten der Bezugspersonen, als ihre jugendlichen Kinder. Kein Unterschied ergab sich hingegen beim Vermeiden von bindungsrelevanten Themen. Insgesamt betrachtet, unterscheiden sich AAIs von Jugendlichen nicht hinsichtlich der Bindungssicherheit von denen ihrer Mütter. Die Bindungsinterviews sind bei Jugendlichen etwas kürzer, sie weisen weniger weitschweifige allgemeine Erklärungen auf und idealisieren weniger. Sonst unterscheiden sie sich nicht von den Interviews Erwachsener. Die Daten zeigen auch, dass gerade bei einer der Kernvariablen des AAIs, bei der Integration von Bindungserfahrungen, kein Unterschied besteht. Erwachsene reden somit im AAI vielleicht etwas mehr, aber nicht unbedingt stets mehr Bindungsrelevantes.

Stabilität und Wandel der Bindungsrepräsentation im Jugendalter

Die Bindungsrepräsentation im Jugendalter erwies sich bislang als längsschnittlich relativ stabil, so dass man weder Fluktuation wie z.B. bei der Streitrate zwischen Jugendlichen und ihren Eltern (Laursen et al. 1998) noch einen Trend zur Unsicherheit der Bindung feststellen kann. Die Studien zur Stabilität von Bindung über einen Zeitraum von zwei Jahren bei Jugendlichen im Alter zwischen 16 und 18 Jahren (Zimmermann & Becker-Stoll 2002; Allen et al. 2004) zeigen eine hohe Stabilität der Sicherheit der Bindungsrepräsentation mit ca. 77 % stabiler Klassifikation, die sich als Korrelation für Bindungssicherheit bei $r = .51$ bis $r = .61$, ($p < .01$) zeigt. Vergleichbar ist die Stabilität von distanzierter ($r = .48$, $p < .01$) und vor allem verwickelter Bindungsrepräsentation ($r = .64$, $p < .01$). Die Stabilität der Bindungssicherheit im AAI ist bei Jugendlichen mit dem gleichzeitigen Auftreten von vielen Risikofaktoren (wie Armut, Depression, konflikthafte Familieninteraktion) etwas geringer als ohne Risikofaktoren (Allen et al. 2004). Der Identitätsstatus beeinflusst die Veränderung der Bindungsrepräsentation ebenfalls. Jugendliche mit klarer Identität mit 16 Jahren haben auch eher eine sichere Bindungsrepräsentation, deren Sicherheit mit 18 Jahren eher noch zunimmt (Zimmermann &

Becker-Stoll 2002). Man kann aber insgesamt davon ausgehen, dass Bindung im Jugendalter ein stabiles Muster der Bewertung von Bindungserfahrungen darstellt. Die Muster im Jugendalter müssen jedoch nicht die Muster in der frühen Kindheit widerspiegeln.

Längsschnittliche Entwicklungseinflüsse

Bereits Bowlby (1973/2006) war kein Vertreter eines frühkindlichen Determinismus, sondern favorisierte stattdessen ein Modell von Entwicklungspfaden. Hierbei stellen bereits frühe Erfahrungen zwar Weichen für bestimmte Entwicklungswege, allerdings beeinflussen die Unterstützungserfahrungen von der Kindheit bis ins Jugendalter den weiteren Lebensweg und die Entwicklung von Bindungsmustern (Zimmermann & Spangler 2008; Grossmann et al. 2008). Dieses Modell wurde auch in der Bindungsforschung aufgegriffen. Als Hypothese für empirische Studien wurde angenommen, dass beziehungsspezifische Bindungsverhaltensmuster gleichzeitig von aufgebauten internalen Arbeitsmodellen und der aktuellen Interaktion mit den Bindungspersonen gesteuert werden (Main et al. 1985). Nicht nur die frühkindlichen Erfahrungen von emotionaler Verfügbarkeit der Bindungspersonen sind relevant für das Bindungsmuster von Jugendlichen, sondern auch spätere Bindungserfahrungen während der Kindheit und auch noch während des Jugendalters (Bowlby 1980/2006).

Längsschnittlich betrachtet, gibt es eine Reihe von Studien, die untersuchen, ob die Bindungsqualität zur Mutter im ersten Lebensjahr die Bindungsrepräsentation im Jugendalter vorhersagt. Hierbei gibt es zwei Studien, die eine signifikante Übereinstimmung zwischen beiden Alterszeitpunkten finden (Hamilton 1995; Waters et al. 2000), und fünf Studien, in denen sich kein signifikanter Zusammenhang zwischen beiden Maßen zeigte (Zimmermann et al. 2000; Weinfield et al. 2000; Lewis et al. 2000; Beijersbergen et al. 2012; Groh et al. 2013). Insgesamt lässt sich festhalten, dass es zwar Studien gibt, bei denen Konkordanz zwischen beiden Maßen zu finden ist, sich die Bindungsrepräsentation im Jugendalter jedoch überwiegend *nicht* durch die Bindungsqualität zur Mutter mit einem Jahr vorhersagen lässt. Dies ist unabhängig von der Auswertemethode des AAI der Fall. Vergleichbar sagt auch die Bindungsqualität zum Vater im zweiten Lebensjahr nicht die spätere Bindungsrepräsentation vorher (Zimmermann et al. 2000). Dies wird zum einen auf veränderte familiäre Lebensbedingungen zurückgeführt, die als Risikofaktoren Veränderungen in den Interaktionen innerhalb der Familie bedingen, und zum anderen darauf, dass hier Bindungserfassung auf prozeduraler

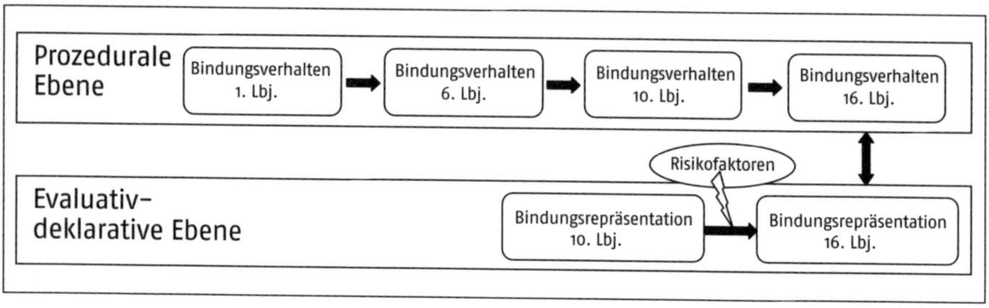

ABB. 2: Bindungskontinuität: Zwei-Ebenen-Ansatz (vgl. Zimmermann et al. 2000)

Ebene in der Kindheit mit Maßen der evaluativ-deklarativen Repräsentationsebene im Jugendalter in Zusammenhang gebracht werden (Zimmermann 2007).

Dennoch lassen sich auch bereits frühe Entwicklungseinflüsse auf die spätere Bindungsrepräsentation im Jugendalter feststellen, die deutlich machen, dass Erfahrungen von Unterstützung bzw. Zurückweisung durch die Eltern, aber auch die Bindungsrepräsentation der Eltern selbst prädiktiv für die Entwicklung der Bindungsrepräsentation der Jugendlichen sind (Lewis et al. 2000; Waters et al. 2000; Zimmermann et al. 2000). In manchen Studien sagt die Feinfühligkeit der Mutter im ersten Lebensjahr eine sichere Bindungsrepräsentation mit 17 Jahren vorher (Beckwith et al. 1999), manchmal auch die Feinfühligkeit des Vaters und seine Fähigkeit zur Explorationsförderung in einer Spielinteraktion mit dem Kind, wenn dieses zwei Jahre alt ist (Grossmann et al. 2008). Eine zurückweisende erzieherische Haltung von Mutter und Vater gegenüber dem zehnjährigen Kind ist ein Prädiktor für eine unsichere Bindungsrepräsentation des Jugendlichen mit 16 Jahren (Zimmermann et al. 2000; Zimmermann & Scheuerer-Englisch 1997).

Somit lässt sich prospektiv deutlich zeigen, dass die Bindungsrepräsentation nicht durch die Bindungsorganisation im ersten Lebensjahr festgelegt ist und somit konzeptuell nicht gleichzusetzen ist mit der frühen prozeduralen Bindungsorganisation im Kleinkindalter. Durch die *Erfahrungen von Unterstützung oder Zurückweisung,* die das Kind mit beiden Elternteilen bis zum Jugendalter macht, lässt sich die Qualität der Bindungsrepräsentation hingegen vorhersagen. Somit zeigt sich eine klare Passung des theoretischen Entwicklungsmodells nach Bowlby (1980/2006) mit den Ergebnissen der empirischen Überprüfung dieses Modells. Risikofaktoren in der Entwicklung sind jedoch mit relevant. Die Scheidung der Eltern ist ein klarer Risikofaktor für Bindungsunsicherheit im Jugendalter (Lewis et al. 2000; Zimmermann et al. 1997b). Der Zusammenhang zwischen Scheidung der Eltern und unsicherer Bindungsrepräsentation ihrer jugendlichen Kinder galt unabhängig davon, wie alt diese zum Zeitpunkt der Scheidung waren.

Einen wichtigen Ansatz zum Aufbau und zur Stabilisierung von Bindungsrepräsentationen, erfasst mit dem AAI, haben Dykas, Woodhouse, Ehrlich und Cassidy (2012) untersucht. Sie konnten zeigen, dass die Erinnerung an eine im Rollenspiel erlebte Konfliktsituation mit der Bindungsperson und die emotionale Bewertung dieser Situation später und rückblickend nicht dem Erlebten entsprachen, sondern durch die Bindungsrepräsentation der Jugendlichen beeinflusst waren. Eine sichere Bindungsrepräsentation der Jugendlichen ging einher mit eher positiver retrospektiver Bewertung des Streits, während eine unsichere Bindungsrepräsentation eher mit einer negativen emotionalen Bewertung verbunden war. Internale Arbeitsmodelle von Bindung beeinflussen somit deutlich die Emotionen, die mit Erinnerungen an tatsächlichen Erfahrungen verbunden werden, unabhängig von der tatsächlichen Interaktion.

Die Veränderung von Bindungsrepräsentationen im Jugendalter: Reflexiv-Sicher

Neben diesen Hinweisen auf Entwicklungseinflüsse auf die Bindungsrepräsentation ist zu bedenken, dass das AAI kein einfaches Abbild der Bindungserfahrungen und kein retrospektives Interview ist. Vielmehr zeigt die Tatsache, dass auch dann eine Klassifikation eines AAIs als sicher-autonom erfolgt, wenn deutliche Zurückweisungserfahrungen oder andere intensive negative Beziehungserfahrungen (z.B. Misshandlung) verarbeitet werden und im AAI kohärent und emotional integriert berichtet werden, dass es die *Verarbeitung* von Erfahrungen ist, die im AAI erfasst wird, und nicht die Erfahrungen selbst. Solche Fälle werden als »reflexiv-sicher« oder »earned-secure« klassifiziert und treten erstmals im Jugendalter auf (Zimmermann et al. 1996; Roisman et al. 2002).

Die Entwicklung in der Adoleszenz erlaubt es Jugendlichen vom Einzelfall auch zu abstrahieren und Prinzipien, die für viele ähnliche Situationen gelten, zu entwickeln und zu vergleichen. Dies wirkt sich stark auf die soziale Kognition aus, also das Verständnis von Kommunikation und des konkreten Fürsorgeverhaltens jenseits der aktuellen Situation (Karcher & Fischer 2004). Somit stellt die Jugendphase eine Zeit dar, in der eine Überprüfung der Bewertung von Bindungserfahrungen rein kognitiv besser möglich ist als in der Kindheit (Furman & Simon 2004). Eltern werden zunehmend als Personen mit Eigenheiten und Fehlern betrachtet. Dies hilft, auch negative Erfahrungen mit den Bindungspersonen nicht als Zurückweisung oder Ablehnung der eigenen Person, sondern möglicherweise als durch die Lebensumstände, Erziehungserfahrungen, finanzielle oder psychische Belastungen der Bindungspersonen bedingt zu verstehen (Fremmer-Bombik & Grossmann 1993). Dabei geht es um einen zur Veränderung internaler Arbeitsmodelle von Bindung und damit zur emotionalen Integration der Bindungserfahrungen wesentlichen Prozess.

Zusammenfassend lässt sich feststellen, dass die Bindungsrepräsentation im Jugendalter nicht die Bindungsorganisation im ersten Lebensjahr widerspiegelt, sondern die mentale Organisation der Bewertung der eigenen Bindungsgeschichte. Eine sichere Bindungsrepräsentation ist zwar längsschnittlich durch Unterstützungserfahrungen im Hinblick auf emotionalen Trost wie auch im Bereich explorativer Anleitung eher erwartbar, letztlich stellt die Bindungsrepräsentation jedoch eine aktuelle kohärente Bewertung der Bindungsgeschichte auf einer evaluativ-deklarativen Ebene dar und nicht ein reines Abbild der Erfahrungen oder frühkindlicher Bindungsmuster. Aus therapeutischer Sicht bietet die Veränderbarkeit der Bindungsrepräsentation Raum und Ansätze für Interventionen, was nicht zuletzt Bowlby (1988) selbst in seinem therapeutischen Vorgehen mit einbezog.

Bindung und Interaktionsverhalten im Jugendalter

Die Bindungsmuster im Jugendalter beeinflussen deutlich die Interaktion und Kommunikation der Jugendlichen mit Bezugspersonen und Gleichaltrigen. Hier zeigt sich, dass internale Arbeitsmodelle schon sehr stabil das soziale und emotionale Erleben und Verhalten steuern. In Problemdiskussionen mit Müttern zeigen Jungen mit unsicherer Bindung im Jugendalter mehr dysfunktionalen Ärger, der nicht zur Klärung des Problems, sondern zur Abwertung führt, verglichen mit Jungen mit sicherer Bindungsrepräsentation. Mädchen mit unsicherer Bindung hingegen werden häufiger von ihren Müttern beim Streit dominiert (Kobak et al. 1993). Bei unsicherer Bindung zeigt sich auch, dass gerade bei Streitsituationen, aber auch bei gemeinsamen positiven Planungen (z.B. Urlaub) in der Kommunikation oft Autonomie ohne Verbundenheit mit der Bezugsperson und eingeschränkte Verbundenheit zu finden sind (Allen 2008; Becker-Stoll et al. 2008). Bindungssicherheit im Jugendalter kann aber auch biologische Reaktionstendenzen kompensieren. Jugendliche mit der kurzen Allel-Variante (s-s) des Serotonintransporterpolymorphismus (5-HTT-LPR) zeigen in der Angst auslösenden Interaktionssituation »Talk Show« ihren Müttern gegenüber häufiger Widersprüche und den Wunsch, ihre eigenen Vorstellungen durchzusetzen. Die aktuelle Bindungssicherheit, erfasst mit dem Bindungsinterview für die späte Kindheit

(BISK), moderiert dies jedoch (Zimmermann et al. 2009). Bei sicherer Bindung zeigen Jugendliche nicht weniger Widerspruch und Autonomie, aber dies geschieht in Form von verträglicher Autonomie, sie unterbrechen also nicht die Kommunikation mit der Mutter und bleiben auch kompromissbereit. Bei unsicherer Bindung hingegen zeigen die Jugendlichen Widerspruch in Form feindseliger Autonomie, d.h. sie greifen die Mutter verbal oder non-verbal an oder unterbrechen und blockieren die Kommunikation mit ihr. Dies könnte erklären, warum eine sichere Bindung bei Jugendlichen die Erziehungsmaßnahmen von Eltern effektiver macht (Allen 2008).

Die Rolle des Vaters darf dabei nicht vergessen werden. Allen und Mitarbeiterinnen (2007) konnten zeigen, dass eine verträgliche Autonomie zwischen Vätern und Jugendlichen, in der die Beziehung durch die Konflikte nicht gefährdet wurde, die Bindungssicherheit der Jugendlichen langfristig fördert, während harte und vernichtende Kritik und Konflikte eine unsichere Bindung der Jugendlichen noch verstärkten. Auch in der Vater-Jugendlichen-Beziehung ist Autonomie mit Verbundenheit für eine Bindungssicherheit wichtig.

Die Interaktion von Freunden ist im Jugendalter ebenfalls von Bindung beeinflusst. Shomaker und Furman (2009) konnten zeigen, dass Jugendliche mit sicherer Bindungsrepräsentation in Konfliktgesprächen mit ihren Freunden sachlicher und konstruktiver diskutierten als Jugendliche mit einer unsicher-distanzierten Bindungsrepräsentation. Mayseless und Scharf (2007) fanden, dass die Bindungsrepräsentation von Jugendlichen vier Jahre später mit deren Fähigkeit zu Intimität in engen Freundschaften und Liebesbeziehungen zusammenhing. Die eingeschränkte Autonomie in Interaktionen mit den Eltern sagt Feindseligkeit gegenüber Gleichaltrigen vorher (Allen et al. 2002). Auch die Qualität von Freundschaften und die Lösung von Konflikten hängt mit der Bindungsrepräsentation zusammen (Zimmermann 2004a). Selbst in der Interaktion mit Freunden in Situationen, die nicht primär mit Beziehung zu tun haben, aber negative Emotionen auslösen, z.B. beim gemeinsamen Lösen von komplizierten Problemen, ergaben sich Auswirkungen der Bindungssicherheit im Jugendalter. So konnten wir zeigen, dass 16-Jährige mit unsicherer Bindungsrepräsentation sich dann häufiger von ihrem besten Freund zurückziehen, dessen Vorschläge ignorieren und abwerten oder alles alleine machen wollen, wenn sie hilflos, verunsichert oder angespannt waren, also nicht weiterwussten (Zimmermann et al. 2001). Die gleichen Auswirkungen zeigen sich auch, wenn die Jugendlichen als Kinder unsicher an den Vater gebunden waren. Bei unsicherer Bindung ziehen sich Jugendliche also dann zurück oder weisen die Hilfe anderer zurück, wenn sie negative Emotionen mit Hilflosigkeit und Überforderung erleben – also gerade eigentlich Hilfe brauchten. Jugendliche mit sicherer Bindung sind gerade dann eher kooperativ gegenüber ihren Freunden. Allerdings zeigen sie mehr Autonomie gegenüber ihren Freunden, wenn sie wissen, was sie tun können und wollen. Dann wollen sie versuchen, ihre Ideen gegenüber anderen auch durchzusetzen. Bindungssicherheit bedeutet im Jugendalter also nicht, nur nett und kooperativ, sondern dann autonom zu sein, wenn es möglich ist, und dann Bindung und Hilfe zuzulassen, wenn man selbst keine Lösung kennt.

Bindung, Persönlichkeit und Psychopathologie bei Jugendlichen

Diese oben beschriebene Flexibilität in der Steuerung des eigenen Verhaltens und der eigenen Emotionen je nach Situation spiegelt sich auch in Persönlichkeitseigenschaften wider. Jugendliche mit sicherer Bindung weisen mehr aktive Bewältigungsstrategien auf (Zimmermann et al. 1992), adaptivere Emotionsregulation (Zimmermann 1999a; Scharf & Zimmermann 2009) und hohe Werte an Ich-Flexibilität (Ego-Resiliency), sind also stress-resistent und anpassungsfähig, ohne ihre eigenen Ziele dabei aufzugeben (Kobak & Sceery 1988; Zimmermann et al. 1996; Zimmermann & Grossmann 1997; Zimmermann & Scheuerer-Englisch 2013). Insbesondere Jugendliche mit Bindungsstörungen haben eine extrem geringe Ich-Flexibilität (Zimmermann & Meier 2011).

Somit ist es nicht verwunderlich, dass bei Jugendlichen mit klinischer und subklinischer Störungssymptomatik mehr unsichere Bindungen feststellbar sind (Wallis & Steele 2001; Rosenstein & Horowitz 1996; Kobak et al. 1991; Brumarui & Kerns 2010; Brenning et al. 2011; Zimmermann & Scheuerer-Englisch 2013). Dabei kann man erkennen, dass die Bindungssicherheit viel stärker die Wahl der aufgesuchten Hilfeeinrichtung (Erziehungsberatung vs. Kinderpsychiatrie) erklärt, als dies die Persönlichkeit, also die Selbstregulationsfähigkeit, kann (Zimmermann & Scheuerer-Englisch 2013). Für therapeutische Interventionen ist dies besonders relevant, da der therapeutische Zugang zu Jugendlichen mit unsicherer Bindung davon betroffen ist. Besonders die Kinder in kinderpsychiatrischen Einrichtungen weisen neben unsicherer Bindung auch noch affektive und erzieherische Belastungen durch die Bezugspersonen auf. Im Gespräch antworten sie bei Bindungsthemen oft nur zögerlich oder ausweichend. Vor allem bei Kummer oder Situationen, die Trauer auslösen, verneinen sie oft, dass sie belastet oder traurig sind, obgleich sie sich oft dabei widersprechen (Zimmermann & Scheuerer-Englisch 2013). Jugendliche mit unsicher-distanzierter Bindungsrepräsentation minimieren oft eigene Symptome, Belastungen oder problembehaftetes Verhalten und Erleben, während Jugendliche mit unsicher-verwickelter Bindungsrepräsentation diese eher intensivieren (Berger et al. 2005; Kobak & Sceery 1988). Dies beeinflusst die Interaktionen und Gespräche in Beratung und Therapie deutlich.

Therapeutische Arbeit stößt insofern sowohl bei der Anamnese und Diagnose als auch bei der therapeutischen Intervention auf Schwierigkeiten. Die Kenntnis solcher Dynamiken kann jedoch die therapeutische Arbeit effektiver machen und vielleicht auch etwas weniger anstrengend, da man früher um Widerstand und relevante Themen weiß. Das Bindungsverhaltenssystem ist auch bei Jugendlichen aktivierbar und immer dann relevant, wenn sie in Situationen geraten, die mit intensiven negativen Emotionen verbunden sind und die ihre Regulationsfähigkeit übersteigen. Dies ist bei Jugendlichen nicht selten der Fall. Die Kommunikation von Bindungsbedürfnissen oder dem Wunsch nach Nähe ist durch die hohe Relevanz von sozialer Akzeptanz in diesem Alter in der Öffentlichkeit oder gegenüber Gleichaltrigen oder Fremden oft eingeschränkt. Die öffentlich zur Schau gestellte Autonomie ist jedoch auch im Jugendalter kein Anzeichen, dass Bindung oder emotionale Unterstützung von Bezugspersonen oder von Vertrauenspersonen im therapeutischen Kontext nicht auch akzeptiert oder gewünscht werden.

Zusammenfassung

Sichere Bindung und Autonomie sind im Jugendalter keine Gegensätze. Eine sichere Bindung ist vielmehr durch Autonomie mit Verbundenheit (Allen 2008) oder verträgliche Autonomie (Zimmermann et al. 2009) gekennzeichnet. Bei unsicherer Bindung hingegen ist tatsächliche Autonomie nur bedingt gegeben, da Jugendliche entweder oft zwanghaft unabhängig sein wollen oder müssen oder aber in ihrem Wunsch nach Autonomie eine Beziehungsgefährdung sehen. Autonomie ist also nur der Gegenpol zu unsicherer Bindung.

In der therapeutischen Arbeit mit Jugendlichen kann man davon ausgehen, dass Bindungen nicht normativ unsicher sind oder abgelehnt werden. Bindung beeinflusst aber stark das Interaktionsverhalten sowohl mit Bezugspersonen als auch mit Gleichaltrigen, besonders dann, wenn intensive negative Emotionen erlebt werden. Intensive negative Gefühle sind aber im Jugendalter durchaus häufig. Die Bindungsmuster beeinflussen die Kommunikation von negativen Gefühlen ganz entscheidend, so dass es als sinnvoll erscheint, den Bindungshintergrund von Jugendlichen zu erkennen (Scheuerer-Englisch et al. 2003), um in Beratung und Therapie effektiver sein zu können.

Literatur

Ainsworth, M.D.S. (1991): Attachment and other affectional bonds across the life cycle. In: C.M. Parkes, J. Stevenson-Hinde & P. Marris (Hrsg.), *Attachment across the life cycle.* London (Routledge), S.33–51.

Ainsworth, M.D.S., Blehar, M.C., Waters, E. & Wall, S. (1978): *Patterns of attachment: A psychological study of the Strange Situation.* Hillsdale, NJ (Erlbaum).

Allen, J.P. (2008): The attachment system in adolescence. In: J. Cassidy & P.R. Shaver (Hrsg.), *Handbook of attachment: Theory, research, and clinical applications* (2. Aufl.). New York (Guilford Press), S.419–435.

Allen, J.P., Hauser, S.T., O'Connor, T.G. & Bell, K.L. (2002): Prediction of peer-rated adult hostility from autonomy struggles in adolescent-family interactions. *Development and Psychopathology,* 14, S.123–137.

Allen, J.P., McElhaney, K.B., Kuperminc, G.P. & Jodl, K.M. (2004): Stability and change in attachment security across adolescence. *Child Development,* 75, S.1792–1805.

Allen, J.P., Porter, M., McFarland, C., McElhaney, K.B. & Marsh, P. (2007): The relation of attachment security to adolescents' paternal and peer relationships, depression, and externalizing behavior. *Child Development,* 78, S.1222–1239.

Armsden, G.C. & Greenberg, M.T. (1987): The inventory of parent and peer attachment: Individual differences and their relationships to psychological well-being in adolescence. *Journal of Youth and Adolescence,* 6, S.427–454.

Bakermans-Kranenburg, M.J. & van IJzendoorn, M.H. (2009): The first 10 000 Adult Attachment Interviews: Distributions of adult attachment representations in non-clinical and clinical groups. *Attachment & Human Development,* 11, S.223–263.

Becker-Stoll, F., Fremmer-Bombik, E., Wartner, U., Zimmermann, P. & Grossmann, K.E. (2008): Is attachment at ages 1, 6 and 16 related to autonomy and relatedness behavior of adolescents in interaction towards their mothers? *International Journal of Behavioral Development,* 32, S.372–380.

Beckwith, L., Cohen, S.E. & Hamilton, C.E. (1999): Maternal sensitivity during infancy and subsequent life events relate to attachment representation at early adulthood. *Developmental Psychology,* 35, S.693–700.

Beijersbergen, M.D., Juffer, F., Bakermans-Kranenburg, M.J. & van IJzendoorn, M.H. (2012): Remaining or becoming secure: Parental sensitive support predicts attachment continuity from infancy to adolescence in a longitudinal adoption study. *Developmental Psychology,* 48 (5), S.1277–82.

Berger, L.E., Jodl, K.M., Allen, J.P., McElhaney, K.B. & Kuperminc, G.P. (2005): When adolescents disagree with others about their symptoms: Differences in attachment organization as an explanation of discrepancies between adolescent, parent, and peer reports of behavior problems. *Development and Psychopathology,* 17, S.509–528.

Blos, P. (1977): Der zweite Individuierungs-Prozeß der Adoleszenz. In: R. Döbert, J. Habermas & G. Nunner-Winkler (Hrsg.), *Entwicklung des Ichs.* Köln: Kiepenheuer & Witsch, S.179–195.

Bowlby, J. (1969): *Attachment and loss,* Vol. 1: *Attachment.* New York: Basic Books. Dt.: *Bindung und Verlust.* Bd. 1: *Bindung.* München (Reinhardt) 2006.
Bowlby, J. (1973): *Attachment and loss.* Vol. 2: *Separation: Anxiety and anger.* New York: Basic Books. Dt.: *Bindung und Verlust.* Bd. 2: *Trennung: Angst und Zorn.* München (Reinhardt) 2006.
Bowlby, J. (1980): *Attachment and loss.* Vol. 3: *Loss, Sadness and depression.* New York: Basic Books. Dt.: *Bindung und Verlust.* Bd. 3: *Verlust: Trauer und Depression.* München (Reinhardt) 2006.
Bowlby, J. (1988): Developmental psychiatry comes of age. *American Journal of Psychiatry,* 145, S. 1–10.
Brenning, K., Soenens, B., Braet, C. & Bosmans, G. (2011): The role of depressogenic personality and attachment in the intergenerational similarity of depressive symptoms: A study with early adolescents and their mothers. *Personality and Social Psychology Bulletin,* 37, S. 284–297.
Brumariu, L. E. & Kerns, K. A. (2010): Parent-child attachment and internalizing symptomatology in childhood and adolescence: A review of empirical findings and future directions. *Development and Psychopathology,* 22, S. 177–203.
Buist, K. L., Deković, M., Meeus, W. H. J. & van Aken, M. A. G. (2002): Developmental patterns in adolescent attachment to mother, father and sibling. *Journal of Youth and Adolescence,* 31, S. 167–176.
Crowell, J. A., Fraley, R. C. & Shaver, P. R. (2008): Measurement of individual differences in adolescent and adult attachment. In: J. Cassidy & P. Shaver (Hrsg.), *Handbook of attachment: Theory, research, and clinical applications* (2. Aufl.). New York (Guilford Press), S. 599–634.
Deković, M. (1999): Parent-adolescent conflict: Possible determinants and consequences. *International Journal of Behavioral Development,* 23, S. 977–1000.
Dykas, M. J., Woodhouse, S. S., Ehrlich, K. & Cassidy, J. (2012): Do adolescents and parents reconstruct memories about their conflict as a function of adolescent attachment? *Child Development,* 81, S. 1445–1459.
Fremmer-Bombik, E. & Grossmann, K. E. (1993): Über die lebenslange Bedeutung früher Bindungserfahrungen. In: H. G. Petzold (Hrsg.), *Psychotherapie und Babyforschung.* Bd. 1: *Frühe Schädigungen – Späte Folgen?* Paderborn (Junfermann), S. 83–110.
Fremmer-Bombik, E., Rudolph, J., Veit, B., Schwarz, G. & Schwarzmeier, I. (1989): Regensburger Auswertemethode des Adult Attachment Interviews, unveröffentl. Manuskript. Universität Regensburg.
Furman, W. & Simon, V. A. (2004): Concordance in attachment states of mind and styles with respect to fathers and mothers. *Developmental Psychopathology,* 40, S. 1239–1247.
George, C., Kaplan, N. & Main, M. (1996): *Adult Attachment Interview.* Unveröffentl. Manuskript, University of California, Berkeley.
Groh, A. M., Roisman, G. I., Booth-LaForce, C., Fraley, R. C., Owen, M. T., Cox, M. J. & Burchinal, M. R. (2013): Stability of attachment security from infancy to late adolescence. *Monographs of the Society for Research in Child Development.*
Grossmann, K. E. & Grossmann, K. (2012): *Bindungen. Das Gefüge psychischer Sicherheit.* Stuttgart: Klett-Cotta.

Grossmann, K., Grossmann, K. E., Kindler, H. & Zimmermann, P. (2008): A wider view of attachment and exploration: The influence of mothers and fathers on the development of psychological security from infancy to young adulthood. In: J. Cassidy & P. Shaver (Hrsg.), *Handbook of attachment: Theory, research, and clinical applications* (2. Aufl.). New York (Guilford Press), S. 857–879.

Hamilton, C. E. (1995): *Continuity and discontinuity of attachment from infancy through adolescence.* Unveröffentl. Dissertation. University of California, Los Angeles.

Havighurst, Robert. J. (1953): *Human development and education.* New York (Longmans, Green and Company).

Karcher, M. J. & Fischer, K. W. (2004): A developmental sequence of skills in adolescents' intergroup understanding. *Journal of Applied Developmental Psychology,* 25, S. 259–282.

Kobak, R. R. & Sceery, A. (1988): Attachment in late adolescence: Working models, affect regulation, and representations of self and others. *Child Development,* 59, S. 135–146.

Kobak, R., Sudler, N. & Gamble, W. (1991): Attachment and depressive symptoms during adolescence: A developmental pathways analysis. *Development and Psychopathology,* 3, S. 461–474.

Kobak, R. R., Cole, H. E., Ferenz-Gillies, R., Fleming, W. S. & Gamble, W. (1993): Attachment and emotion regulation during mother-teen problem solving: A control theory analysis. *Child Development,* 64, S. 231–245.

Laursen, B., Coy, K. & Collins, W. (1998): Reconsidering changes in parent–child conflict across adolescence: A meta-analysis. *Child Development,* 69, S. 817–832.

Lewis, M., Feiring, C. & Rosenthal, S. (2000): Attachment over time. *Child Development,* 71, S. 707–720.

Lütkenhaus, P., Grossmann, K. E. & Grossmann, K. (1985): Infant-mother attachment at twelve months and style of interaction with a stranger at the age of three years. *Child Development,* 56, S. 1538–1542.

Maier, M., Bernier, A., Pekrun, R., Zimmermann, P. & Grossmann, K. E. (2004): Attachment working models as unconscious structures: An experimental test. *International Journal of Behavioral Development,* 28, S. 180–189.

Main, M. & Goldwyn, R. (1998): *Adult attachment classification system.* Unveröffentl. Manuskript. University of California, Berkeley.

Main, M., Kaplan, N. & Cassidy, J. (1985): Security in infancy, childhood, and adulthood: A move to the level of representation. In: I. Bretherton & E. Waters (Hrsg.), *Growing points in attachment theory and research. Monographs of the Society for Research in Child Development,* 50, S. 66–106.

Matas, L., Arend, R. & Sroufe, L. (1978): Continuity of adaptation in the second year: The relationship between quality of attachment and later competence. *Child Development,* 49, S. 547–556.

Mayseless, O. & Scharf, M. (2007): Adolescents' attachment representations and their capacity for intimacy in close relationships. *Journal of Research on Adolescence,* 17, S. 23–50.

Moss, E., Gosselin, C., Parent, S., Rousseau, D. & Dumont, M. (1997): Attachment and joint-problem solving experiences during the preschool period. *Social Development,* 6, S. 1–17.

Oerter, R. & Dreher, E. (2008): Jugendalter. In: R. Oerter & L. Montada (Hrsg.), *Entwicklungspsychologie.* Weinheim (Beltz PVU), S. 271–332.

Roisman, G.I., Holland, A., Fortuna, K., Fraley, R.C., Clausell, E. & Clarke, A. (2007): The Adult Attachment Interview and self-reports of attachment style: An empirical rapprochement. *Journal of Personality and Social Psychology*, 92, S.678–697.

Roisman, G., Padrón, E., Sroufe, L.A. & Egeland, B. (2002): Earned-secure attachment status in retrospect and prospect. *Child Development*, 73, S.1204–1219.

Rosenstein, D.S. & Horowitz, H.A. (1996): Adolescent attachment and psychopathology. *Journal of Consulting and Clinical Psychology*, 64, S.244–253.

Ryan, R.M. & Deci, E.L. (2006): Self-regulation and the problem of human autonomy: Does psychology need choice, self-determination, and will? *Journal of Personality*, 74, S.1557–1586.

Ryan, R.M. & Lynch, J.H. (1989): Emotional autonomy versus detachment: Revisiting the vicissitudes of adolescence and young adulthood. *Child Development*, 60, S.340–356.

Ryan, R.M., Kuhl, J. & Deci, E.L. (1997): Nature and autonomy: An organizational view on the social and neurobiological aspects of self-regulation in behavior and development. *Development and Psychopathology*, 9, S.701–728.

Scharf, M. & Zimmermann, P. (2009) Emotion regulation and recognition in Israel and Germany. Research report. Unveröffentl. Manuskript. University of Haifa/University of Wuppertal.

Scheuerer-Englisch, H., Suess, G.J. & Pfeifer, W.-K. (Hrsg.) (2003): *Wege zur Sicherheit. Bindungswissen in Diagnostik und Intervention*. Gießen: Psychosozial-Verlag.

Shomaker, L.B. & Furman, W. (2009): Parent-adolescent relationship qualities, internal working models, and styles as predictors of adolescents' observed interactions with friends. *Journal of Social and Personal Relationships*, 26, S.579–603.

Shulman, S. (1995): Typology of close relationships, relationship models, and friendship reasoning in early adolescence. In: S. Shulman (Hrsg.), *Close relationships and socio-emotional development*. Norwood, NJ (Ablex), S.109–127.

Solomon, J. & George, C. (2008): The measurement of attachment security and related constructs in infancy and early childhood. In: J. Cassidy & P.R. Shaver (Hrsg.), *Handbook of attachment: Theory, research, and clinical applications*. New York, NY (Guilford Press), S.383–416.

Sroufe, L.A. (1989): Relationships, self, and individual adaptation. In: A.J. Sameroff & R.N. Emde (Hrsg.), *Relationship disturbances in early childhood: A developmental approach*. New York (Basic Books), S.70–94.

Steinberg, L. & Silverberg, S.B. (1986): The vicissitudes of autonomy in early adolescence. *Child Development*, 57, S.841–851.

Van IJzendoorn, M.H. & Bakermans-Kranenburg, M.J. (1996): Attachment representations in mothers, fathers, adolescents, and clinical groups: A meta-analytic search for normative data. *Journal of Consulting and Clinical Psychology*, 64, S.8–21.

Wallis, P. & Steele, H. (2001): Attachment representations in adolescence: Further evidence from psychiatric residential settings. *Attachment & Human Development*, 3, S.259–268.

Waters, E., Crowell, J., Elliott, M., Corcoran, D. & Treboux, D. (2002): Bowlby's secure base theory and the social/personality psychology of attachment styles: Work(s) in progress. *Attachment & Human Development*, 4, S.230–242.

Waters, E., Merrick, S., Treboux, D., Crowell, J. & Albersheim, L. (2000): Attachment security in infancy and early adulthood: A twenty-year longitudinal study. *Child Development*, 71, S.684–689.

Weinfield, N. S., Sroufe, L. A. & Egeland, B. (2000): Attachment from infancy to early adulthood in a high-risk sample: Continuity, discontinuity, and their correlates. *Child Development*, 71, S. 695–702.
Zimmermann, P. (1992): *Bindungsfragebogen für Jugendliche*. Dt. Version des »Inventory of parent and peer attachment« von Armsden & Greenberg. Unveröffentl. Manuskript, Universität Regensburg.
Zimmermann, P. (1999a): Emotionsregulation im Jugendalter. In: W. Friedlmeier & M. Holodynski (Hrsg.), *Emotionale Entwicklung*. Heidelberg (Spektrum der Wissenschaft), S. 219–240.
Zimmermann, P. (1999b): Structure and functioning of internal working models of attachment and their role during emotion regulation. *Attachment and Human Development*, 1, S. 55–71.
Zimmermann, P. (2002): Von Bindungserfahrungen zur individuellen Emotionsregulation: Das entwicklungspsychopathologische Modell der Bindungstheorie. In: B. Strauß, A. Buchheim & H. Kächele (Hrsg.), *Klinische Bindungsforschung*. Stuttgart (Schattauer), S. 147–161.
Zimmermann, P. (2004a): Attachment representations and characteristics of friendship relations during adolescence. *Journal of Experimental Child Psychology*, 88, S. 83.
Zimmermann, P. (2004b): *Implicit and explicit attachment representations: Transmission and age differences*. Paper, vorgestellt beim XVIIIth Meeting of the International Society for the Study of Behavioral Development, Ghent, Belgien.
Zimmermann, P. (2007): Bindungsentwicklung im Lebenslauf. In: M. Hasselhorn & W. Schneider (Hrsg.), *Handbuch der Entwicklungspsychologie*. Göttingen (Hogrefe), S. 326–335.
Zimmermann, P. & Becker-Stoll, F. (2002): Stability of attachment representations during adolescence: The influence of ego-identity status. *Journal of Adolescence*, 25, S. 107–124.
Zimmermann, P. & Grossmann, K. E. (1997): Attachment and adaptation in adolescence. In: W. Koops, J. B. Hoeksma & D. C. van den Boom (Hrsg.), *Development of interaction and attachment: Traditional and non-traditional approaches*. Amsterdam (North-Holland), S. 271–280.
Zimmermann, P. & Iwanski, A. (2013, im Druck): Entwicklung der Emotionsregulation in Kindheit und Jugend. In: T. In-Albon (Hrsg.), *Emotionsregulation und psychische Störungen im Kindes- und Jugendalter: Grundlagen, Forschung und Behandlungsansätze*. Stuttgart (Kohlhammer).
Zimmermann, P. & Maier, M. (2000): Bindungs-IAT. Unveröffentlichtes Testmanual, Universität Regensburg.
Zimmermann, P. & Meier, S. (2011): Comparing children with reactive attachment disorder and ADHD: Differences in personality and information processing. Paper, vorgestellt beim Biennial Meeting of the Society for Research on Child Development, Montreal, Kanada.
Zimmermann, P. & Scheuerer-Englisch, H. (1997): *Attachment at age ten and age sixteen*. Poster, vorgestellt beim Biennial Meeting of the Society for Research on Child Development, Washington.
Zimmermann, P. & Scheuerer-Englisch, H. (2003): BISK: Das Bindungsinterview für die Späte Kindheit. In: H. Scheuerer-Englisch, G. J. Suess & K-W. Pfeiffer (Hrsg.), *Wege zur Sicherheit*. Gießen (Psychosozial-Verlag), S. 241–276.

Zimmermann, P. & Scheuerer-Englisch, H. (2013): Unterschiede in Bindung und Persönlichkeit bei Kindern in Erziehungsberatung, in Kinder- und Jugendpsychiatrie und in Kontrollfamilien. *Praxis der Kinderpsychologie und Kinderpsychiatrie*, 62, S. 5–29.

Zimmermann, P. & Spangler, G. (2008): Bindung, Bindungsdesorganisation und Bindungsstörungen in der frühen Kindheit: Entwicklungsbedingungen, Prävention und Intervention. In: R. Oerter & L. Montada (Hrsg.), *Lehrbuch Entwicklungspsychologie*. Weinheim (Beltz), S. 689–704.

Zimmermann, P., Gliwitzky, J. & Becker, F. (1992): Selbstkonzept, Ich-Flexibilität und Coping-Strategien bei Jugendlichen im Zusammenhang zur Repräsentation eigener Bindungserfahrungen. Poster, vorgestellt beim 38. Kongreß der Deutschen Gesellschaft für Psychologie, Trier.

Zimmermann, P., Gliwitzky, J. & Becker-Stoll, F. (1996): Bindung und Freundschaftsbeziehungen im Jugendalter. *Psychologie in Erziehung und Unterricht*, 43, S. 141–154.

Zimmermann, P., Becker-Stoll, F. & Fremmer-Bombik, E. (1997a): Die Erfassung der Bindungsrepräsentation mit dem Adult Attachment Interview: Ein Methodenvergleich. *Kindheit und Entwicklung*, 3, S. 173–182.

Zimmermann, P., Fremmer-Bombik, E., Spangler, G., & Grossmann, K. E. (1997b): Attachment in adolescence: A longitudinal perspective. In: W. Koops, J. B. Hoeksma & D. C. van den Boom (Hrsg.), *Development of interaction and attachment: Traditional and non-traditional approaches*. Amsterdam (North-Holland), S. 281–292.

Zimmermann, P., Becker-Stoll, F., Grossmann, K., Grossmann, K. E., Scheuerer-Englisch, H. & Wartner, U. (2000): Längsschnittliche Bindungsentwicklung von der frühen Kindheit bis zum Jugendalter. *Psychologie in Erziehung und Unterricht*, 47, S. 99–117.

Zimmermann, P., Maier, M., Winter, M. & Grossmann, K. E. (2001): Attachment and adolescents' emotion regulation during a joint problem-solving task with a friend. *International Journal of Behavioral Development*, 25, S. 331–343.

Zimmermann, P., Mohr, C. & Spangler, G. (2009): Genetic and attachment influences on adolescents' regulation of autonomy and aggressiveness. *Journal of Child Psychology and Child Psychiatry*, 50, S. 1339–1347.

SABINE WALPER

Bindung und Individuation von Jugendlichen aus Trennungsfamilien

Einleitung

Im Verlauf der vergangenen 50 Jahre haben sich Familien und andere private Lebensformen in fast allen westlichen Ländern deutlich verändert. Galten die 1960er Jahre noch als Blütezeit der Kernfamilie – also jenes »Normalitätsentwurfs« von Familie, in dem das elterliche Ehepaar mit seinen leiblichen Kindern in Haushaltsgemeinschaft zusammenlebt, – so brachten die nachfolgenden Jahrzehnte steigende Scheidungsraten, eine markante Zunahme nicht-ehelicher Lebensgemeinschaften und eine steigende Akzeptanz gleichgeschlechtlicher Partnerschaften (Peuckert 2008). Wenngleich diese Trends in stärkerem Maße private Lebensformen ohne minderjährige Kinder betreffen, haben sie doch auch das Bild von Familien verändert, in denen Kinder und Jugendliche aufwachsen.

Besondere Aufmerksamkeit galt und gilt auch noch heute jenen Kindern und Jugendlichen, die von einer Trennung oder Scheidung der Eltern betroffen sind. Lange galt es als ausgemacht, dass alle Scheidungskinder mit Defiziten konfrontiert sind, die quasi zwangsläufig deren Sozialisationsverlauf belasten. Dem stehen jedoch mittlerweile zahlreiche Forschungsbefunde gegenüber, die ein deutlich heterogeneres Bild zeichnen (Amato 2010; Hetherington & Kelly 2003). Sie haben zu einer differenzierteren Sichtweise beigetragen, die eine große Bandbreite potenzieller – aber nicht zwingend gegebener – Belastungsfaktoren im Kontext einer elterlichen Trennung bzw. Scheidung in den Blick nimmt (Walper 2002). Entsprechend haben sich auch die Fragestellungen ausdifferenziert, und es wird nicht mehr nur diskutiert, in welchem Maß eine elterliche Scheidung die Entwicklung der nachwachsenden Generation belastet, sondern auch, welche Risikofaktoren hierfür ausschlaggebend sind und welche Ressourcen die Wirkung solcher Risikofaktoren abfangen oder sogar in mögliche Entwicklungsvorteile verwandeln können. Nicht zuletzt geht es auch darum, wie weit mögliche

Belastungen biografisch auch in spätere Lebensabschnitte der Kinder hineinreichen und welche Faktoren hierfür ausschlaggebend sind.

Der vorliegende Beitrag greift diese Fragen auf und bezieht sie auf eine zentrale Entwicklungsaufgabe des Jugendalters: die Aus- und Umgestaltung der Beziehung zu den Eltern im Zuge zunehmender Autonomiebestrebungen, wie sie für Jugendliche charakteristisch sind. Zentral ist hierbei die Frage, wie es gelingt, aus kindlichen Abhängigkeiten von den Eltern herauszutreten und ein Profil eigener Individualität zu erlangen. Diese Veränderungen in der Beziehung Jugendlicher zu ihren Eltern sollen vor dem Hintergrund der Individuationstheorie in den Blick genommen werden, auf die der nachfolgende Abschnitt eingeht. Im Anschluss hieran werden Entwicklungen und Modellvorstellungen der Scheidungsforschung beschrieben, um vor diesem Hintergrund Fragestellungen und Befunde zur Individuation Jugendlicher aus Trennungsfamilien einordnen zu können, denen der vierte Abschnitt dieses Beitrags gewidmet ist. Hierbei wird auch die Frage nach der intergenerationalen Transmission von Partnerschaftsproblemen aufgegriffen.

Bindung, Autonomie und Individuation im Jugendalter

Lange Zeit gehörte es zu den unhinterfragten Gewissheiten, dass die Ablösung vom Elternhaus eine zentrale Stellung unter den Entwicklungsaufgaben des Jugendalters einnimmt. Im Verlauf der vergangenen Jahrzehnte erfuhr diese Gewissheit jedoch eine zweifache Relativierung: Erstens wurde deutlich, dass sich der zeitliche Rahmen für typische Schritte in der Aus- und Umgestaltung der Beziehung zwischen Eltern und ihren heranwachsenden Kindern zunehmend biographisch ausdehnt. Zentrale Etappen wie die Erlangung ökonomischer Unabhängigkeit von den Eltern und der Auszug aus dem Elternhaus haben sich mittlerweile mehrheitlich ins frühe Erwachsenenalter verschoben – keineswegs nur in Deutschland, sondern auch in anderen westlichen Ländern (Arnett 2004). Zweitens wurde zunehmend intensiv diskutiert, ob die Veränderungen, die sich typischerweise in der Qualität der Eltern-Kind-Beziehungen im Jugendalter finden, wirklich treffend als »Ablösung« zu verstehen sind (Silverberg & Gondoli 1996). Die klassische Vorstellung dessen, was den normativen Entwicklungsprozess auf dem Weg zu einer autonomen Persönlichkeit ausmacht, geriet vor dem Hintergrund individuationstheoretischer und bindungstheoretischer Konzepte zunehmend ins Wanken.

Die Perspektive der Individuationstheorie

Die psychoanalytische Konzeption ging noch davon aus, dass die Entwicklung einer autonomen Persönlichkeit nur dann erfolgreich gelingen kann, wenn die emotionalen Abhängigkeiten von den Eltern durch einen überwiegend konflikthaften Prozess der Ablösung überwunden werden (vgl. Walper 2008). Allerdings stehen dem zahlreiche Befunde gegenüber, die gegen einen markanten Anstieg von Konflikten im Jugendalter sprechen (Laursen et al. 1998) und für die weit überwiegende Mehrheit der Jugendlichen eine positive Verbundenheit mit den Eltern dokumentieren (Walper 2008). Entsprechend erschien es zunehmend als fragwürdig, Autonomie als Gegenspieler der Verbundenheit zu sehen. Im Gegenteil wurde nun betont, dass jeweils beide Aspekte die sozialen Bezüge im Verlauf der gesamten Lebensspanne charakterisieren, auch wenn die Akzentuierung von Autonomie und Verbundenheit in den einzelnen Entwicklungsphasen variieren mag (Baltes & Silverberg 1994).

So legen vor allem Arbeiten im Rahmen der Individuationstheorie nahe, dass die Exploration individueller Interessen, Einstellungen und Werthaltungen nicht auf eine emotionale Distanzierung von den Eltern angewiesen ist, sondern im Gegenteil gerade im Kontext positiver Verbundenheit ermöglicht wird (Silverberg & Gondoli 1996; Youniss & Smollar 1985). Die Umgestaltung, die das Eltern-Kind-Verhältnis im Jugendalter erfährt, wird hier als Ko-Konstruktion und somit als kooperativer Prozess der Beteiligten verstanden, in dem es gilt, eine weiterentwickelte Form der Verbundenheit zu gestalten, die gleichzeitig die Autonomie der Beteiligten respektiert und fördert (z. B. Youniss & Smollar 1985). Zwei Forschungsrichtungen wurden hierbei verfolgt:

- zum einen Untersuchungen, die sich im Rahmen von Interaktionsanalysen damit befassen, wie die Beziehung zwischen Jugendlichen und ihren Eltern in Konflikten ausgehandelt wird und wie hierbei in den Auseinandersetzungen über gegenläufige Meinungen, Bedürfnisse und Werthaltungen Individualität etabliert wird (Grotevant & Cooper 1985; Hauser et al. 1984; Hofer 2003; Pinquart & Silbereisen 2002),
- zum anderen Studien, die entwicklungsbezogene Veränderungen in den subjektiven Repräsentationen der Beziehung zu den Eltern thematisieren und hierbei der Frage nach der Balancierung von Autonomie und Verbundenheit nachgehen (Beyers & Goossens, 2003; Levine et al. 1986; McClanahan & Holmbeck 1992; Youniss 1994; Youniss & Smollar 1985).

Wie Studien zum Interaktionsverhalten zwischen Jugendlichen und deren Eltern hervorheben, sind die Entwicklung eigenständiger Vorstellungen und deren selbstsicheres Vertreten in Interaktionen mit den Eltern ein wesentliches Merkmal der Autonomiegewinnung (Collins & Repinski 1994; Hofer 2003). Auf der Verhaltensebene zeigt es sich vor allem in der Selbstsicherheit, mit der Jugendliche ihre Positionen vertreten, in der Klarheit ihrer Argumentation und in ihren Versuchen, die Eltern zu überzeugen (Grotevant & Cooper 1985; Hofer & Hick 2003; Pinquart & Silbereisen 2002). Tatsächlich nimmt mit dem Alter der Jugendlichen die Klarheit und Begründetheit der eigenen Position zu (Becker-Stoll et al. 2000; Graber & Brooks-Gunn 1999). Im Vergleich zu jüngeren Jugendlichen zeigen ältere mehr Selbstsicherheit in Interaktionen mit ihren Eltern (Kobak et al., 1993; Becker-Stoll et al. 2000) und können ihre Eltern auch eher überzeugen (Pinquart & Silbereisen 2003). Die Betonung auf Eigenständigkeit lässt hierbei durchaus Raum für Signale der Verbundenheit, wie sie sich in der Wertschätzung für den Gesprächspartner sowie in der Offenheit für die Äußerungen des anderen zeigt (Pinquart & Silbereisen 2003). Auch wenn Eltern oftmals eine stärker lenkende Gesprächsführung und Jugendliche häufiger abgrenzendes Verhalten zeigen, geht die Abgrenzung überwiegend nicht auf Kosten der Verbundenheit, sondern beide Seiten bemühen sich weiterhin um eine positive Interaktion (siehe auch Flannery et al. 1993). Altersgradierte Veränderungen der Verbundenheit verweisen allerdings auf kurvilineare Verläufe (Pinquart & Silbereisen 2003), wobei sich in der frühen Jugend eine Abnahme positiver Gefühle und ein Anstieg negativer Gefühle der Jugendlichen gegenüber ihren Müttern findet (Conger & Ge 1999; Montemayor & Flannery 1991); für die zweite Hälfte des Jugendalters wird dagegen eine Verbesserung der Beziehung bzw. ein Rückgang ablehnender und disruptiver Verhaltensweisen berichtet (Smetana 1995; Becker-Stoll et al. 2000).

Als für die Entwicklung der Jugendlichen ausschlaggebend erweisen sich hierbei weniger einzelne Merkmale des Interaktionsverhaltens als vielmehr deren Zusammenspiel. So zeigen etwa längsschnittliche Analysen, dass sich herausforderndes, autonomieverhinderndes Verhalten des Vaters im Kontext von geringer autonomer Verbundenheit nachteilig auf die Ich-Entwicklung im Alter zwischen 14 und 16 Jahren auswirkt, während es sich bei hoher autonomer Verbundenheit als entwicklungsförderlich erweist (Allen et al. 1994). Konfrontativ-herausforderndes und distanzierendes Verhalten der Eltern hat demnach sehr unterschiedliche Effekte, je nachdem, in welches emotionale Klima es eingebettet ist. Auch andere Befunde sprechen für die zentrale Bedeutung des emotionalen Beziehungskontextes (vgl. Walper 2008).

Anders als in diesen Beobachtungsstudien interessiert in Untersuchungen zur subjektiven Wahrnehmung der Beziehung zu den Eltern, wie sich der Prozess der Individuation auf intrapsychischer Ebene vollzieht. Mit speziellem Fokus auf die emotionale Autonomiegewinnung haben Steinberg und Silverberg (1986) eine Konzeptualisierung vorgelegt, die vier Aspekte emotionaler Autonomie umfasst:

- eine differenziertere Wahrnehmung der Eltern als eigenständige Personen (»Eltern als Personen«),
- die Deidealisierung der Eltern,
- die Entwicklung von Privatheit als Abgrenzung von Informationen gegenüber den Eltern (»Individuation«)
- und einen geringeren Rückgriff auf die Hilfe der Eltern im Umgang mit Problemen (»Unabhängigkeit«).

Widersprüchliche Zusammenhänge zwischen emotionaler Autonomie und Verhaltensentwicklung der Jugendlichen legen jedoch nahe, dass die gewählte Operationalisierung eher problematische Aspekte der Autonomieentwicklung erfasst (z. B. Beyers & Goossens 1999; vgl. auch Silverberg und Gondoli 1996). Im Sinne der Individuationstheorie scheinen hier vorwiegend jene Formen der Autonomiegewinnung angesprochen zu werden, die auf Kosten der Verbundenheit mit den Eltern gehen (Ryan & Lynch, 1989). Insofern mag es nicht überraschen, dass die so erfasste emotionale Autonomie (sensu Steinberg & Silverberg 1986) am ehesten dann eine positivere Verhaltens- und Kompetenzentwicklung begünstigt, wenn das häusliche Milieu belastet ist (Fuhrman & Holmbeck 1995).

Die Mehrheit der Arbeiten in dieser zweiten Tradition der Individuationsforschung rekurriert auf das Konzept der psychologischen Separierung, das ebenfalls als facettenreiches, mehrdimensionales Konstrukt konzipiert ist (Hoffman 1984; Levine et al. 1986). So differenziert etwa der Psychological Separation Inventory (PSI) vier Dimensionen der Autonomie:

- *funktionale Unabhängigkeit* (als Verhaltensautonomie in praktischen Alltagsangelegenheiten),
- *einstellungsbezogene Unabhängigkeit* (Wertautonomie in der Herausbildung eigener Meinungen und Einstellungen),
- *emotionale Unabhängigkeit* (als geringes Bedürfnis nach Anerkennung, Nähe und emotionalem Rückhalt durch die Eltern) und

- *konfliktbezogene Unabhängigkeit* (als Befreiung von Schuldgefühlen, Ängsten, Misstrauen und Ärger gegenüber den Eltern).

Interessanterweise ergaben sich gerade für die letztgenannte konfliktbezogene Autonomie die engsten Bezüge zur psychosozialen Entwicklung junger Erwachsener, die bei Männern den Leistungsbereich betreffen und bei Frauen die Partnerschaftsbeziehungen sowie die Befindlichkeit. Dies spricht vor allem für eine belastende Wirkung emotionaler Verstrickungen in Beziehung zu den Eltern.

Eine noch stärker an die Theorie von Margret Mahler angelehnte Konzeptualisierung von Individuation haben Levine und Kollegen (Levine et al. 1986; Levine & Saintonge 1993) mit dem Separation-Individuation-Test of Adolescence (SITA) vorgelegt. In diesem Rahmen ist es möglich, eine balancierte Haltung von Autonomie und Verbundenheit in Beziehung zu den Eltern (»healthy separation«) gegenüber Formen übermäßiger Ablösung, spezifischen Beziehungsängsten und Abhängigkeiten sowie Selbstbespiegelung als narzisstischer Tendenz abzugrenzen. Weiterführende Analysen erbrachten erwartbare Zusammenhänge dieser Skalen zur Befindlichkeit und zu Persönlichkeitsmerkmalen (Holmbeck & Leake 1999). So berichten etwa Personen mit großer Trennungsangst von mehr Sorge um die Anerkennung durch andere, sind weniger gesellig, gehemmter, unsicherer und ängstlicher sowie insgesamt schlechter angepasst als Personen mit geringer Trennungsangst. Jene mit großer Angst vor Vereinnahmung haben konflikthaftere Beziehungen zu anderen und sind eher ärgerlich, irritierbar und depressiv. Personen mit starker Verleugnung von Bindungswünschen meiden Intimität und erweisen sich in einem breiten Bereich von Indikatoren als schlechter angepasst. Darüber hinaus konnten clusteranalytisch vier Individuationstypen ermittelt werden, wobei in die Cluster allerdings auch weitere Indikatoren der Familiendynamik und psycho-sozialen Anpassung eingingen (McClanahan & Holmbeck 1992, 1994): Neben den »Healthy Separators« fanden sich »ängstliche Verleugner« mit großer Trennungsangst, aber auch großer Angst vor Vereinnahmung und ausgeprägter Verleugnung von Bindungsbedürfnissen, »friedlich Abgelöste«, die ein geringes Anlehnungsbedürfnis, wenig Trennungsängste, aber erhöhte Angst vor Vereinnahmung aufweisen, und schließlich die »Verwickelten«, die durch ein starkes Anlehnungsbedürfnis und große Trennungsängste gekennzeichnet sind. Interessanterweise verweisen diese Cluster auf deutliche Parallelen zu Bindungstypen, wie sie in der Bindungsforschung aufgezeigt wurden (Bartholomew 1990).

Bindung und Individuation

Damit lassen sich auch Konzepte der Bindungsforschung aufgreifen, die den hohen Stellenwert einer sicheren Bindung als Basis für die Selbstregulation der Gefühle, die Bewältigung von Belastungssituationen, die aktive Exploration der Umwelt und nicht zuletzt die Sozialentwicklung im außerfamilialen Kontext herausgestellt hat (Grossmann & Grossmann 2012; Spangler & Zimmermann 2009). Zentral ist nicht nur die Annahme einer biologisch verankerten Funktionalität des Bindungssystems als dyadisches Verhaltenssystem, das vor allem in Gefahren- und Belastungssituationen aktiviert wird, sondern auch der Gedanke einer kontextbedingt unterschiedlichen Ausprägung der Bindungsqualität in Abhängigkeit von aktuellen und früheren Beziehungserfahrungen. Als maßgeblich für die qualitative Ausgestaltung der Bindungsbeziehungen wird deren interne Repräsentation durch »internal working models of relationships« (Bowlby 2006) gesehen. Diese beinhalten Erwartungshaltungen, die auch in andere Beziehungen hineingetragen werden, diese mitbestimmen und so eine gewisse Kontinuität des Interaktionsverhaltens und der Gestaltung von Beziehungen gegenüber verschiedenen Interaktionspartnern und über die Zeit hinweg bewirken.

Nachdem sich die Bindungsforschung lange Zeit auf das Kleinkindalter konzentriert hatte, wurden ihre Konzepte in den letzten beiden Jahrzehnten zunehmend auch auf spätere Entwicklungsphasen, nicht zuletzt das Erwachsenenalter übertragen (Gloger-Tippelt 2001). Im Vordergrund steht hierbei die Analyse von Bindungsrepräsentationen, sei es als retrospektiv erinnerte Beziehung zu den Eltern während der Kindheit oder als aktuell wahrgenommene Qualität von Bindungsbeziehungen, etwa auch in Partnerschaften (Bartholomew & Perlman 1994). Auch für das Jugendalter liegt mittlerweile eine Reihe von Forschungsarbeiten vor, wobei unterschiedliche Verfahren zur Erfassung von Bindungsqualitäten zum Einsatz kommen (Allen 2010; Lieberman et al. 2003; Meeus et al. 2002; Zimmermann, 2004). Insgesamt verweisen sie auf teilweise deutliche Stabilitäten der Bindungsqualität im Entwicklungsverlauf (Waters et al. 2003) und legen nahe, dass unsichere Bindungen an die Eltern Nachteile für die psycho-soziale Entwicklung mit sich bringen, sowohl in Beziehungen zu Gleichaltrigen (Zimmermann, Gliwitzky & Becker-Stoll, 1996) als auch hinsichtlich der Befindlichkeit der Jugendlichen (Lieberman et al. 2003).

Die Ansätze der Bindungsforschung sind primär typologisch ausgerichtet. Für die frühe und mittlere Kindheit werden neben der sicheren Bindung ein zurückweisender und ein ambivalenter sowie – als zusätzliche Kategorisierung – ein desorganisierter Bindungstypus unterschieden. Arbeiten zum Erwachsenenalter gingen zunächst von den drei erstgenannten primären Bindungstypen aus. Bartholomew (Bartholomew, 1990; Bartholomew & Horowitz 1991) machte allerdings auf mögliche Ausdifferenzierungen im Erwachsenenalter aufmerksam, indem sie vier Bindungsstile postulierte: neben der sicheren Bindung, die durch ein positives internales Arbeitsmodell der eigenen Person (als liebenswert) und der Bezugsperson (als zugewandt) charakterisiert ist, einen besitzergreifenden Typus, der zwar die Bezugsperson als positiv erlebt, jedoch aufgrund eines geringen Selbstwertgefühls in der Beziehung mangelnde Selbständigkeit erlangt, einen ängstlichen Typus, der weder sich selbst noch die Bezugsperson als positiv erlebt, und einen abweisenden Typus (»dismissing«), der zwar die Bezugsperson als wenig zugewandt sieht, aufgrund eines positiven Selbstbildes jedoch relativ hohe Selbständigkeit in der Beziehung gewinnt. Wenngleich dieser letztgenannte Bindungstyp eine deutliche Parallele zum zurückweisenden Bindungsstil aufweist, wie er für jüngere Kinder identifiziert wurde, wird doch vermutet, dass es erst im Erwachsenenalter gelingt, eine solche selbstgenügsame Haltung stressfrei einzunehmen.

Die so beschriebenen Bindungstypen weisen deutliche Parallelen zu den Individuationstypen auf, wie sie von McClanahan und Holmbeck (1992, s.o.) ermittelt wurden. Auch die zuvor berichteten Befunde von Hoffman (1984) lassen sich bindungstheoretisch einordnen, verweisen doch die Merkmale konfliktbezogener Autonomie auf eine geringe Verstrickung, wie sie – umgekehrt – für den besitzergreifend-verwickelten Bindungstyp charakteristisch ist. Ähnlich heben die Befunde von Rice, Cole und Lapsley (1990) die zentrale Rolle von Verstrickungen und Beziehungsängsten gegenüber den Eltern als Belastung des Individuationsprozesses von College-Studenten hervor. Sie fanden, dass Indikatoren zu (geringen) Trennungsängsten und gelungener Individuation (zwei SITA-Skalen) mit konfliktbezogener Unabhängigkeit (sensu Hoffman 1984) zu einem Faktor konvergieren, der sich als kombinierter Indikator für geringe familiäre Verstrickungen und Abhängigkeiten – auch unabhängig von der Familienkohäsion – als stärkster Prädiktor für eine positive Anpassung an die Situation im College erwies. In beiden theoretischen Kontexten scheinen zentrale Aspekte der Beziehungsgestaltung aufgegriffen zu werden, die zum einen die Dimension der Verbundenheit vs. Vermeidung betreffen, zum anderen den Aspekt der Selbstbehauptung vs. Ängstlichkeit. Dieser letztgenannte Aspekt wird im Rahmen der Individuationstheorie stärker auf die Autonomieentwicklung bezogen, während im Rahmen der Bindungstheorie das Konzept der emotionalen Sicherheit vs. Ängstlichkeit im Vordergrund steht.

Auch auf Ebene der Interaktionserfahrungen im Jugendalter lassen sich Bezüge zur Bindungsentwicklung aufzeigen. Ein Vergleich der Kommunikation zwischen Jugendlichen und ihren Eltern mit den elf Jahre später erhobenen Bindungsrepräsentationen der mittlerweile jungen Erwachsenen erbrachte, dass die autonome Verbundenheit, welche die Mutter in der Interaktion mit den Jugendlichen etablierte, noch elf Jahre später zu einem höheren Maß kohärenter (sicherer) Bindungsrepräsentationen beitrug (Allen & Hauser 1996). Angesichts der langen Zeitspanne, die zwischen beiden Erhebungen liegt, und angesichts der Tatsache, dass diese prognostischen Zusammenhänge auch unabhängig vom damaligen Entwicklungsstand der Jugendlichen und der späteren psychosozialen Anpassung im frühen Erwachsenalter Bestand haben, liefert dies deutliche Belege für die Parallelität und Interdependenz zwischen der Individuation in konkreten Interaktionen und den Bindungsrepräsentationen.

Die berichteten Befunde legen nahe, dass die Individuationsentwicklung keineswegs einheitlich verläuft, sondern je nach Ausgestaltung der familiären Interaktionen und Beziehungserfahrungen und möglicherweise auch je nach den strukturellen Rahmenbedingungen des Familiensystems variiert. Im Mittelpunkt steht hier die Frage nach der Bedeutung einer elterlichen Trennung für die Individuation Jugendlicher. Bevor wir uns dieser Frage zuwenden, sollen zunächst zentrale Perspektiven und Befunde der Scheidungsforschung umrissen werden.

Jugendliche in Trennungsfamilien

Demographische Trends und Perspektiven der Scheidungsforschung

Mittlerweile werden in Deutschland mehr als 40 Prozent aller Ehen vor dem Scheidungsrichter beendet. Im Jahr 2010 wurden 187 027 Ehen geschieden, davon 91455 mit Kindern. Obwohl das Scheidungsrisiko seit den 1960er Jahren deutlich angestiegen ist, haben die absoluten Scheidungszahlen und die Zahl der Kinder und Jugendlichen, die von einer Scheidung der Eltern betroffen sind, nicht gleichermaßen markant zugenommen (Statistisches Bundesamt, 2012). Ausschlaggebend hierfür ist zum einen die rückläufige Heiratsneigung, die dazu beigetragen hat, dass weniger Ehen geschieden werden können, zum anderen der Geburtenrückgang. Durchgängig sind rund in der Hälfte aller Scheidungen Kinder mit betroffen. Allerdings dürften heute weitaus mehr Kinder eine Trennung ihrer unverheiratet zusammenlebenden Eltern erleben, da der Anteil nichtehelich geborener Kinder deutlich zugenommen hat und 2010 bei 33,3 Prozent lag (Langmeyer

& Walper 2013a). Rund ein Fünftel dieser Kinder ist schon im Alter zwischen drei und fünf Jahren mit einer Trennung der Eltern konfrontiert (Langmeyer & Walper 2013b).

Bis in die 1970er Jahre hinein wurden Scheidungskinder durch die Brille der ursprünglich vorherrschenden Defizitperspektive betrachtet, die pauschalisierend allen Scheidungskindern eine Mangel- bzw. Problemsituation und damit Defizite für deren Sozialisationsverlauf zusprach. Internationale Metaanalysen zahlreicher Studien zum Vergleich von Kindern und Jugendlichen aus Kern- und Trennungsfamilien sprechen jedoch für eher moderate Nachteile von Scheidungskindern bei beträchtlicher Heterogenität der Befunde – nicht nur gegenwärtig, sondern auch schon in den 1950er bis 1970er Jahren (Amato 2001). Entsprechend wurde die allzu einseitige Defizitperspektive in der Folgezeit von differenzierteren Konzepten abgelöst, mit denen sich die große Bandbreite relevanter Rahmenbedingungen und die unterschiedlichen Ausgestaltungen des Trennungsprozesses wie auch der Nach-Scheidungssituation in den Blick nehmen lassen (Amato 2010; Walper 2002). Auch in diesem Kontext wird nach wie vor intensiv diskutiert, welche Risiken eine elterliche Scheidung für die nachwachsende Generation mit sich bringt, wie verbreitet diese Risiken unter Scheidungskindern sind und wie weit sie biografisch auch in spätere Lebensabschnitte der Kinder reichen (Amato 2003, 2010).

Einen breiten theoretischen Rahmen liefert die *Scheidungs-Stress-Bewältigungsperspektive,* die vor allem auf mögliche Stressoren im Vorfeld, Verlauf und Nachklang einer elterlichen Scheidung verweist, gleichzeitig aber auch die jeweils verfügbaren Bewältigungsressourcen der Betroffenen in den Blick nimmt, die den Belastungsfaktoren gegenüberstehen und deren Einfluss moderieren (Amato 2000). Ihr steht die *Selektionsperspektive* gegenüber, die vor allem auf Besonderheiten von Scheidungsfamilien abhebt, die sich schon im Vorfeld einer elterlichen Trennung ausmachen lassen. Als Risikofaktoren für eine Instabilität der Partnerschaft können diese Besonderheiten eine Scheidung wahrscheinlicher machen. Als Begleitumstände oder Folgen dieser Risikofaktoren können sie sich aber auch auf Belastungen der Familienmitglieder beziehen, die ähnlich auch nach einer Trennung zu verzeichnen sind. So zeigen etwa Prospektivstudien, dass Kinder und Jugendliche schon lange vor einer Trennung der Eltern erhöhte Beeinträchtigungen ihrer Entwicklung aufweisen, die bis in die Zeit nach der Trennung hineinreichen (Schwarz 1999). Beide Perspektiven lassen sich durchaus verbinden und stellen insgesamt heraus, dass eine Trennung bzw. Scheidung nicht als punktuelles Ereignis zu verstehen ist, sondern eine angemessene Deutung ihrer Folgen gerade auch ihre Vorgeschichte in den Blick nehmen muss (Walper 2009b).

Zentrale Stressoren für Kinder und Jugendliche in Trennungsfamilien

Im Rahmen der Scheidungs-Stress-Bewältigungsperspektive wurde versucht, zentrale Stressoren herauszuarbeiten, die eine Scheidung vielfach mit sich bringt, die jedoch im Einzelfall durchaus unterschiedlich ausfallen können. So gefährdet zwar eine Scheidung der Eltern die Beziehung zum getrennt lebenden Elternteil – in der Regel ist dies der Vater –, aber das Engagement getrennt lebender Väter variiert und deren Möglichkeiten, weiterhin im Leben der Kinder präsent zu bleiben, unterliegen zahlreichen Einflussfaktoren. So erbrachte etwa eine Online-Befragung von rund 3300 Scheidungsvätern, dass rund jeder vierte Vater keinen Kontakt mehr zu seinen Kindern hatte (Amendt 2004). Kontaktabbrüche waren vor allem dann wahrscheinlich, wenn die Väter kein Sorgerecht hatten, nur über geringe sozio-ökonomische Ressourcen verfügten, starke Ressentiments gegenüber der Ex-Partnerin hegten oder aber auch unter einer ungelösten Bindung zu ihr litten. Mehr als die Hälfte der befragten Väter hatten jedoch mindestens an jedem zweiten Wochenende Kontakt zu seinem Kind.

Fraglich ist allerdings, ob dem Kontakt zum getrennt lebenden Elternteil jene zentrale Bedeutung zukommt, die ihm in der öffentlichen Diskussion vielfach unterstellt wird. Eine Metaanalyse aus den USA zur Bedeutung des getrennt lebenden Vaters für Scheidungskinder erbrachte nur sehr geringe Effektstärken für den Kontakt bzw. die Kontakthäufigkeit, während sich für andere Aspekte der Vaterrolle durchaus höhere Effekte ergaben (Amato & Gilbreth 1999). Sowohl die emotionale Nähe zum Vater als auch dessen Unterhaltszahlungen erwiesen sich als für das Wohlergehen der Kinder bedeutsamer, das mit Blick auf schulische Leistungen und internalisierendes wie auch externalisierendes Problemverhalten differenziert erfasst wurde. Der stärkste positive Zusammenhang zum Wohlergehen der Kinder zeigte sich allerdings für autoritatives, also liebevoll-konsequentes Erziehungsverhalten des Vaters. Obwohl häufigere Kontakte einer tragfähigen Beziehung zuträglich sind (Walper & Krey 2009), spricht dies doch insgesamt dafür, dass weniger die Quantität der Kontakte als vielmehr die Qualität der Beziehung und Interaktionen, vor allem das Engagement der Väter in der Elternrolle, für das Kindeswohl in die Waagschale fallen.

Eine wesentliche Rolle spielt auch die finanzielle Situation der Familie. Ein-Eltern-Familien – vor allem alleinerziehende Mütter – sind mit einem deutlich höheren Armutsrisiko konfrontiert als Zwei-Eltern-Familien. Einkommensarmut ist ein markanter Stressor im Familiensystem, der Kinder und Jugendliche vor allem indirekt belastet, vermittelt über steigende Sorgen der Eltern und Beeinträchtigungen von deren Befindlichkeit, die sich nachteilig auf das Erziehungsverhalten der Eltern auswirken und Feindseligkeiten in der Interaktion zwischen Eltern und Jugendlichen wahrscheinlicher machen (vgl. Walper & Kruse 2008). Dabei sprechen hiesige Befunde dafür, dass finanzielle Knappheit der Familie auf Jugendliche nicht nur kurzfristig, sondern auch längerfristig belastend wirkt (Walper 2009a). Insofern dürfte es nicht überraschen, dass die gehäuften finanziellen Probleme in Trennungsfamilien auch die höheren Risiken für negative Entwicklungen von Scheidungskindern erklären. Soweit sich bei Kindern und Jugendlichen aus Scheidungsfamilien vermehrte emotionale und Verhaltensprobleme finden lassen, scheinen diese zu einem beträchtlichen Teil auf die größeren finanziellen Probleme dieser Familien zurückführbar zu sein (McLanahan & Sandefur 1994).

Nicht minder bedeutsam sind jedoch Belastungen in der Beziehung zwischen den Eltern, die auch nach einer Trennung oder Scheidung noch fortbestehen können. Das Ideal einer kooperativen Elternbeziehung wird nur von ca. einem Drittel der Scheidungsfamilien realisiert, während in rund jeder fünften Scheidungsfamilie auch noch anderthalb Jahre nach der elterlichen Scheidung die Zusammenarbeit in der Elternrolle durch Konflikte überschattet ist (vgl. Bröning, 2009). Rund die Hälfte der Familien hat sich dann in einem Modell paralleler Elternschaft arrangiert, bei dem auf Absprachen zwischen den Eltern weitgehend verzichtet wird, häusliche Regeln jeweils individuell etabliert und Unterschiede im Erziehungsverhalten von Mutter und Vater geduldet werden. Ressentiments und Konflikte zwischen den Eltern werden also mit einer Trennung keineswegs zwangsläufig überwunden, sondern können auch noch längerfristig fortbestehen. Sie erweisen sich als starker Belastungsfaktor für Eltern und Kinder, der auch die Beziehungen und Interaktionen zwischen Eltern und Kindern überschattet und so zum Risikofaktor für die Entwicklung von Kindern und Jugendlichen wird. So sprechen auch einige Befunde dafür, dass sich vermehrte Belastungen von Scheidungskindern fast vollständig auf die erhöhte Konfliktbelastung in der Beziehung zwischen den Eltern zurückführen lassen (Schick, 2002).

Dass Konflikte zwischen den Eltern auch die Eltern-Kind-Beziehung in Mitleidenschaft ziehen, wird besonders in der Hypothese emotionaler Verunsicherung hervorgehoben, die sich keineswegs speziell auf Trennungsfamilien bezieht, sondern zunächst vor allem an Kernfamilien entwickelt und untersucht wurde. Demnach wirken Auseinandersetzungen zwischen den Eltern für die Kinder nachhaltig verunsichernd und belasten deren emotionale Ressourcen dauerhaft (Davies et al. 2002). Um nicht »zwischen die Fronten« zu geraten, entwickeln diese Kinder eine erhöhte Wachsamkeit und versuchen sich immer wieder im Spannungsfeld zwischen den Eltern zu orientieren. Die so erhöhte emotionale Unsicherheit steigert ihrerseits das Risiko für Problemverhalten der Kinder, sowohl im Bereich externalisierender, also aggressiv-ausagierender Verhaltensauffälligkeiten als auch im Bereich internalisierenden Problemverhaltens, das sich in vermehrter Ängstlichkeit, Depressivität und Selbstwertproblemen zeigt.

Darüber hinaus steigt bei feindseligen Konflikten zwischen den Eltern das Risiko für eine Triangulation der Kinder. Nach Befunden aus dem Projekt »Familienentwicklung nach Trennung der Eltern« üben sowohl Mütter als auch Väter aus Trennungsfamilien einen höheren Koalitionsdruck auf ihre Kinder aus als in Kernfamilien, d.h. sie signalisieren ihren Kindern, dass der andere Elternteil weniger liebenswert ist als sie selbst und dass sie auf die Loyalität der Kinder vor allem ihnen gegenüber hoffen. Hierbei erreicht der Koalitionsdruck in Trennungsfamilien ein vergleichbar hohes Niveau wie in konfliktbelasteten Kernfamilien. Vor allem, wenn beide Elternteile einen solchen Koalitionsdruck auf die Kinder ausüben, steigen deren Loyalitätskonflikte (Walper 2011). Es liegt nahe, dass solche Beziehungskonstellationen den Individuationsprozess Jugendlicher belasten. Entsprechende Befunde sollen nun im Folgenden aufgegriffen werden.

Die Individuation Jugendlicher aus Trennungsfamilien

Die Beziehung zu Mutter und Vater

Im Rahmen des Projekts »Familienentwicklung nach Trennung der Eltern« sind wir der Frage nachgegangen, wie sich die Individuationsentwicklung von Jugendlichen aus Trennungsfamilien darstellt. Hierzu wurde der Separation-Individuation-Test of Adolescence (s.o.) adaptiert und als Münchner Individuationstest zur Adoleszenz (MITA) modifiziert, so dass die separate Erfassung der Individuation in Beziehung zu Mutter und Vater möglich war (Walper 1997, 1998). Angesichts der zentralen Bedeutung emotionaler Unsicherheit wurde der Test um eine Skala zur Ambivalenz ergänzt, die sich mit der Skala »Angst vor Liebesentzug« zu einem Meta-Indikator für emotionale Unsicherheit verbinden lässt. Insgesamt umfasst der Test sechs Skalen:

- »gelungene Individuation« als Indikator für Individualität in der Verbundenheit,
- »Anlehnungsbedürfnis« als Indikator für ein hohes Bedürfnis nach Nähe und Verbundenheit,
- »geleugnetes Bindungsbedürfnis« als Indikator für Zurückweisung von Nähe und Verbundenheit,
- »Angst vor Vereinnahmung« als Indikator für die Vermeidung von Nähe, die als bedrohlich erlebt wird,
- »Angst vor Liebesentzug« als Indikator für Verlustängste, die sich auf die (unsichere) Zuneigung der Eltern bezieht, und
- »Ambivalenz« als Indikator für ein wahrgenommenes Ungleichgewicht in der Beziehung, wobei der Wunsch nach Nähe seitens des Elternteils geringer eingeschätzt wird als die eigenen Beziehungswünsche.

Befragt wurden rund 750 Jugendliche, 9 bis 19 Jahre alt, aus fünf Großstädten in Ost- und Westdeutschland, die auf Basis eines umfangreichen Screeningverfahrens für die Studie rekrutiert wurden, so dass jeweils rund ein Drittel von ihnen aus Kernfamilien, Familien mit alleinerziehender Mutter und aus Stiefvaterfamilien stammte. In Stiefvaterfamilien lebten die Jugendlichen mit ihrer leiblichen Mutter und deren neuem Partner zusammen. Sowohl Mutter- als auch Stiefvaterfamilien waren durch eine Trennung der Eltern entstanden. Neben der Zufallsstichprobe von Kernfamilien wurde über das Screening eine zusätzliche Gruppe von konfliktbelasteten Kernfamilien in die Studie einbezogen, um den Einfluss elterlicher Konflikte auch in Kernfamilien angemessen untersuchen zu können.

Schon die Befunde der ersten Erhebungswelle sprachen nicht für merkliche Belastungen der Individuationsentwicklung von Jugendlichen aus Trennungsfamilien in Beziehung zur Mutter, während Jugendliche aus Trennungsfamilien in Beziehung zum Vater ein geringeres Anlehnungsbedürfnis, aber auch eine geringere Angst vor Liebesentzug berichteten als Jugendliche aus Kernfamilien (Zufallsauswahl). Vor allem seltene Kontakte zum Vater trugen zu einem geringeren Anlehnungsbedürfnis bei. Offensichtlich hatte sich in der Beziehung zum getrennt lebenden Vater überwiegend ein Beziehungsmuster eingespielt, das weniger auf das Unterstützungspotenzial der Väter setzte, aber keineswegs durch erhöhte emotionale Unsicherheiten, aktive Distanzierungsbemühungen oder eine weniger gelungene Individuation gekennzeichnet war. Dies zeigte sich sowohl für die westdeutsche Stichprobe (Walper 1998) als auch für die Teilstichprobe aus Ostdeutschland (Walper & Gerhard 2002).

Deutlicher waren in beiden Fällen die Nachteile von Jugendlichen, die in einer konfliktbelasteten Kernfamilie aufwuchsen. Hier ergaben sich – wie erwartet – deutlich mehr Anzeichen für eine emotionale Distanzierung von beiden Eltern, die sich an einem geringeren Anlehnungsbedürfnis und einer stärkeren Verleugnung von Bindungsbedürfnissen festmachen ließ, aber auch für vermehrte emotionale Unsicherheiten den Eltern gegenüber. Während sich in der westdeutschen Stichprobe solche Unsicherheiten in Form von vermehrten Ambivalenzen und erhöhter Angst vor Vereinnahmung vor allem auf den Vater bezogen, war in den Konfliktfamilien der ostdeutschen Stichprobe die Beziehung zu Mutter und Vater gleichermaßen von Ambivalenzen und einer deutlich größeren Angst vor Vereinnahmung geprägt.

In einem typologisch orientierten Ansatz wurden daraufhin mittels Clusteranalysen Typen der Beziehung zu Mutter und (Stief-)Vater ermittelt (Kruse & Walper 2003). Für die Beziehung zur Mutter ergaben sich hierbei drei Beziehungstypen, die – analog zu den Bindungstypen – als sicher, unsicher-ambivalent und vermeidend charakterisiert werden konnten. Bei einem Vergleich der Zufallsstichprobe der Kernfamilien, der konfliktbelasteten Kernfamilien, der Mutter- und der Stiefvaterfamilien zeigten sich abermals die größten Auffälligkeiten bei den konfliktbelasteten Kernfamilien. Hier lag der Anteil der Jugendlichen mit unsicher-ambivalentem Beziehungsmuster bei 53 Prozent, während dieser Anteil in allen anderen Familientypen nur 30 bis 33 Prozent ausmachte. Nur 15 Prozent der Jugendlichen in konfliktbelasteten Kernfamilien berichteten ein sicheres Beziehungsmuster zur Mutter, während dies in der Zufallsstichprobe der Kernfamilien für 48 Prozent der Jugendlichen galt. Allerdings war auch in Familien mit alleinerziehender Mutter der Anteil der Jugendlichen mit sicherer Beziehung zur Mutter reduziert, lag aber immerhin noch bei 38 Prozent. Der Anteil vermeidender Jugendlicher war in Kernfamilien (21 %) und in Stiefvaterfamilien (24 %) am geringsten, während er in den anderen beiden Familientypen 31 bzw. 32 Prozent erreichte.

In dieser Studie wurde für Analysen der (Stief-)Vaterbeziehung in Kern- und Mutter-Familien die Beziehung zum getrennt lebenden Vater und in Stiefvaterfamilien die Beziehung zum Stiefvater in den Blick genommen. Interessanterweise ergaben sich hierbei vier Beziehungstypen, die – ähnlich wie die Bindungstypen von Bartholomew und Horowitz (1991) – als sicher, unsicher-ambivalent, vermeidend und abgelöst bezeichnet werden konnten. Der Vergleich der einzelnen Familientypen erbrachte den höchsten Anteil sicherer Beziehungen in der Zufallsauswahl der Kernfamilien (52 %), während dieser Anteil in konfliktbelasteten

Kernfamilien nur halb so hoch ausfiel (26 %). Die Beziehung zum getrennt lebenden Vater in Mutter-Familien war am seltensten sicher (12 %), noch deutlich seltener als die Beziehung zum Stiefvater (31 %). Eine unsicher-ambivalente Beziehung war auch hier in den konfliktbelasteten Kernfamilien am häufigsten zu finden (46 %), am seltensten in der Zufallsstichprobe der Kernfamilien (22 %) und in Familien mit alleinerziehender Mutter (20 %), wo solche Unsicherheiten gegenüber dem Vater noch weniger berichtet wurden als gegenüber der Mutter. In Mutterfamilien überwogen entweder ein abgelöstes (33 %) oder ein vermeidendes Beziehungsmuster (35 %) gegenüber dem getrennt lebenden Vater. Auch gegenüber dem Stiefvater wurde vergleichsweise häufig ein abgelöster Beziehungstyp (28 %) berichtet, allerdings seltener eine vermeidende Beziehung (17 %). Auch in beiden Typen von Kernfamilien hatte fast jeder fünfte eine abgelöste Beziehung zum Vater, während eine vermeidende Beziehung nur in 8 bzw. 9 Prozent der Fälle berichtet wurde. Insgesamt bestätigt sich auch hier das größere Belastungspotenzial der Konfliktfamilien im Bereich emotionaler Unsicherheiten. Gleichzeitig kommen Distanzierungen in der Beziehung zum getrennt lebenden Vater noch stärker zum Ausdruck, als es die Analysen auf Basis einzelner Indikatoren nahelegen.

Im weiteren Verlauf der Längsschnittstudie konnten die längerfristigen Folgen einer elterlichen Trennung und von Elternkonflikten für die Individuationsentwicklung im Zeitraum zwischen 1996 und 2002 untersucht werden, wobei auch das Konfliktniveau zwischen den Eltern in Trennungsfamilien berücksichtigt wurde (Walper & Beckh 2006). Betrachtet man zunächst die Beziehung zur Mutter, so zeigten sich keine Effekte der elterlichen Trennung, während Konflikte zwischen den Eltern, die 1996/1997 erfasst wurden, zu einem geringeren Anlehnungsbedürfnis, mehr Ambivalenz und einer weniger gelungenen Individuation im Jahr 2002 beitrugen. In der Beziehung zum Vater bestätigten sich die früheren Befunde zur Individuationsentwicklung von Trennungskindern, die auch sechs Jahre später ein geringeres Anlehnungsbedürfnis, aber auch eine geringere Angst vor Liebesentzug gegenüber ihrem Vater berichteten. Analog zu den Befunden für die Mutter ergaben sich in der Beziehung zum Vater deutlich nachteilige Effekte von Elternkonflikten auf das Anlehnungsbedürfnis, die Ambivalenz und die gelungene Individuation. Demnach ist es weniger die Trennung der Eltern, die den Individuationsprozess Jugendlicher belastet, als vielmehr die Qualität der Beziehung zwischen den Eltern. Es sei angemerkt, dass sich auch in der psychosozialen Entwicklung der Heranwachsenden markante langfristige Belastungen durch die Elternkonflikte nachweisen ließen.

In einer Pfadanalyse, die speziell die Prädiktoren für eine emotional unsichere Beziehung zur Mutter in den Blick nahm und Ost- und Westdeutschland verglich (Walper et al. 2004), bestätigte sich, dass negative Effekte von Konflikten zwischen den Eltern vor allem durch Belastungen aufgrund des Erziehungsverhaltens der Mütter, aber auch durch erhöhte Loyalitätskonflikte der Jugendlichen vermittelt werden. In Westdeutschland fungierte die Restriktivität der Mütter als stärkster Mediator zwischen Elternkonflikten und emotionaler Unsicherheit der Jugendlichen: Mütter, die in häufige Konflikte mit dem leiblichen Vater der Jugendlichen verwickelt sind, agierten gegenüber den Jugendlichen vermehrt streng kontrollierend und abwertend-dominant, was wiederum emotionale Unsicherheiten der Jugendlichen in Beziehung zur Mutter wahrscheinlich machte. In Ostdeutschland war dieser Pfad insgesamt etwas schwächer ausgeprägt, da Elternkonflikte nicht in gleichem Umfang zu restriktivem Verhalten der Mütter beitrugen. Auch ein zusätzlicher, aber insgesamt nur schwacher Pfad über das weniger einfühlsam-unterstützende Verhalten konfliktbelasteter Mütter ergab sich nur für die westdeutsche Stichprobe. In beiden Regionen trugen allerdings Loyalitätskonflikte der Jugendlichen, die durch Elternkonflikte befördert wurden, zu vermehrten emotionalen Unsicherheiten bei. Dies spricht für die Position der Familiensystemtheorie, nach der eine schwache Allianz zwischen den Eltern das Risiko für abträgliche triadische Muster erhöht, die Kinder in belastende Beziehungskonstellationen einbinden (Kerig 1995). Vor allem jedoch zeigen diese Befunde, dass nicht nur das Erziehungsverhalten der Eltern ausschlaggebend ist, sondern auch die Positionierung der Kinder im Beziehungsgefüge der Eltern.

Zur intergenerationalen Transmission emotionaler Unsicherheit

Schließlich sei noch die Frage nach den längerfristigen Konsequenzen einer elterlichen Trennung und von Konflikten zwischen den Eltern für die Beziehungen der Heranwachsenden auch außerhalb der Familie aufgegriffen. Angesichts des vielfach diskutierten Transmissionseffekts einer elterlichen Scheidung, die für die nachwachsende Generation das Risiko von Trennungserfahrungen auch in eigenen Partnerschaften erhöht (Diefenbach 2000; Nowak & Gössweiner 2002), lag es nahe, die Partnerschaftsbeziehungen von Jugendlichen und jungen Erwachsenen aus Trennungsfamilien in den Blick zu nehmen. Entsprechende Analysen aus dem schon vorgestellten Projekt »Familienentwicklung nach Trennung der Eltern« haben das Augenmerk jedoch weniger auf die Stabilität dieser Beziehungen gelegt als vielmehr auf deren Qualität (Wendt & Walper 2006). Ausgangspunkt hierfür waren einige Befunde, nach denen eine Trennung der Eltern für junge Erwachsene Beziehungsprobleme und Unsicherheiten in der Partnerschaft begünstigt (z.B. van Schaik & Stolberg 2001).

Um ein differenzierteres Bild der relevanten Einflussfaktoren zu gewinnen, wurde in unseren Analysen auch die Gestaltung der Beziehung zwischen den Eltern und zwischen Eltern und heranwachsenden Kindern berücksichtig. Zahlreiche Studien zu Liebesbeziehungen im Jugend- und frühen Erwachsenenalter verweisen darauf, dass die Beziehung zu den Eltern einen bedeutsamen Einfluss auf die Entwicklung romantischer Beziehungen und die Gestaltung früher Partnerschaften hat (Collins et al. 2009; Seiffge-Krenke 2001). Die Beziehungs- und Interaktionserfahrungen mit den Eltern stellen einen zentralen Kontext für den Erwerb von sozialen und emotionalen Kompetenzen dar, die auch in romantischen Beziehungen zum Tragen kommen. Entsprechend lässt sich hier an die zuvor berichteten Befunde anknüpfen und nach der Bedeutung emotionaler Unsicherheit in der Beziehung zu den Eltern und speziell zur Mutter fragen. Darüber hinaus wurden allerdings auch andere Aspekte der Familienbeziehungen berücksichtigt, insbesondere das Konfliktverhalten in Auseinandersetzungen.

Entsprechende Analysen (Wendt & Walper 2006) sind möglichen Effekten einer elterlichen Trennung auf Beziehungsstatus, Partnerschaftsdauer und -qualität nachgegangen und haben Transmissionseffekte betrachtet, die, von der Partnerschaft der Mutter und der Mutter-Kind-Beziehung ausgehend, die Partnerschaftsqualität von Jugendlichen beeinflussen könnten. Dabei bestätigte sich, dass Jugendliche aus Trennungs- und Stieffamilien mit erhöhter Wahrscheinlichkeit aktuell in eine Liebesbeziehung involviert waren. Dies kann als Beschleunigung ihrer Entwicklung romantischer Beziehungen gedeutet werden. Demgegenüber ergaben sich keine oder nur geringe Effekte der Familienkonstellation auf Partnerschaftsdauer und -qualität. Allerdings zeigte sich für die Partnerschaftsqualität der Mutter durchaus ein moderater Transmissionseffekt auf die Partnerschaftsqualität der Jugendlichen. Erwartungsgemäß erwies sich auch die Beziehung der Heranwachsenden zu ihrer Mutter als relevant.

Ein Vergleich der Effekte aus der mütterlichen Partnerschaft und der Mutter-Kind-Beziehung erbrachte ein differenziertes Bild, nach dem im Kontext unterschiedlicher Beziehungen je verschiedene Merkmale zum Tragen kommen: Erwartungsgemäß trägt eine erhöhte emotionale Unsicherheit gegenüber der Mutter auch zu vermehrten Bindungsunsicherheiten in der Partnerschaft der Jugendlichen bei. Für die Individuation und Zufriedenheit in der Partnerschaft scheinen demgegenüber die Konfliktlösestile der Mutter mit dem Partner relevanter zu sein.

Je weniger verbale Aggression oder Rückzugsverhalten die Mütter für ihre Konflikte mit dem Partner berichten, desto besser gelingt die Individuation der Jugendlichen in Beziehung zu ihrem Partner. Ein geringes Rückzugsverhalten der Mütter in deren Partnerschaftskonflikten scheint auch auf Seiten der Jugendlichen eine größere Partnerschaftszufriedenheit zu begünstigen. Hinsichtlich der Beziehung zur Mutter erwies sich vor allem die emotionale Unsicherheit als maßgeblich. Je größer die emotionale Unsicherheit gegenüber der Mutter, desto größer war auch die emotionale Unsicherheit in Beziehung zum Partner und die Angst vor Vereinnahmung.

Insgesamt sprechen diese Befunde für Transmissionseffekte, die jedoch weniger von einer Trennung/Scheidung der Eltern ausgehen als vielmehr von der Ausgestaltung der Beziehungen, sei es auf Ebene der Eltern oder zwischen Eltern und Jugendlichen.

Fazit und Ausblick

Die Individuationsentwicklung Jugendlicher in Beziehung zu ihren Eltern wurde hier als eine zentrale Entwicklungsaufgabe des Jugendalters in den Vordergrund gestellt, um nach möglichen Einflüssen einer Trennung bzw. Scheidung der Eltern auf den Individuationsprozess zu fragen. Da eine Trennung das Risiko zahlreicher Stressoren birgt, die teilweise ganz zentral die Rahmenbedingungen für die Gestaltung der Eltern-Kind-Beziehung betreffen, liegt es nahe, dass Belastungen der Individuationsentwicklung wahrscheinlicher sind. In diesem Sinne machen die hier vorgestellten Studien und Befunde deutlich, dass die Beziehung zwischen Jugendlichen und deren Eltern durch eine Trennung der Eltern tangiert werden *kann*, dass der Einfluss von Trennungserfahrungen aber einem komplexen Gefüge von weiteren Faktoren unterliegt, in deren Kontext die elterliche Trennung per se nur begrenzt relevant ist.

Tatsächlich finden wir nur in Beziehung zum Vater Unterschiede zwischen Kern- und Trennungsfamilien, die allerdings nicht für eine generell stärker zurückweisende oder ambivalente Haltung gegenüber dem Vater sprechen, sondern eher eine größere Wahrscheinlichkeit für abgelöste Beziehungsmuster nahelegen, die den vielfach eingeschränkten Beziehungs- und Interaktionsmöglichkeiten Rechnung trägt. Immerhin zeigen unsere Befunde auch, dass das Zusammenleben mit einem neuen Partner der Mutter das Potenzial für die Entwicklung einer tragfähigen, sicheren Beziehung ihm gegenüber birgt. Entgegen allen negativen Stereotypen, mit denen Stieffamilien konfrontiert sind (Bien et al. 2002), scheint die Individuationsentwicklung gegenüber dem Stiefvater sogar häufiger positiver zu verlaufen als gegenüber dem getrennt lebenden Vater. Dies spricht dafür, in zukünftigen Arbeiten das Augenmerk stärker auf die Besonderheiten multipler Vaterschaft in Trennungsfamilien zu legen (Wilk 2002).

Sehr deutlich wurde, dass vor allem die Beziehungsdynamik zwischen den Eltern eine markantere Rolle für die Individuationsentwicklung und auch darüber hinaus für das Wohlbefinden und die Sozialentwicklung von Jugendlichen spielt. Die Bereitschaft und Fähigkeit von Eltern, nach einer Trennung weitgehend reibungsfrei zu kooperieren, variiert beträchtlich, so dass eine Minderheit von Jugendlichen aus Trennungsfamilien mit fortgesetzten Streitigkeiten der Eltern – im Zweifelsfall auch juristischen Auseinandersetzungen um Unterhaltszahlungen und/oder Sorgerechtsfragen – konfrontiert ist. Solche hoch strittigen Trennungsfamilien, die selbst auf dem Gerichtsweg nicht zu längerfristig tragfähigen Lösungen kommen, stellen eine beträchtliche Herausforderung für die Beratungspraxis dar, zumal sie nicht nur in hohem Maße die Kapazitäten der Gerichte und involvierten Beratungsdienste in Anspruch nehmen, sondern auch beträchtliche Risiken für das Kindeswohl bergen (Dietrich & Paul 2006; Walper et al. 2011).

Aber auch in weniger eskalierten Trennungskonflikten unterminieren häufige Streitigkeiten der Eltern ohne Lösung die emotionale Sicherheit der Jugendlichen in Beziehung zu beiden Eltern, in Kernfamilien wie auch in Trennungsfamilien. Als relevante Mediatoren für diese Effekte erwiesen sich neben Belastungen des elterlichen Erziehungsverhaltens, die vor allem in einer stärker restriktiven Haltung der Eltern zum Ausdruck kommen, auch vermehrte Loyalitätskonflikte der Jugendlichen, die durch Streitigkeiten zwischen den Eltern begünstigt werden. Soweit es den Eltern allerdings gelingt, nach einer Trennung ihre Auseinandersetzungen zu begrenzen und beizulegen, lassen sich auch positive Effekte auf die Entwicklung Jugendlicher erwarten (Hetherington & Kelly 2003).

Literatur

Allen, J. P. (2010): The attachment system in adolescence. In: J. Cassidy & P. R. Shaver (Hrsg.), *Handbook of attachment: Theory, research and clinical applications.* 2. Aufl. New York (Guilford Press), S. 419–435.

Allen, J. P. & Hauser, S. T. (1996): Autonomy and relatedness in adolescent-family interactions as predictors of young adults' states of mind regarding attachment. *Development and Psychopathology,* 8, S. 793–809.

Allen, J.P., Hauser, S.T., Eickholt, C., Bell, K.L. & O'Connor, T.G. (1994): Longitudinal assessment of autonomy and relatedness in adolescent-family interactions as predictors of adolescent ego-development and self-esteem. *Child Development,* 64, S. 179–194.

Amato, P.R. (2000): The consequences of divorce for adults and children. *Journal of Marriage and the Family,* 62, S. 1269–1287.

Amato, P.R. (2001): Children of divorce in the 1990s: An update of the Amato and Keith (1991) meta-analysis. *Journal of Family Psychology,* 15 (3), S. 355–370.

Amato, P.R. (2003): Reconciling divergent perspectives: Judith Wallerstein, quantitative family research, and children of divorce. *Family Relations,* 52 (4), S. 332–339.

Amato, P.R. (2010): Research on divorce: Continuing trends and new developments. *Journal of Marriage and Family,* 72 (3), S. 650–666.

Amato, P.R. & Gilbreth, J.G. (1999): Nonresident fathers and children's well-being: A meta-analysis. *Journal of Marriage and the Family,* 61, S. 557–573.

Amendt, G. (2004): *Scheidungsväter.* [Bremen] (Institut für Geschlechts- und Generationenforschung).

Arnett, J.J. (2004): *Emerging adulthood. The winding road from the late teens through the twenties.* Oxford (Oxford University Press).

Baltes, M.M. & Silverberg, S.B. (1994): The dynamics between dependency and autonomy: Illustrations across the life span. In: D.L. Featherman, R.M. Lerner & M. Perlmutter (Hrsg.), *Life span development and behavior. Bd. 12.* Hillsdale, N.J. (Lawrence Erlbaum), S. 41–90.

Bartholomew, K. (1990): Avoidance of intimacy: An attachment perspective. *Journal of Social and Personal Relationships,* 7, S. 147–178.

Bartholomew, K. & Horowitz, L.M. (1991): Attachment styles among young adults: A test of the four-category-model. *Journal of Personality and Social Psychology,* 61, S. 226–244.

Bartholomew, K. & Perlman, D. (Hrsg.). (1994): *Attachment processes in adulthood.* London (Jessica Kingsley).

Becker-Stoll, F., Lechner, S., Lehner, K., Pfefferkorn, H., Stiegler, E. & Grossmann, K.E. (2000): Autonomie und Verbundenheit bei Jugendlichen und jungen Erwachsenen. *Zeitschrift für Soziologie der Erziehung und Sozialisation,* 20 (4), S. 345–361.

Beyers, W. & Goossens, L. (1999): Emotional autonomy, psychosocial adjustment and parenting: Interactions, moderating and mediating effects. *Journal of Adolescence,* 22, S. 753–769.

Beyers, W. & Goossens, L. (2003): Psychological separation and adjustment to university: Moderating effects of gender, age, and perceived parenting style. *Journal of Adolescent Research,* 18 (4), S. 363–382.

Bien, W., Hartl, A. & Teubner, M. (Hrsg.) (2002): *Stieffamilien in Deutschland. Eltern und Kinder zwischen Normalität und Konflikt.* Opladen (Leske + Budrich).

Bowlby, J. (2006): *Bindung.* München (E. Reinhardt).

Bröning, S. (2009): *Kinder im Blick. Theoretische und empirische Grundlagen eines Gruppenangebotes für Familien in konfliktbelasteten Trennungssituationen.* Münster (Waxmann).

Collins, W.A. & Repinski, D.J. (1994). Relationships during adolescence: Continuity and change in interpersonal perspective. In: R. Montemayor, G. Adams & T. Gullotta (Hrsg.), *Personal relationships during adolescence.* Thousand Oaks (Sage), S. 7–36.

Collins, W.A., Welsh, D.P. & Furman, W. (2009): Adolescent romantic relationships. *Annual Review of Psychology*, 60, S. 631–652.
Conger, R.D. & Ge, X. (1999): Conflict and cohesion in parent-adolescent relations: Changes in emotional expression from early to midadolescence. In: M. J. Cox & J. Brooks-Gunn (Hrsg.), *Conflict and cohesion in families. Causes and consequences*. Mahwah, NJ (Lawrence Erlbaum), S. 185–206.
Davies, P.T., Harold, G.T., Goeke-Morey, M.C. & Cummings, E.M. (2002): *Child emotional security and interparental conflict*. Boston, MA (Blackwell).
Diefenbach, H. (2000): *Intergenerationale Scheidungstransmission in Deutschland. Die Suche nach dem »missing link« zwischen Ehescheidung in der Elterngeneration und Ehescheidung in der Kindgeneration*. Würzburg (Ergon).
Dietrich, P.S. & Paul, S. (2006): Hoch strittige Elternsysteme im Kontext von Trennung und Scheidung. In: M. Weber & H. Schilling (Hrsg.), *Eskalierte Elternkonflikte. Beratungsarbeit im Interesse des Kindes bei hoch strittigen Trennungen*. München: Juventa, S. 13–28.
Flannery, D.J., Montemayor, R., Eberly, M. & Torquati, J. (1993): Unraveling the ties, that bind: Affective expression and perceived conflict in parent-adolescent interactions. *Journal of Social and Interpersonal Relationships*, 10, S. 495–509.
Fuhrman, T. & Holmbeck, G.N. (1995): A contextual-moderator analysis of emotional autonomy and adjustment in adolescence. *Child Development*, 66, S. 793–811.
Gloger-Tippelt, G. (Hrsg.). (2001): *Bindung im Erwachsenenalter: Ein Handbuch für Forschung und Praxis*. Bern (Hans Huber).
Graber, J.A. & Brooks-Gunn, J. (1999): »Sometimes I think that you don't like me«: How mothers and daughters negotiate the transition into adolescence. In: M.J. Cox & J. Brooks-Gunn (Hrsg.), *Conflict and cohesion in families. Causes and consequences*. Mahwah, NJ (Lawrence Erlbaum), S. 207–242.
Grossmann, K.E. & Grossmann, K. (2012): *Bindungen – das Gefüge psychischer Sicherheit*. 5., vollst. überarb. Aufl. Stuttgart: Klett-Cotta.
Grotevant, H.D. & Cooper, C.R. (1985): Patterns of interaction in family relationships and the development of identity exploration in adolescence. *Child Development*, 56, S. 415–428.
Hauser, S.T., Powers, S.I., Noam, G.G., Jacobson, A.M., Weiss, B. & Follansbee, D.J. (1984): Familial contexts of adolescent ego development. *Child Development*, 55, S. 195–213.
Hetherington, E.M. & Kelly, J. (2003): *Scheidung. Die Perspektiven der Kinder*. Weinheim (Beltz).
Hofer, M. (2003): *Selbständig werden im Gespräch. Wie Jugendliche und Eltern ihre Beziehung verändern*. Bern (Huber).
Hofer, M. & Hick, B. (2003): Veränderungen von Verbundenheit, Autonomie und Kontrolle und Interaktionen zwischen Eltern und Jugendlichen in ost- und westdeutschen Familien. *Zeitschrift für Familienforschung* (Sonderheft: *Eltern-Kind-Beziehungen im Jugend- und frühen Erwachsenenalter: Entwicklungsverläufe, Einflussfaktoren und Konsequenzen der Individuation*, hrsg. von Gowert Masche und Sabine Walper).
Hoffman, J.A. (1984): Psychological separation of late adolescents from their parents. *Journal of Counseling Psychology*, 31, S. 170–178.
Holmbeck, G.N. & Leake, C. (1999): Separation-Individuation and psychological adjustment in late adolescence. *Journal of Youth and Adolescence*, 28, S. 563–581.

Kerig, P.K. (1995): Triangles in the family circle: Effects of family structure on marriage, parenting, and child adjustment. *Journal of Family Psychology*, 9 (1), S. 28–43.

Kobak, R.R., Cole, H.E., Feenz- Gillies, R. & Fleming, W.S. (1993): Attachment and emotion regulation during mother-teen problem solving: A control theory analysis. *Child Development*, 64, S. 231–245.

Kruse, J. & Walper, S. (2003): Types of individuation in relation to parents: Predictors and outcomes. *International Journal of Behavioural Development*, 32 (5), S. 390–400.

Langmeyer, A. & Walper, S. (2013a): Einleitung: Zur Entwicklung nichtehelicher Geburten in Deutschland. In: K. Jurczyk & S. Walper (Hrsg.), *Gemeinsames Sorgerecht nicht miteinander verheirateter Eltern. Empirische Studien und juristische Expertisen.* Wiesbaden (Springer VS), S. 21–26.

Langmeyer, A. & Walper, S. (2013b): Standardisierte Kurzbefagung von Eltern nichtehelich geborener Kinder. In: K. Jurczyk & S. Walper (Hrsg.), *Gemeinsames Sorgerecht nicht miteinander verheirateter Eltern. Empirische Studien und juristische Expertisen.* Wiesbaden (Springer VS), S. 123–186.

Laursen, B., Coy, K.C. & Collins, W.A. (1998): Reconsidering changes in parent-child conflict across adolescence: A meta-analysis. *Child Development*, 69 (3), S. 817–832.

Levine, J.B., Green, C.J. & Millon, T. (1986): The Separation-Individuation Test of Adolescence. *Journal of Personality Assessment*, 50, S. 123–137.

Levine, J.B. & Saintonge, S. (1993): Psychometric properties of the Separation-Individuation Test of Adolescence within a clinical population. *Journal of Clinical Psychology*, 49, S. 492–507.

Lieberman, M., Doyle, A.-B. & Markiewicz, D. (2003): Developmental patterns in security of attachment to mother and father in late childhood and early adolescence: Associations with peer relations. *Child Development*, 70 (1), S. 202–213.

McClanahan, G. & Holmbeck, G.N. (1992): Separation-individuation, family functioning, and psychological adjustment in college students: A construct validity study of the Separation-Individuation Test of Adolescence. *Journal of Personality Assessment*, 59 (3), S. 468–485.

McClanahan, G. & Holmbeck, G.N. (1994): Construct and content validity of the Separation-Individuation Test of Adolescence: A reply to Levine. *Journal of Personality Assessment*, 59, S. 468–485.

McLanahan, S. & Sandefur, G. (1994): *Growing up in a single-parent family: What helps, what hurts.* Cambridge, MA (Harvard University Press).

Meeus, W., Oosterwegel, A. & Vollebergh, W. (2002): Parental and peer attachment and identity development in adolescence. *Journal of Adolescence*, 25 (1), S. 93–106.

Montemayor, R. & Flannery, D.J. (1991). Parent-adolescent relations in middle and late adolescence. In: R.M. Lerner, A.C. Petersen & J.G. Brooks-Gunn (Hrsg.), *Encyclopedia of adolescence*, Bd. 2. New York (Garland), S. 729–734.

Nowak, V. & Gössweiner, V. (2002): Scheidungsfolgen: Die langfristigen Auswirkungen von erlebter Scheidung auf die Lebensführung unter besonderer Berücksichtigung der ersten Lebensgemeinschaft. In: S. Walper & B. Schwarz (Hrsg.), *Was wird aus den Kindern? Chancen und Risiken für die Entwicklung von Kindern aus Trennungs- und Stieffamilien.* 2. Aufl. Weinheim: Juventa, S. 221–250.

Peuckert, R. (2008): *Familienformen im sozialen Wandel.* Wiesbaden (VS Verlag).

Pinquart, M. & Silbereisen, R.K. (2002): Changes in adolescents' and mothers' autonomy and connectedness in conflict discussions: An observation study. *Journal of Adolescence,* 25, S. 509–522.
Pinquart, M. & Silbereisen, R. K. (2003): Autonomie und Verbundenheit von Jugendlichen mit ihren Müttern. *Zeitschrift für Familienforschung* (Sonderheft 3: *Eltern-Kind-Beziehungen im Jugend- und frühen Erwachsenenalter*, hrsg. von Gowert Masche und Sabine Walper), S. 75–87.
Rice, K.G., Cole, D.A. & Lapsley, D.K. (1990): Separation-individuation, family cohesion, and adjustment to college: Measurement validation and test of a theoretical model. *Journal of Counseling Psychology,* 37 (2), S. 195–202.
Ryan, R.M. & Lynch, J. (1989): Emotional autonomy versus detachment: Revisiting the vicissitudes of adolescence and young adulthood. *Child Development,* 60, S. 340–356.
Schick, A. (2002): Behavioral and emotional differences between children of divorce and children from intact famlies: Clinical significance and mediating processes. *Swiss Journal of Psychology,* 61, S. 5–14.
Schwarz, B. (1999): *Die Entwicklung Jugendlicher in Scheidungsfamilien.* Weinheim: Beltz PVU.
Seiffge-Krenke, I. (2001): Beziehungserfahrungen in der Adoleszenz: Welchen Stellenwert haben sie zur Vorhersage von romantischen Beziehungen im jungen Erwachsenenalter? *Zeitschrift für Entwicklungspsychologie und Pädagogische Psychologie,* 33, S. 112–123.
Silverberg, S.B. & Gondoli, D.M. (1996): Autonomy in adolescence: A contextualized perspective. In: G.R. Adams, R. Montemayor & T.P. Gullotta (Hrsg.), *Psychosocial development during adolescence.* (Advances in adolescent development, Bd. 8). Thousand Oaks (Sage), S. 12–61.
Smetana, J.G. (1995): Context, conflict, and constaint in adolescent-parent authority relationships. In: M. Killen & D. Hart (Hrsg.), *Morality in everyday life. Developmental perspectives.* Cambridge u.a. (Cambridge University Press), S. 225–255.
Spangler, G. & Zimmermann, P. (2009): *Die Bindungstheorie: Grundlagen, Forschung und Anwendung.* Stuttgart (Klett-Cotta).
Statistisches Bundesamt (2012): *Statistik der rechtskräftigen Beschlüsse in Eheauflösungssachen (Scheidungsstatistik).* Wiesbaden (Statistisches Bundesamt).
Steinberg, L.D. & Silverberg, S.B. (1986): The vicissitudes of autonomy in early adolescence. *Child Development,* 57, S. 841–851.
van Schaik, K. & Stolberg, A.L. (2001): The impact ofparental involvement and parental divorce on young adults' intimate relationships. *Journal of Divorce and Remarriage,* 36, S. 99–121.
Walper, S. (1997): Individuation im Jugendalter – Skalenanalyse zum Münchner Individuationstest. *Berichte aus der Arbeitsgruppe »Familienentwicklung nach der Trennung«, #23/1996.*
Walper, S. (1998): Die Individuation in Beziehung zu beiden Eltern bei Kindern und Jugendlichen aus konfliktbelasteten Kernfamilien und Trennungsfamilien. *Zeitschrift für Soziologie der Erziehung und Sozialisation,* 18, S. 134–151.
Walper, S. (2002): Verlust der Eltern durch Trennung, Scheidung oder Tod. In: R. Oerter & L. Montada (Hrsg.), *Entwicklungspsychologie.* 5., vollst. überarb. Aufl. München (Psychologie Verlags Union), S. 818–832.

Walper, S. (2008): Eltern-Kind-Beziehungen im Jugendalter. In: R. K. Silbereisen & M. Hasselhorn (Hrsg.), *Entwicklungspsychologie des Jugendalters.* (Enzyklopädie der Psychologie, Themenbereich C, Theorie und Forschung, Serie 5: Entwicklungspsychologie, Bd. 5). Göttingen u. a. (Hogrefe), S. 135–188.

Walper, S. (2009 a): Links of perceived economic deprivation to adolescents' well-being six years later. *Zeitschrift für Familienforschung/Journal of Family Research,* 21, S. 107–127.

Walper, S. (2009 b): Trennung und Scheidung – Folgen für Kinder im Spiegel deutscher Forschung. In: S. Höfling (Hrsg.), *Interventions for the best interest of the child in family law procedures. Interventionen zum Kindeswohl.* München (Hanns Seidel Stiftung), S. 29–55.

Walper, S. (2011): Trennung und neue Partnerschaften der Eltern – Herausforderung für Kinder und Jugendliche, Vortrag, *Diakonie-Fachtagung »Kind sein von Alleinerziehenden«.* Nürnberg, 08.12.2011.

Walper, S. & Beckh, K. (2006): Adolescents' development in high-conflict and separated families. Evidence from a German longitudinal study. In: A. Clarke-Stewart & J. Dunn (Hrsg.), *Families count: Effects on child and adolescent development.* Cambridge, MA (Cambridge University Press), S. 238–270.

Walper, S. & Gerhard, A.-K. (2002): Konflikte der Eltern, Trennung und neue Partnerschaft: Einflüsse auf die Individuation von Kindern und Jugendlichen in Ostdeutschland. In: S. Walper & B. Schwarz (Hrsg.), *Was wird aus den Kindern? Chancen und Risiken für die Entwicklung von Kindern aus Trennungs- und Stieffamilien.* 2. Aufl. Weinheim: Juventa, S. 143–170.

Walper, S. & Krey, M. (2009): Familienbeziehungen nach Trennungen. In: K. Lenz & F. Nestmann (Hrsg.), *Handbuch persönliche Beziehungen.* Weinheim, München (Juventa), S. 715–744.

Walper, S. & Kruse, J. (2008): Kindheit und Armut. In: M. Hasselhorn & R. K. Silbereisen (Hrsg.), *Psychologie des Säuglings- und Kindesalters* (Enzyklopädie der Psychologie, Serie V: Entwicklungspsychologie, Bd. 4). Göttingen (Hogrefe), S. 431–487.

Walper, S., Kruse, J., Noack, P. & Schwarz, B. (2004): Parental separation and adolescents' felt insecurity with mother: Effects of financial hardship, interparental conflict, and maternal parenting in East and West Germany. *Marriage and Family Review,* 36 (3/4), S. 115–145.

Walper, S., Fichtner, J. & Normann, K. (Hrsg.) (2011): *Hochkonflikthafte Trennungsfamilien. Forschungsergebnisse, Praxiserfahrungen und Hilfen für Scheidungseltern und ihre Kinder.* Weinheim: Juventa.

Waters, E., Weinfield, N. S. & Hamilton, C. E. (2003): The stability of attachment security from infancy to adolescence and early adulthood: General discussion. *Child Development,* 71 (3), S. 703–706.

Wendt, E.-V. & Walper, S. (2006): Liebesbeziehungen im Jugendalter: Konsequenzen einer elterlichen Scheidung und die Transmission von Beziehungsqualitäten. *Zeitschrift für Soziologie der Erziehung und Sozialisation,* 26 (4), S. 420–438.

Wilk, L. (2002): Die Gestaltung multipler Vaterschaft in Stieffamilien. In: S. Walper & B. Schwarz (Hrsg.), *Was wird aus den Kindern? Chancen und Risiken für die Entwicklung von Kindern aus Trennungs- und Stieffamilien.* Weinheim: Juventa, S. 121–142.

Youniss, J. (1994): Beziehungen zwischen Eltern und Jugendlichen. In: J. Youniss (Hrsg.), *Soziale Konstruktion und psychische Entwicklung.* Frankfurt a. M. (Suhrkamp), S. 128–138.

Youniss, J. & Smollar, J. (1985): *Adolescent relations with mothers, fathers, and friends.* Chicago (The University of Chicago Press).

Zimmermann, P. (2004): Attachment representations and characteristics of friendship relations during adolescence. *Journal of Experimental Child Psychology,* 88 (1), S. 83–101.

Zimmermann, P., Gliwitzky, J. & Becker-Stoll, F. (1996): Bindung und Freundschaftsbeziehungen im Jugendalter. *Psychologie in Erziehung und Unterricht,* 43, S. 141–154.

ANDREA PERRY

Ein bindungstheoretischer Ansatz zur Behandlung des krankhaften Aufschiebeverhaltens (Prokrastination) von Studenten

Einleitung

Etwa 70 % aller College- und Universitätsstudenten geben an, Prokrastination, also das krankhafte Aufschieben, stelle ein Problem für sie dar, sowohl bei akademischen und Alltagsaufgaben als auch bei ihren Versuchen, Beziehungen anzuknüpfen und aufrechtzuerhalten. Untersuchungen haben ergeben, dass die Angewohnheit, die Dinge aufzuschieben, für die Mehrzahl von ihnen allenfalls ein Ärgernis darstellt und im schlimmsten Fall zu schlechteren Noten führen kann. Für manche jungen Studenten, denen die hormonellen Umstellungen sowie die körperlichen und psychischen Veränderungen dieses Lebensalters zu schaffen machen, ist das Aufschieben vielleicht das Mittel der Wahl, um mit den schwierigen Fragen von Unabhängigkeit und Abhängigkeit, Trennung, Autonomie, Identität, Macht und Kontrolle im Rahmen ihrer Beziehungen und ihres Aufgabenbereichs fertigzuwerden; mit zunehmender Reife kann sich diese Problematik »verwachsen«.

Andere Implikationen und unerwünschte Folgen gelten allerdings für diejenigen Studenten, bei denen das Aufschiebeverhalten bei akademischen oder anderen Aufgaben zur Gewohnheit wird. Im schlimmsten Fall kann Prokrastination unterschiedlichste Probleme psychischer, emotionaler, körperlicher und beziehungsspezifischer Natur nach sich ziehen. Heranwachsende mit problematischer Bindungsbeziehung könnten ganz besonders anfällig für die Entwicklung von Prokrastinationsproblemen sein; umgekehrt können wir eine »eingefahrene« Prokrastination durchaus als einen von mehreren möglichen Hinweisen darauf betrachten, dass Bindungsschwierigkeiten vorliegen.

Dieser Beitrag wird die Dynamik des pathologischen Aufschiebens näher untersuchen und der Frage nachgehen, ob Therapeuten und Berater, die sich mit der Bindungstheorie und mit den unterschiedlichen »Profilen« des unsicheren Bindungsmusters auskennen, diesen jungen Klienten in der Arbeit mit ihnen über die jeweils bestehende therapeutische Beziehung helfen können, ihr Aufschiebeverhalten zu überwinden, sich mehr zuzutrauen und ihre Aufgaben effizienter und findiger anzugehen. Zwei Schlüsselmodelle sollen vorgestellt und integriert werden: das der Aktionsspirale© (Perry 2002), das mittlerweile von vielen psychosozialen Beratungsstellen britischer Universitäten angewandt wird, und das des Lerndreiecks (Geddes 2006). Die entscheidenden Elemente einer wirkungsvollen Behandlung wären somit, sich mit der Dynamik der Prokrastination bei dieser spezifischen Gruppe vertraut zu machen und sich zu überlegen, wie wir jungen Menschen mit Bindungsschwierigkeiten auf dem Weg über die Beziehung helfen können, die wir zu ihnen aufbauen.

Aufschiebeverhalten – eine allgemeine Beschreibung des Phänomens

Viele Menschen finden das Thema »Aufschieberitis« erheiternd. Es gibt unzählige Scherze darüber, etwa à la: »Ich würde den ersten Preis im Aufschieben gewinnen, ich bin bloß noch nicht dazu gekommen, mich für den Wettbewerb anzumelden«, oder: »Gleich morgen fange ich mit meinem Buch über Prokrastination an – wann ich damit fertig werde, kann ich natürlich noch nicht sagen …« – und so weiter. Die übelsten (oder besten) davon scheinen bekannten Schriftstellern einzufallen:

- »Ich mag Arbeit sehr: Sie fasziniert mich. Ich kann stundenlang dabeisitzen und zuschauen.« (Jerome K Jerome)
- »Ich liebe Abgabetermine. Ganz besonders das sausende Geräusch, das sie machen, wenn sie an mir vorbeischießen.« (Douglas Adams)
- »Verschiebe nicht auf morgen, was genauso gut auf übermorgen verschoben werden kann.« (Mark Twain)

Die meisten von uns verschieben hin und wieder Dinge »auf morgen«, und für die meisten von uns ist das Aufschieben nicht mehr als eine von vielen Möglichkeiten des Zeitmanagements. Es erfolgt nicht gewohnheitsmäßig. Es beeinträchtigt unser Leben nicht merklich, und es hat keine unerwünschten Auswirkungen auf unseren Ruf oder unsere Selbstachtung. So habe ich mich z. B. gefragt, wie viele meiner hier, bei dieser Konferenz, anwesenden Kollegen zunächst die Wohnung aufräumen oder den Hund ausführen oder einen lang vernachlässigten Freund anrufen oder die Steuererklärung fertigstellen mussten, bevor sie sich wirklich hinsetzen und ihren Konferenzbeitrag schreiben konnten. Aber sie brauchten deshalb nicht zu befürchten, namentlich genannt und öffentlich bloßgestellt zu werden.

Es gibt also das (verhältnismäßig) unbeschwerte Ende des Spektrums, an dem die Aufschieberitis uns vielleicht sogar gestattet, das durch den näher rückenden Abgabetermin ausgelöste Adrenalin zu nutzen und die Sache endlich hinter uns zu bringen. Am anderen Ende jedoch kann zur Gewohnheit gewordene und nicht angegangene Prokrastination zu ernsthaften Schwierigkeiten führen, die sich dann in anderen Symptomen äußern – Angstzuständen, Depressionen, körperlichen Beschwerden und dem Zusammenbruch von Beziehungen zu anderen Menschen. Ich möchte behaupten, dass Schüler und Studenten im Heranwachsendenalter mit verborgenen Bindungsschwierigkeiten besonders anfällig für Probleme dieser Art sind. Drei Beispiele solcher Fälle:

1.) Carlo, ein stiller und zurückhaltender junger Mann, hat nicht allzu viele Freunde; eine Freundin allerdings hat er. Er ist eher im Computerraum anzutreffen als draußen und unter Menschen. An seiner Arbeit war in seinem IT-Studium nichts auszusetzen, und seine Dozenten sind überzeugt, dass er einen guten Abschluss machen wird. Aber eine Woche, bevor er die Abschlussarbeit hätte einreichen sollen, meldet sich Carlos Freundin bei der medizinischen Anlaufstelle. Sie macht sich große Sorgen um ihn und berichtet, er wirke depressiv und zurückgezogen und weigere sich, mit ihr zu reden. Sie erwähnt jetzt auch, dass sie und Carlo sich bereits vier Monate zuvor getrennt haben. Als der Graduiertenbetreuer Carlo zu einem Gespräch einlädt, reagiert dieser zunächst wütend und bricht dann in Tränen aus. Er erzählt, dass er schon seit Wochen nicht mehr in der Lage ist zu arbeiten und mit den Recherchen kaum angefangen hat. Kein Mensch in der Fakultät hatte auch nur gemerkt, dass er Schwierigkeiten hatte.

2.) Jeder Mensch im Fakultätsbüro kennt Roseanne. Es mag daran liegen, dass sie regelmäßig den Abgabetermin für ihre Seminararbeiten verstreichen lässt und dann im Büro erscheinen muss, um die Arbeit persönlich nachzureichen. Ihr Tutor Marcus fand sie zunächst reizend und interessiert, empfand aber ihre ständigen Wünsche nach zusätzlicher Hilfestellung schon bald als belastend und frustrierend. Er hat sie an die psychosoziale Beratungsstelle verwiesen und hofft insgeheim, dass die Mitarbeiter dort ihr forderndes Auftreten in gewissem Umfang abfangen und ihm selbst etwas Luft verschaffen werden. Auch die Angestellten der Beratungsstelle kennen Roseanne längst, denn sie erscheint oft weinend in der Rezeption und redet dann endlos mit der dort sitzenden Mitarbeiterin, oder sie ruft an und verlangt, auch zwischen den Terminen mit ihrer Betreuerin sprechen zu dürfen. Die Therapeutin, Caroline, ist frustriert und gereizt. Sie hat bereits viele Stunden mit Roseanne verbracht und immer wieder geglaubt, in der Arbeit an Roseannes Aufschiebeverhalten (bei den Aufgaben des Studiums, dem Beitritt zu studentischen Organisationen, der Berufsplanung, allem und jedem im Zusammenhang mit Roseannes persönlichen Interessen und ihrer zukünftigen Laufbahn) Fortschritte gemacht zu haben. Eine Woche später allerdings taucht Roseanne zum nächsten Termin unweigerlich mit der Erklärung auf, dass eine Freundin eine emotionale Krise hatte, bei der sie ihr beistehen musste, oder dass sie nach Hause fahren musste, um ihre Mutter bei irgendeiner häuslichen Katastrophe zu unterstützen, oder dass alle Bücher, die sie sich aus der Bibliothek besorgen wollte, gerade verliehen waren, dass sie ihren Bibliotheksausweis verlegt hatte oder dass sie nach einem Riesenkrach mit ihrem Freund zu verstört gewesen war, um zu arbeiten. Jeder Umstand der Welt scheint Roseanne ständig davon abzuhalten, ihren eigenen Weg zu gehen. Roseanne ist überall beliebt, jedenfalls am Anfang, aber angesichts der ständigen Dramen sind die Leute irgendwann versucht, sie auf Distanz zu halten, und ertappen sich dabei, dass sie ihr absichtlich aus dem Weg gehen.

3.) Phillip ist das erste Mitglied seiner Familie, das jemals aufs College gegangen ist. Er ist ein außergewöhnlich begabter Student, aber sein privater Lebensstil ist chaotisch. Er hat sich einen Namen als Unruhestifter gemacht und verkehrt mit Studenten, die regelmäßig Drogen nehmen. Am Ende seines ersten Studienjahres hat er bereits mehrere Verwarnungen wegen diverser Vorfälle und aggressiver Tiraden im angetrunkenen Zustand erhalten; bei einer dieser Gelegenheiten verursachte er mit einer Gruppe anderer Studenten Sachbeschädigungen in der Mensa. Seine Kommilitonen halten ihn übereinstimmend für »komisch«, die Angestellten für problematisch; Phillip hat für das kommende Studienjahr noch keine Bleibe gefunden und häuft zunehmend Schulden an. Sein Tutor, der sich bei seinen Bemühungen, Phillip zu unterstützen, alleingelassen fühlt, hat versucht, mit ihm über die Probleme zu sprechen; Phillip ist daraufhin aus dem Zimmer gestürmt und hat jede Aussprache verweigert. Phillips Aussichten darauf, sein Studium fortsetzen zu können, werden zusehends schlechter.

Drei Beispiele also, und vielleicht überlegen Sie jetzt schon, welche Bindungsprobleme den Verhaltensmustern dieser drei Studenten zugrunde liegen könnten. Bevor wir uns diese drei Einzelfälle genauer ansehen, möchte ich über Dinge sprechen, die Studenten ganz allgemein gern vor sich herschieben (Tab. 1), und darüber, warum Prokrastination im Heranwachsendenalter ein solches Problem ist – vor allem im Umfeld von College oder Universität. Zunächst werde ich die Auswirkungen gewohnheitsmäßiger Prokrastination kurz beschreiben. Dann werde ich Ihnen mein Modell zum Verständnis des Aufschiebeverhaltens vorstellen; es basiert auf einer Analyse der Bedingungen für wirkungsvolles Handeln und auf Resilienzstudien. Ich habe es die »Aktionsspirale«© getauft. Sie baut auf der Tatsache auf, dass jede unserer Handlungen die gleichen fünf wesentlichen Phasen aufweist *(Gewahrwerden, Erkunden und Experimentieren, Auswählen und Einsteigen, »Gutsein-Lassen« und Abschließen, Innehalten und Reflektieren)* (Perry 2002).

Ich werde darüber sprechen, inwiefern der Einsatz der Aktionsspirale Studenten dabei hilft, ohne Rechtfertigungszwang darüber nachzudenken, was sie tun (oder auch nicht tun), und ihre Sicht des Problems neu auszurichten. Viele psychologische Beratungsstellen an britischen Universitäten arbeiten mittlerweile mit dieser Spirale, um ihren Studenten vor Augen zu führen, inwiefern ihr Aufschiebeverhalten sie blockiert und wie sie das »Festhängen« beenden können. Die Aktionsspirale ist ihrer Natur nach ein auf Stärken aufbauendes Modell – kein Mensch schiebt jede einzelne Aufgabe im Leben vor sich her. Wenn Sie Ihren ratsuchenden Studenten Hoffnung machen wollen, können Sie ihnen diese Tatsache demonstrieren: Weisen Sie darauf hin, dass er oder sie sich immerhin darüber klar geworden sein muss, dass es notwendig war, sich anzuziehen, um in Ihre Sprechstunde zu kommen; er oder sie muss einen Blick in den Schrank geworfen, etwas zum Anziehen herausgesucht und es angezogen haben, muss innerlich mit der Frage der Kleiderwahl abgeschlossen haben und schließlich in Ihrem Sprechzimmer aufgetaucht sein. Unternehmen abgeschlossen. Erledigt.

Was unter dem Blickwinkel, den wir bei dieser Konferenz ja insgesamt einnehmen, besonders wichtig ist: Mit dieser Orientierung findet das entscheidende Beziehungselement Eingang in unsere Betrachtung des Aufschiebeverhaltens, vor allem bei Studenten wie Carlo, Roseanne und Phillip, deren Probleme recht festgefügt zu sein scheinen. Ich werde Ihnen Geddes' »Lerndreieck« vorstellen. In ihrem bahnbrechenden Buch *Attachment in the Classroom* (2006) führt die Autorin aus, dass das frühe Beziehungsdreieck – *Baby – Mutter – Außenwelt* – auf das schulische Umfeld und die Beziehung zwischen Schüler und Lehrer sowie Schüler und (Lern-)Aufgabe übertragen werden kann. Dieses Modell liefert uns einen außerordentlich nützlichen Ansatz zum Verständnis der *Verhaltensmuster* von Menschen mit unterschiedlichen »Profilen« der unsicheren Bindung. Ebenso gut lässt sich das Dreieck auf das akademische Umfeld, also College oder Universität, und darüber hinaus auch auf die Arbeitswelt übertragen. Das Lerndreieck liefert uns entscheidende Erkenntnisse darüber, wie wir unseren eigenen Ansatz modifizieren können, um eine Beziehung zu unseren jungen Patienten zu entwickeln.

TAB. 1: Was Studenten aufschieben

- *Studium:* Planung, Recherche, Arbeitsbeginn, Informationsverarbeitung, Schreiben, Überarbeiten, Fertigstellen und Einreichen von Arbeiten; frühere Arbeit wieder durchlesen, um aus Erfolgen und Fehlern zu lernen; wirksame Arbeitsgewohnheiten entwickeln
- *Funktionsfähige Arbeitsbeziehungen aufbauen:* zu Tutoren, Universitätsangestellten und Kommilitonen
- *Freundschaftliche und intime* Beziehungen *entwickeln und aufrechterhalten*: neue Freunde finden, Verbindungen zu alten Freunden und Angehörigen pflegen, eine sexuelle Identität entwickeln, Partner finden und intime Beziehungen anknüpfen
- *Einen geregelten Lebensstil schaffen:* ausreichend Schlaf und Ruhe, geregelte Nahrungs- und Flüssigkeitsaufnahme, regelmäßige Bewegung, ausgeglichenes Verhältnis von Arbeit und Freizeit, Pausen bei der Arbeit am Computer/mit digitalen Medien, persönliche Sicherheit
- *Gesundheitspflege/-vorsorge:* Zahngesundheit, sexuelle Gesundheit, beunruhigenden Beobachtungen nachgehen, Sucht bekämpfen – z. B. Drogen, Alkohol, Rauchen, Glücksspiel (auch online), soziale Netzwerke, Computerspiele, Sex, Onlinepornographie
- *Finanzen regeln:* Konten, Bezahlen von Rechnungen, Schuldenbegleichung, Teilzeit- oder Ferienjob finden
- *Wohnsituation klären:* Mitbewohner finden, eine angemessene Unterkunft finden, Haushaltsfragen klären, z. B. Kochen, Rechnungen, Putzen, Waschen, Zusammenleben in der Gemeinschaftsunterkunft
- *Außerakademische Aktivitäten:* Beitritt zu studentischen Clubs und Vereinen, Teilnahme an oder Organisation von geselligen Anlässen, Freundschaften schließen, ehrenamtliche Arbeit, Kontakte mit der Außenwelt außerhalb der Universität
- *Den künftigen Berufsweg recherchieren und in die Wege leiten:* Praktikumsplatz finden, an Firmen schreiben, die universitätseigene Berufsberatung nutzen, Ausbildungs- und Jobmessen besuchen, Online-Recherche, Bewerbungen termingerecht einreichen
- *Das Leben genießen, Pausen einlegen und sich entspannen*
- *Universität/College und die Studentenrolle hinter sich lassen, sich als Erwachsener in der außerakademischen Welt bewähren*

Mit den beiden Modellen von Prokrastination und Bindung »im Hinterkopf« dürfte es uns als professionellen Helfern möglich sein, die Enttäuschung zu überwinden, die wir prokrastinierenden Studenten gegenüber möglicherweise empfinden, und eine einfühlsamere Haltung zu entwickeln. Dann kann unser eigenes Verhalten und unser Umgang mit ihnen den betroffenen Studenten helfen, über das Problem hinwegzukommen und ihr Leben effizienter zu gestalten.

Warum Prokrastination gerade in der Adoleszenz ein solches Problem ist und warum das Umfeld von College oder Universität die Dinge verschlimmern kann

Viele Studenten bezichtigen sich selbst bereitwillig, der übelste Aufschieber der Welt zu sein. Tatsächlich kann dies geradezu ein Ehrentitel sein – es ist »cool«, wenn man in der Lage ist, alles bis zum letzten Moment zu ignorieren und dann die Bestnote zu bekommen, einzig und allein dank eines vom Termin diktierten, koffeinbefeuerten Energieschubs um drei Uhr morgens an dem Tag, an dem die Seminararbeit fällig wird. Diszipliniertes Arbeiten ist etwas für Langweiler, Nerds und Versager. Es wird immer ein paar Studenten geben, die mit diesem adrenalingetriebenen Stil tatsächlich leben können, zumindest für eine Weile, ohne dass es sich auf ihre Noten auswirkt – tatsächlich kann solcher Stress als Kurzzeitstrategie sogar konstruktiv sein (verraten werden wir ihnen das aber nicht). Unglücklicherweise kann man sich nicht auf die Methode verlassen, wenn man bereits eine schlaflose Nacht hinter sich hat oder der Server genau dann zusammenbricht, wenn man die Arbeit in der allerletzten Minute noch zu mailen versucht.

Ich habe einen Prozentsatz von 70 (Procrastination Research Group) für Studenten angegeben, die ihr Aufschiebeverhalten als ein Problem beschreiben. Diese hohe Zahl mag überraschen. Wenn so viele Studenten davon betroffen sind, dann – so könnte man meinen – handelt es sich vielleicht um ein ganz normales Phänomen oder um eine Erscheinung wie den studentischen Alkoholkonsum, und die meisten von ihnen werden das irgendwann »hinter sich lassen«. Für einige trifft das in der Tat zu, wenn sie in die »ernsthaftere« Welt des Arbeitslebens und der beruflichen Verantwortung hinüberwechseln. Nichtsdestoweniger gibt es viele Parallelen zwischen gewohnheitsmäßiger Prokrastination und Sucht, mit ganz ähnlichen Entwicklungen hin zu Verheimlichung, Rückzug, Isolation, Depression und Verschlechterung der Lebensumstände. Wir müssen im Gedächtnis behalten, dass manche Studenten wie beim Alkoholkonsum besonders anfällig sind für die verheerenden Auswirkungen der Prokrastination, und dies kann zu wirklichem Unglück führen.

In manchen Fällen kann das Aufschiebeverhalten sich nämlich rasch und schädlich auf die Leistung auswirken, und was wir vielleicht für einen vorübergehenden »Zustand« halten, kann zu einer »Eigenschaft« werden – mit tiefgreifenden und verheerenden Auswirkungen auf Leben und Wohlbefinden der Betroffenen. Es ist unwahrscheinlich, dass Prokrastination auf die Aufgaben des Studiums, die schlechteren Noten und eingeschränkten Berufsaussichten beschränkt bleibt. In der Folge kann sie sich auf alle Bereiche des studentischen Lebens auswirken, sie kann den Betroffenen in seiner Fähigkeit lähmen, entschieden und konstruktiv zu handeln, und zu Ängsten, Zweifeln, zum Verlust des Selbstvertrauens und der Selbstachtung, zu Hoffnungslosigkeit, Obsessionen, Depression, gesundheitlichen Problemen und im schlimmsten Fall zu Suizidgedanken führen. Wiederholtes Aufschiebeverhalten hat zunehmend die Züge einer Phobie: Je stärker die Betreffenden es vermeiden, eine Aufgabe anzugehen, desto stärker werden sie auch die (wachsende) Nervosität vermeiden wollen, die allein schon durch den Gedanken ausgelöst wird, sich auf die Arbeit einzulassen – und so weiter. Zudem wirkt sich studentische Prokrastination auch auf die Fähigkeit aus, zufriedenstellende Beziehungen einzugehen, die Finanzen zu regeln, eine angemessene Bleibe zu finden, die berufliche Laufbahn zu planen und den Kontakt mit der Familie aufrechtzuhalten, und unter Umständen beeinträchtigt sie eine adäquate Gesundheitsvorsorge.

Angesichts dieser düsteren Aussichten haben Sie jetzt wahrscheinlich das Bedürfnis, augenblicklich Ihre studierenden Kinder anzurufen! Gut, was man heute kann besorgen … aber vielleicht warten Sie damit ja auch lieber noch, bis Sie diesen Beitrag zu Ende gelesen haben. Nennen wir es »bewusste Verzögerung«. Es spricht nichts dagegen, ein Vorhaben aufzuschieben, wenn wir sicher wissen, dass wir es im richtigen Augenblick durchziehen werden: Dies *wird* erledigt werden. Wenn wir allerdings gewohnheitsmäßig aufschieben, wenn wir wiederholt einen Termin verstreichen lassen, den entweder andere oder wir selbst uns gesetzt haben, dann unterminieren wir unser Gefühl von Selbstwirksamkeit, unsere Fähigkeit, uns selbst verlässlich zu begegnen. Es ist dieser Zersetzungsprozess, der die Schwierigkeiten schafft, die ich Ihnen beschrieben habe.

Warum Heranwachsende die Dinge aufschieben

Warum also schieben Studenten die Dinge vor sich her? Wie jeder weiß, der mit Teenagern zu tun hat, nimmt Prokrastination im Leben von Heranwachsenden einen großen Raum ein. Als Problem können wir sie dann betrachten, wenn sie zur Gewohnheit wird oder zu werden beginnt. Wenn wir die nachfolgenden Beschreibungen durch den »Bindungsfilter« betrachten, dann wird klar, warum Studenten mit Bindungsschwierigkeiten möglicherweise die größten Probleme haben.

- *Mangelnde Steuerung* ist typisch für das Leben Heranwachsender, vor allem, wenn sie von zu Hause ausgezogen sind. Ein Klima von unregelmäßigem Schlaf, minderwertiger Nahrung, wenig Bewegung, Alkohol- und Drogenkonsum, ungeregelter Zeit und/oder fehlender Routine ist dem klaren Denken und der emotionalen Stabilität wenig förderlich; so kann Prokrastination gedeihen. Dies gilt in besonderem Maß für das Heranwachsendenalter, in dem das Gehirn ohnehin schon massive Veränderungen und hormonelle Umstellungen meistern muss.

  In noch höherem Maß gilt es für Teenager mit Bindungsschwierigkeiten, bei denen das Stressniveau auch zuvor schon hoch gewesen sein dürfte und deren Hirnchemie unausgeglichen sein kann – vor allem wenn ein Entwicklungstrauma vorliegt. Besonders groß ist die Gefahr bei Teenagern mit unsicher-desorganisiertem Bindungsstil.

  Diese Tatsachen weisen klar darauf hin, dass eine unserer ersten Maßnahmen darin bestehen muss, dem uns anvertrauten jungen Menschen zu helfen, sich über seine elementaren Bedürfnisse klarzuwerden und sich zu überlegen, was er selbst tun kann und welche Unterstützung er braucht, um ein Mehr an Steuerung zu erreichen.
- Zu den *altersspezifischen Entwicklungsaufgaben* im Heranwachsendenalter gehört es, wichtige Fragen im Zusammenhang mit Abhängigkeit, Unabhängigkeit und wechselseitiger Abhängigkeit anzugehen und zu meistern (Rani 2000). Für einen Studenten stellen sich diese Fragen auf allen Ebenen seines Lebens – auf der akademischen, der persönlichen, der sozialen, der finanziellen, der laufbahnbezogenen, der relationalen Ebene usw. Auch dabei sind die gekonnte Einteilung der Zeit, der Umgang mit Risiken und das Festlegen sinnvoller Strukturen für ein in Bezug auf Arbeit, »Ruhepausen« und Spiel ausgewogenes Leben wichtig; sie sind ganz wesentliche Komponenten des Reifungsprozesses

und zudem unerlässlich angesichts der befreienden, aber potentiell auch lähmenden Spannen unstrukturierter Zeit, die das Studium in aller Regel mit sich bringt. Das Aufschieben kann der (wenn auch fehlangepasste) Versuch eines jungen Menschen sein, sein Erleben im Hinblick auf Zeit, Aufgaben und Beziehungen zu strukturieren und zu steuern und sich zugleich der notwendigen Arbeit und Verantwortung des »Lernens durch Erfahrung« zu entziehen.

Das Fehlen klarer Strukturen (ein häufiges Merkmal des Studentenlebens, siehe unten) kann für junge Menschen mit unsicher-vermeidendem Bindungsverhalten ausgesprochen schwer zu meistern sein. Es kann sie nervös und ängstlich machen und dazu führen, dass sie sich auf Kosten sozialer Kontakte an Aufgaben klammern, akademisch Erfolg haben (jedenfalls am Anfang), persönlich aber vereinsamen. Dagegen versuchen Studenten mit unsicher-ambivalentem Bindungsmuster vielleicht, Struktur zu schaffen, indem sie zum Schaden ihres Studiums und ihrer Berufsaussichten den Beziehungen Priorität gegenüber den Aufgaben einräumen (Brisch 2009). Diejenigen mit eher desorganisierten Mustern ziehen vielleicht das Chaos vor oder kennen nichts anderes, aber dies wird lediglich die fehlangepassten Bewältigungsstrategien verfestigen, die sich als Reaktion auf frühe Verlusterfahrungen, Traumata, Misshandlung, Vernachlässigung, elterliche Gewalt, Sucht oder psychische Krankheit herausgebildet haben.

- *Aktivität und Inaktivität:* Wenn Heranwachsende ihre neu entwickelten Fähigkeiten und Kompetenzen, Identitäten und Selbstbilder erforschen, experimentieren sie unweigerlich auch mit Tätigkeit und Untätigkeit. Sich selbst zu erproben, herauszufinden, wie weit man gehen kann, bis etwas Übles passiert (und was in diesem Fall dann als Nächstes passiert), wie es sich auswirkt, wenn man sich fügt oder aufbegehrt – all das gehört zu dieser Erkundungstätigkeit. Prokrastination kann zu einer solchen Methode werden, sich selbst ebenso wie das Verhältnis zu anstehenden Aufgaben und die Beziehung zu anderen Menschen zu erproben, vor allem zu Autoritätspersonen.

  Riskantes Verhalten kann vor allem bei jungen Menschen mit desorganisiertem Bindungsmuster auftreten.

- *»Gewächshauspflanzen-Syndrom«:* Studenten aus anspruchsvollen, akademisch geprägten Familien, in denen nicht genug Wert auf die Entwicklung einer »ganzheitlichen« emotionalen Intelligenz oder ein gesundes Gleichgewicht unter Einbeziehung körperlicher Aktivitäten gelegt wurde, können ins Hintertreffen geraten. Wenn sie aus dem Elternhaus gehen und damit auch den stützenden, oft aber auch höchst direktiven Kokon des Familien- und Schulalltags hinter sich lassen, dann kann ihnen doch schmerzlich bewusst werden, dass es ihnen an der Fähigkeit zur Strukturierung, Planung und Selbststeuerung und übrigens auch an Reife fehlt, auch wenn sie die Fassade der Selbstgenügsamkeit aufrechterhalten.

Heranwachsende mit unsicher-vermeidendem Bindungsstil können hier besonders anfällig sein und werden trotz erheblichen Leidensdrucks große Schwierigkeiten haben, um Hilfe zu bitten.

- *Wunschhaftes Denken:* Die akademische Arbeit betont den Intellekt gegenüber der körperlichen Aktivität. Wenn sich der Intellekt auf Kosten eines geerdeten, im Körper verankerten Denkens entwickelt, eines Denkens also, dessen Logik fest in greifbarer Erfahrung und Realität verwurzelt ist, dann können »Wildwuchs«formen der geistigen Aktivität wie etwa Prokrastination überhand nehmen. Auch Obsessionen sind eine solche Form des Wildwuchses, ebenso wie die Art von Wunschdenken, die Zeit als unbefristet betrachtet. Bei manchen Studenten verstärkt das Gefühl einer »Auszeit«, das ihnen die akademische Atmosphäre vermittelt, den schönen Traum von endlosen morgigen Tagen und den Gedanken, gegenüber dem unausweichlichen Verstreichen der Zeit immun zu sein. Prokrastination ist dann nur eine natürliche Folge.

  Studenten mit unsicher-ambivalentem Bindungsmuster können hier besonders anfällig sein, weil sie möglicherweise nicht die nötige Stabilität und Unabhängigkeit entwickeln konnten, um die Realitäten eigenständig zu erkunden.

- *Der Druck, gesellig zu sein, und das Bedürfnis dazuzugehören* Die Neigung Heranwachsender, sich in Gruppen mit Gleichaltrigen zusammenzuschließen, kann es für manche Studenten schwierig oder ihnen sogar unmöglich machen, sich genug Eigenständigkeit zu bewahren, um ihr Studium oder ihre individuelle Entwicklung an die erste Stelle zu setzen (Brisch 2009). Prokrastination kann ansteckend sein: Das Drama um den bevorstehenden Abgabetermin kann geradezu obligatorisch werden. Für weniger begabte oder selbstsichere Studenten wird es schwierig sein, den richtigen Freundeskreis zu finden, der ihnen einen ausgeglichenen Lebensstil ermöglicht.

  Studenten mit unsicher-ambivalentem Bindungsmuster fällt es oft extrem schwer, allein zu arbeiten und sich dazu von der Gruppe abzusetzen.

- *Erfolgsdruck* Bei manchen Studenten gilt das Studium als die Lebensphase, in der sich die Spreu vom Weizen scheidet. Für Studenten, die nicht die nötige Resilienz besitzen und/oder nicht wissen, wie sie sich Unterstützung verschaffen können, ist Aufschieben eine Methode, um mit der Angst vor einem möglichen Versagen umzugehen – sie werden ganz einfach nicht fertig. Leider wird diese Methode natürlich mit großer Wahrscheinlichkeit zu genau dem Ergebnis führen, das der Student abwenden will. Professoren, oft sehr ehrgeizig in der Einstellung zu ihrer Arbeit, erkennen es nicht immer, wenn ein Student wirklich unter dem Druck leidet. Und manche Studenten setzen Prokrastination auch als ein Mittel der indirekten Rebellion gegen die Erfolgswünsche ihrer Eltern ein; dass sie es nicht fertiggebracht haben, sich offen gegen diese Anforderungen zur Wehr setzen, kann schon in sich selbst ein Hinweis auf ein Bindungsproblem irgendeiner Art sein.

- *Ablenkung:* Das Studentenleben bietet eine Fülle von Möglichkeiten, sich zu zerstreuen, was nicht nur in sich selbst vom Arbeiten abhalten, sondern Studenten auch zusätzlich in ihrer Passivität bestärken kann, weil das Überangebot von Möglichkeiten sie lähmt.

  Besonders problematisch ist dies für Studenten mit desorganisiertem oder ambivalentem Bindungsmuster. Studenten mit unsicher-vermeidendem Bindungstyp verlegen sich vielleicht einfach darauf, das Leben um eine einzige Aktivität – das Arbeiten – herum zu organisieren und sich auf diese Weise von der beängstigenden Kakophonie anderer Herausforderungen und Möglichkeiten zu distanzieren. Ihr akademischer Erfolg kann darüber hinwegtäuschen, dass sie in anderen Bereichen erfolglos bleiben.
- *Arbeitskultur:* Wenn Prokrastination dem Lehrpersonal selbst und anderen wichtigen Personen zu ihrem Zeitmanagement dient, dann hat der Student vielleicht nicht ganz zu Unrecht das Gefühl, das Aufschieben sei vollkommen akzeptabel. Als Erwachsene, die mit Studenten arbeiten, täten wir alle gut daran, unsere eigenen diesbezüglichen Probleme in den Griff zu bekommen.
- *Befähigung:* Studenten können Dinge aufschieben, weil ihnen die Fähigkeit fehlt, sie in Angriff zu nehmen, weil sie diese Fähigkeit besitzen, aber nicht wissen, wie sie sie einsetzen sollen, weil sie die Fähigkeit besitzen, aber das zu ihrem Einsatz nötige Selbstvertrauen verloren haben, oder weil sie mit sich selbst darüber im Zwist liegen, ob sie sie einsetzen sollen.

  Fähigkeiten weiterzuentwickeln ist etwas, das man in der Praxis lernt. Schon aus diesem Grund kann jede dieser Varianten für Studenten mit Bindungsproblemen gefährlich sein, je nach Bindungsmuster auf eine jeweils andere Art.
- *Auswirkungen der Technologie* (vgl. http://drdavidgreenfield.com/issues/): Viele junge Leute geben von sich aus zu, dass ihre Quasi-Sucht (und in einigen Fällen ausgewachsene Sucht) nach Technologie und sozialen Medien sich negativ auf ihre Konzentration und auf ihre Fähigkeit zum längerfristigen »Durcharbeiten« auswirkt. Zudem kann ein »virtuelles Leben« unrealistische Vorstellungen von den realen Konsequenzen realer Tätigkeit (oder Untätigkeit) fördern.

> Der exzessive Gebrauch moderner Technologien kann sich auf die Fähigkeit des Betreffenden auswirken, wirkliche, persönliche Kontakte und Beziehungen zu anderen einzugehen, und so den Eindruck von Entpersönlichung und Unwirklichkeit verstärken. Erwachsene können hier helfen, indem sie die Studenten auffordern, ihre Arbeit auszudrucken (und zum Ausgleich für diese Umweltsünde ein Aufforstungsprogramm zu unterstützen). Es kann für das Seelenleben des Studenten sehr wichtig sein, wenn die Arbeit in realer, greifbarer Form vorliegt, so wie greifbare Übergangsobjekte kleinen Kindern sehr wichtig sein können. Wenn echte, eingefahrene Prokrastination vorliegt, wird es meiner Ansicht nach immer wieder zu gewissen Rückfällen kommen; wir müssen also dabei helfen, der Angst auf »handfeste« Weise zu begegnen – nicht mit kognitiven oder symbolischen Mitteln, einzig und allein durch Worte.

Das universitäre Umfeld mag ganz allgemein zum Aufschieben ermutigen, aber es gibt zugleich auch eine Reihe von Theorien darüber, was beim einzelnen Studierenden zu dieser Angewohnheit führt. Die gebräuchlichsten Erklärungen konzentrieren sich auf Unaufmerksamkeit und fehlende Motivation, auf mangelnde Konzentration, auf das Zeitmanagement und die unrealistische Einschätzung der noch verbleibenden Zeit, auf Versagensangst, gekoppelt mit Perfektionismus, auf mangelnde Gewissenhaftigkeit und Selbstkontrolle bei einem hohen Maß an Impulsivität und auf mangelnde Verhaltens- und Affektsteuerung; »das Beheben negativer Empfindungen wird über das Verfolgen langfristiger Ziele gestellt« (Sirois & Pychyl 2013), was meiner Ansicht nach eine recht akademische Beschreibung von geringer Resilienz gegenüber Angst und Unbehagen ist; eine weitere mögliche Erklärung ist eine schwache Ich-Identität.

Ein Student, der erkennt, dass eine dieser Erklärungen auf ihn zutrifft, dem eine gewisse strukturierte Unterstützung zuteil wird und der etwas Willenskraft aufbringt, kann sich vielleicht über seinen Widerstand »hinwegdenken«. Bei Studenten mit robusten kognitiven Fähigkeiten sind die Aussichten darauf, mit diesem kognitiv-behavioralen Ansatz Erfolg zu haben, am besten. Meiner Ansicht nach gehören Studenten, die mit derlei rein kognitiven Methoden eine Verbesserung erzielen können, ohnehin zu den milden Fällen unter denen, die in ihrem Aufschiebeverhalten ein Problem sehen. Die meisten dieser Theorien erklären nicht, warum so viele Menschen Dinge aufschieben, von denen sie wissen, dass sie ihnen Spaß machen, oder warum Menschen sogar das Nicht-Handeln aufschieben, also in Bezug auf das Entspannen und Ausruhen prokrastinieren.

Das Modell der Aktionsspirale

Um die Patienten zu verstehen und zu unterstützen, mit denen meine Kollegen und ich arbeiten und deren Probleme sehr hartnäckig sein können, habe ich einen anderen und eher resilienzorientierten Ansatz gewählt. Zunächst habe ich mir die einzelnen Handlungsabschnitte angesehen, die erforderlich sind, um eine Aufgabe irgendeiner Art abzuschließen, und das Aufschieben dabei als eine Blockierung innerhalb dessen identifiziert, was ich die »Aktionsspirale« (Perry 2002) nenne. Abbildung 1 zeigt die fünf Phasen der Aktionsspirale, die jeder von uns, so ausgeprägt seine oder ihre Aufschieberitis auch sein mag, an jedem einzelnen Tag des Lebens unaufhörlich absolviert. Jede unserer Handlungen, was immer wir auch tun, schaffen, sagen, studieren, was wir anstreben oder wovon wir uns entfernen – es zerfällt in diese Phasen.

Es ist nötig, die entscheidende Phase innerhalb der Spirale zu beachten, die im Innehalten und Reflektieren besteht, also dem *Rückzug vom Handeln*; dieses Stadium aufzuschieben kann ebenso ernsthafte Konsequenzen haben wie das Aufschieben des Handelns selbst. Dies ist eine Spirale und kein Kreis: Wenn wir im folgenden »Umlauf« die nächste Phase des Gewahrwerdens erreichen, ist die Zeit weitergegangen. Wir sind nicht mehr dieselben (wir verfügen über neue Lern-

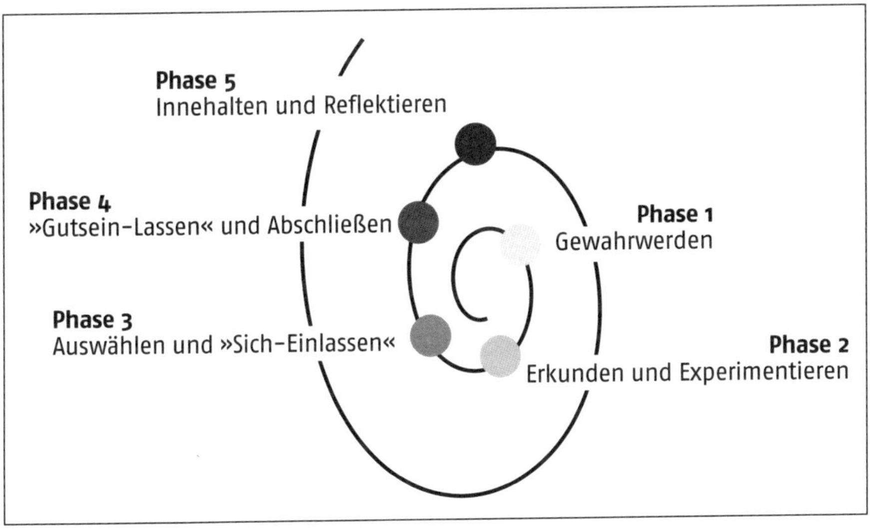

ABB. 1: Die Aktionsspirale. Wiedergabe mit freundlicher Genehmigung von Worth Publishing, London, UK, aus A. Perry, »Isn't It About Time? How to stop putting things off and get on with your life« (Perry 2002)

erfahrungen aus dem, was wir soeben getan haben; wir sind älter), und die Welt ist es ebenso wenig. Die Spirale muss also als eine ständige Bewegung in die Zukunft hinein gesehen werden. Natürlich sind manche ihrer Schlingen extrem kurz, etwa wenn wir einen Kaffee trinken; andere dagegen sind sehr lang, z. B. eine langjährige Ehe. Innerhalb einer langen Schleife der Aktionsspirale wird es zahlreiche kürzere Schleifen geben, viele andere Spiralen.

Sichere Bindungen in unseren frühen Beziehungen, positive Rollenvorbilder und eine Umgebung, in der wir aus eigenen Erfahrungen lernen können – all das ermöglicht uns zu lernen, wie wir die Phasen wirkungsvoll absolvieren können. Dabei werden wir zunehmend reifer. Wir werden selbstsicherer, wenn es darum geht, unserer eigenen Initiative, Logik und Intuition zu vertrauen und kreativ, konstruktiv und mit Freude zu handeln. Wir können Fähigkeiten, die wir im Zusammenhang mit der einen Aufgabe erworben haben, an einer anderen Aufgabe erproben und aus Fehlern lernen. Wir können uns zur Gänze auf jede Phase einlassen, ihr die nötige Zeit widmen, engagiert bleiben und sie hinter uns lassen, wenn der Zeitpunkt dafür richtig ist. Wir wissen, dass wir ohne weiteres allein sein können, wenn dies zu einem bestimmten Zeitpunkt notwendig ist, dass wir aber auch Gesellschaft und Unterstützung suchen und finden können, wenn wir sie brauchen oder wollen. Ob wir mit den Aufgaben nun eine Minute oder viele Jahre lang befasst sind – sie alle spielen sich im Kontext unserer inneren Beziehungsmodelle ab (Bowlby 2008).

Sehen wir uns die Aktionsspirale anhand zweier Beispiele an. Da ist zum einen das Baby in seinem Ställchen, das gern an den hübschen Teddybären am anderen Ende herankommen würde. Zum anderen ist da der Student, der weiß, dass seine Seminararbeit zu einem bestimmten Zeitpunkt fertig sein muss. Beide befinden sich in der ersten Phase der Aktionsspirale, der des »Gewahrwerdens«.

Das Baby, ein sehr kleines Mädchen ohne Sprachfähigkeit, wird zu dem Bären hinübersehen und an ihn heranzukommen versuchen. Vielleicht greift es nach ihm. Vielleicht versucht es auf ihn zuzukriechen. Wenn es besonders intelligent ist, versucht es vielleicht die Decke, auf der der Bär sitzt, an sich heranzuziehen. Vielleicht »ruft« das Mädchen auch, damit jemand kommt und ihm den Bären bringt. Auf jeden Fall wird es mit verschiedenen möglichen Methoden experimentieren, um zu bekommen, was es will.

Unser Student erledigt seine Erkundungs- und Experimentiertätigkeit (Phase 2) vielleicht, während er sich mit Facebook beschäftigt – er nennt es »die Sache erst mal reifen lassen«, und es gibt Hinweise darauf, dass er recht haben könnte und dass eine solche »Inkubationszeit« nützlich sein kann. Auf der aktiveren Ebene fängt er vielleicht an, nach einschlägigen Aufsätzen zu suchen, recherchiert im Internet und geht unter Umständen sogar in die Bibliothek. Ein, zwei Mal macht er vielleicht erste Anstalten, einen Entwurf oder den einleitenden Abschnitt zu schreiben. Vielleicht geht er in die Kneipe und unterhält sich mit seinen Freunden über das Projekt. Möglicherweise denkt er auch einfach nur nach: Das physische Experimentieren seiner kleinen »Schwester« in der wirklichen Welt ist bei ihm auf die virtuelle Spielwiese seines Hirns verlagert, wo er mit den Ideen jonglieren kann, um in der Sache voranzukommen.

Hat die Kleine in ihrem Laufställchen einmal eine Strategie entwickelt, wird sie diese Strategie mit ganzem Einsatz verfolgen. Sie wird rot anlaufen vor Anstrengung, mit jeder Faser ihres Wesens bei der Sache sein. Unser Student wird eine Auswahl treffen – welche Bücher, welche Aufsätze, welche Theorien, welche Argumente – und sich daran machen, seine Gedanken in eine Form zu bringen und sein Referat zu schreiben. Er mag Pausen einlegen, längere und kurze, aber er hat es im Gefühl, dass seine Arbeit »wird«. Beide haben jeweils ihre Vorgehensweise gewählt und sind dabei, sich auf ihr Vorhaben einzulassen.

Schließlich wird die von dem kleinen Mädchen gewählte Strategie sich auszahlen, und sie kann ihre Bemühungen einstellen, weil sie erreicht hat, was sie wollte. Oder die Strategie bleibt erfolglos; dann wird sie es mit einer anderen versuchen, oder sie gibt auf. Sie wird anfangen, sich zu langweilen. Vielleicht fühlt sie sich frustriert. Vielleicht weint sie. Irgendwann wird das Kind, ob zufrieden oder nicht, seine Aufmerksamkeit und Energie von dem Bären auf etwas anderes verlagern. Es wird zu dem Schluss kommen, dass es jetzt reicht – entweder das Spiel mit dem Bären, wenn es ihn ergattert hat, oder das Wollen-und-nicht-Bekommen. Unser Student wird seine Seminararbeit abschließen, hoffentlich deshalb, weil er sich genügend Zeit genommen hat und daher dann aufhören kann, wenn er mit dem Ergebnis zufrieden ist. Wenn er zu lang gewartet hat, muss er vielleicht aufhören, weil der Abgabetermin gekommen ist; er wird das vermutlich bedauern, wird aber nichtsdestoweniger auf »Drucken« oder »Abschicken« klicken, weil er weiß, dass nichts mehr zu ändern ist – es muss jetzt einfach reichen.

Das kleine Mädchen wird schließlich gerade lange genug »Ruhe geben«, bis etwas anderes seine Aufmerksamkeit erregt. Wenn die Beschäftigung mit dem Bären besonders befriedigend oder besonders frustrierend war, verhält es sich vielleicht eine Weile still, um in der Erfahrung zu schwelgen oder über den Ärger hinwegzukommen, bevor es so weit ist, zu etwas anderem überzugehen. Der Student geht wahrscheinlich zurück in die Kneipe, loggt sich wieder ein, um sich mit seinen Freunden kurzzuschließen, oder geht (mit Glück) sogar an die frische Luft, bevor er die nächste Arbeit in Angriff nimmt. Wenn er sich gleich nach Rückgabe der Arbeit auf das nächste Projekt stürzt, ohne die Kritik des Dozenten zur Kenntnis zu nehmen, wird er aus seinen Fehlern nichts lernen und damit dazu verurteilt sein, sie zu wiederholen. Wenn er andererseits nichts aus dem lernt, was ihm gut gelungen ist, wenn er sich nicht genug Zeit nimmt, um die Freude darüber auszukosten, wird er weniger gut in der Lage sein, seine Stärken weiter auszubauen. Hat er alles bis zum letzten Moment aufgeschoben und muss sofort an sein nächstes Referat gehen, wird er wahrscheinlich zu müde sein, um die nächste Schleife der Spirale bewusst und gesammelt angehen zu können, und wird weniger gut abschneiden, als er sollte. Er braucht eine angemessene Zeit des Innehaltens und der Reflexion, um die Erfahrung vollständig verarbeiten zu können.

Es ist offenkundig, dass eine sichere Bindung die Art von Resilienz begünstigt, die sowohl das kleine Mädchen als auch der Student an jedem Punkt der Aktionsspirale brauchen. Sicher gebundene Menschen werden vermutlich nicht prokrastinieren, weil sie sich selbst, ihre Zeit, ihre Verpflichtungen und ihre Beziehungen zu anderen wertschätzen.

Dieses Modell wird mittlerweile von vielen psychologischen Beratungsstellen an Universitäten in ganz Großbritannien und Irland eingesetzt, um Studenten zu der Einsicht zu verhelfen, dass sie sich mit ihrem Aufschiebeverhalten selbst im Weg stehen – ohne ihnen dabei unnötige Schuld- und Schamgefühle zu vermitteln. Studenten mit der Aktionsspirale vertraut zu machen führt meist auf vielen Ebenen zu positiven Ergebnissen. Erstens spricht es ihre Phantasie an – sie scheinen sich mühelos mit der Idee identifizieren zu können. Viele von ihnen erklären, ihre Handlungsweise noch nie auf diese Art reflektiert zu haben, und reagieren geradezu enthusiastisch – was natürlich die Aussichten dafür erhöht, dass sie aus der Übung etwas lernen werden. Zweitens kann es ihnen nicht entgehen, dass sie sich in den meisten Dingen sehr effizient durch die Spirale bewegen. Diese Erkenntnis modifiziert ihr Bild von sich selbst als hoffnungslose Durch-und-durch-»Aufschieber«. Drittens neigen sie dazu, ihre Hände einzusetzen, wenn sie die unterschiedlichen Phasen kommentieren und sich zwischen ihnen vorwärts und wieder zurück bewegen; damit vermitteln sie sich selbst unterschwellig, dass Bewegung möglich und »Steckenbleiben« nicht unvermeidlich ist. Und viertens: Indem sie die eine oder allenfalls die beiden Phasen identifizieren, mit denen sie am häufigsten Schwierigkeiten haben, ändert sich ihre Sichtweise von »Ich bin der übelste Aufschieber der Welt und ein hoffnungsloser Fall« zu »Manchmal bleibe ich in *dieser* Phase *dieser* Tätigkeit stecken«, und das Problem sieht auf einmal schon sehr viel eher lösbar aus. Und schließlich können Studenten ihr

»Feststecken« externalisieren, indem sie die Aktionsspirale mit Kommilitonen oder den Angestellten der Beratungsstelle erörtern, und sich damit für Empathie und Unterstützung anderer öffnen, was die Wahrscheinlichkeit einer Wendung zum Besseren erhöht.

Einige engagierte Therapeuten haben laminierte Karten für jede Phase angefertigt und verwenden sie, um im Sprechzimmer eine große Spirale auf dem Boden auszulegen; die Spirale wird dann zusammen mit den Studenten abgegangen, wobei jeder Schritt besprochen werden kann. Nachdem das »problematische« Stadium erreicht und erörtert worden ist, können sie gemeinsam zur nächsten Phase weitergehen; selbst wenn das Problem im wirklichen Leben (vorläufig noch) unlösbar erscheint, werden die Studenten doch immerhin einen Eindruck davon bekommen (sowohl optisch als auch intuitiv, durch die Bewegung und die so gewonnene Distanz und Perspektive), wie es sein könnte, dieses Stadium hinter sich zu haben, und was sie im Rückblick aus ihm lernen könnten.

Die Aktionsspirale kann also eingesetzt werden:

- als ein Mittel zur Förderung der Selbstachtung/des Gefühls der Selbstwirksamkeit,
- als eine *Aufgabe,* an der eine Beziehung aufgebaut wird,
- als ein Hilfsmittel zum Verständnis des eigenen Handelns und zur Relativierung des Problems,
- um das Stadium zu identifizieren, in dem die Blockierung auftritt,
- um die zur Überwindung der Blockierung notwendigen Fähigkeiten zu identifizieren, darunter auch Fähigkeiten, die aus erfolgreicheren Lebensbereichen »importiert« werden können,
- zur Unterscheidung zwischen Lernen und »Lernen-Lernen«,
- zur Einübung von Fertigkeiten und zur Identifizierung und Validierung von Fortschritten.

Wenn die Probleme der Studenten umfangreicher sind, wird dies rasch deutlich werden und die Therapeuten auf das Vorhandensein ernsterer Schwierigkeiten, etwa von Beziehungsproblemen, aufmerksam machen – aber schon der beiderseitige Blick auf die Spirale (ein gemeinschaftliches Unternehmen, bei dem den Studenten viele Wahlmöglichkeiten offenstehen) wird den Aufbau einer Beziehung zwischen Studenten und Therapeuten in Gang bringen.

Was an dieser Stelle gesagt werden muss: Wir können nicht wissen, vor welchen ernsthaften psychischen Problemen das Aufschiebeverhalten den Heranwachsenden möglicherweise schützt. Wenn es bereits zur Gewohnheit geworden ist, wird es kaum von einem Tag zum anderen behoben werden können – ebenso wenig wie wir einem Freund, der uns wieder und wieder im Stich gelassen hat, über Nacht wieder Verlässlichkeit zusprechen würden. Studenten, die lange Zeit prokrastiniert haben, sind vermutlich in einem recht verletzlichen Zustand. Wenn Therapeuten eine »haltende Beziehung« bieten, daran arbeiten, dem Studenten zu einer besseren Steuerung zu verhelfen, und eine experimentelle Herangehensweise ohne unrealistische Versprechungen fördern, dann bedeutet dies sowohl genügend Zeit, um sich ein klares Bild von den Schwierigkeiten des Studenten zu machen, als auch ein Mehr an Sicherheit für den Studenten selbst. Therapeuten, die sich mit ihren eigenen Prokrastinationsproblemen auseinandergesetzt haben, werden am besten in der Lage sein, solchen jungen Leuten zu helfen.

Wie zeigen sich Bindungsmuster im schulischen/universitären Kontext?

Ich werde mich jetzt dem zweiten Schlüsselkonzept meines Beitrags zuwenden, dem von Geddes (2006) entwickelten *Lerndreieck*. Bowlby (2008) hat dargelegt, dass die »inneren Arbeitsmodelle« eines Kindes – das Modell seiner selbst, seiner Beziehungen und der Welt – sich im Rahmen der frühesten Beziehungserfahrungen, also seiner Bindungen, bilden. Geddes' Modell (2006) zufolge kann das Kind in einer sicheren Bindungsbeziehung (Abb. 2) vertrauensvoll mit seiner primären Bezugsperson verkehren und wird in der Folge selbstsicher genug sein, um sich auf weitere Beziehungen, Gegebenheiten und Aspekte seiner Welt einzulassen.

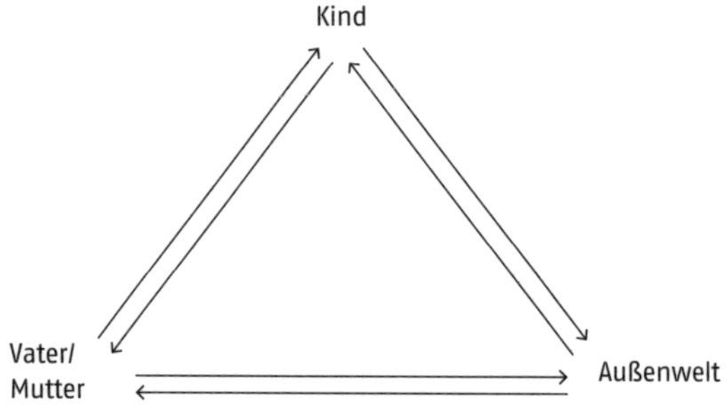

ABB. 2: Das Lerndreieck, erste Variante (nach Geddes 2006)

Geddes demonstriert dann, dass dieses Prinzip sich auf das schulische Lernumfeld übertragen lässt (Abb. 3). Hier kann das sicher gebundene Kind sich unbefangen und vertrauensvoll auf seine Lehrerin einlassen. In der Gewissheit, dass die Lehrerin auf seiner Seite ist und dass es bei Bedarf mit ihrem Beistand rechnen kann, ohne Zurückweisung oder Demütigungen fürchten zu müssen, kann das Kind sich dann der Aufgabe des Lernens widmen – einer Aufgabe, die Offenheit, Wissbegier und die Bereitschaft erfordert, das Bekannte loszulassen und sich dem Nicht-Kennen zu stellen. Es kann, wie Geddes es so schön ausdrückt, »settle to learn«, sich »ans Lernen machen«.

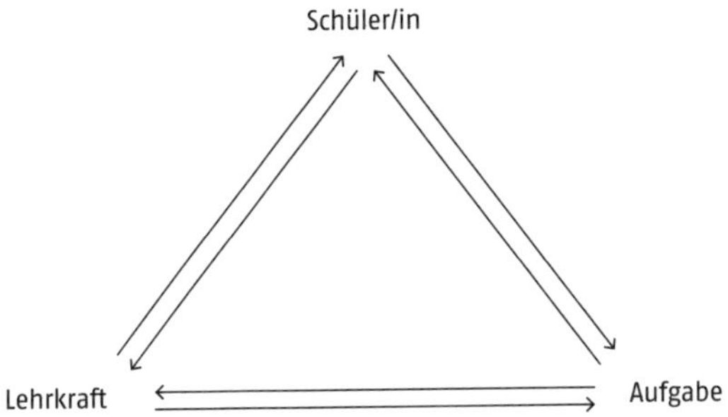

ABB. 3: Das Lerndreieck, zweite Variante (nach Geddes 2006, S. 4)

Übertragen wir das Modell ein weiteres Mal, diesmal auf die Universität (Abb. 4), so sehen wir, dass der sicher gebundene Student vielschichtige Beziehungen zu Kommilitonen, zum Lehrpersonal und zu Anderen eingehen und sich seinen akademischen und »Lebens«-Aufgaben zuwenden kann.

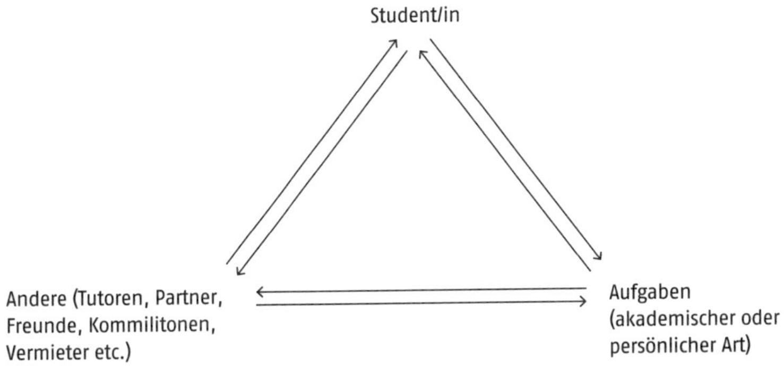

ABB. 4: Das Lerndreieck, dritte Variante (nach Geddes 2006)

Wenn wir über das Ende einer Studentenlaufbahn hinaussehen, finden wir eine weitere Übertragung des Modells ins Erwachsenenleben (Abb. 5): Was der sicher gebundene Student an der Universität weiterentwickelt hat, kann er auch jetzt wieder mitnehmen. Auch deshalb können wir die Studienzeit als eine echte Gelegenheit betrachten, um mit prokrastinierenden Studenten zu arbeiten: Wenn sie bei sich in der relativen Sicherheit des Studentenlebens die nötigen Veränderungen zum Besseren bewirken können, dann wächst ihr Selbstvertrauen und ihr Glaube an die eigenen Fähigkeiten.

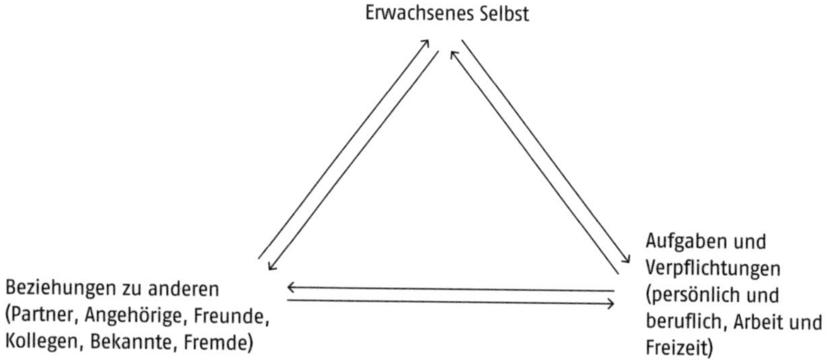

ABB. 5: Das Lerndreieck, vierte Variante (nach Geddes 2006)

Leider wissen wir aber, dass Kinder mit schwierigen oder nicht hinreichend guten frühen Erfahrungen, einer Geschichte von Traumata, Misshandlung oder Vernachlässigung, mit einem unsicheren Bindungsmuster aufwachsen. Wenn sie es als Heranwachsende an die Universität geschafft haben, ist dies noch keine Garantie dafür, dass sie ihre Schwierigkeiten überwunden haben. Diese Studenten werden es mit einer Vielzahl von Herausforderungen zu tun haben:

- mit Schwierigkeiten bei der Selbstregulierung; mangels elementarer Koregulierung durch einen konsequenten und verlässlichen Erwachsenen können diese Studenten bei ihrem Versuch, das Leben eigenständig zu bewältigen, ins Schwimmen geraten;
- mit den Herausforderungen des Erwachsenwerdens – Abgrenzung und Identität. Diese Studenten sind schon zuvor voller Befürchtungen im Hinblick auf Nähe und Distanz, ohne die Sicherheit, als sie selbst willkommen und akzeptiert zu sein, ohne die Freiheit zur Neugier und zum ungefährdeten Experimentieren, ohne das Vertrauen darauf, dass sie dazugehören und geliebt werden können. All dies kann sie bei der Aufgabe behindern, diese Herausforderungen

zu bewältigen, oder ihnen nahelegen, sich mit einer Identität zu begnügen, die ihnen nicht wirklich entspricht, aber immerhin einen gewissen Schutz bietet;

- mit Ängsten, ausgelöst durch die Abwesenheit vom Zuhause und von den vertrauten Strukturen und Menschen – durch das Fehlen einer sicheren Basis;
- mit der Belastung durch zahlreiche Veränderungen, Herausforderungen und angstauslösende Faktoren vor dem Hintergrund der hormonellen Veränderungen. Studenten mit Bindungsschwierigkeiten haben bereits mit einer Unzahl von Stressfaktoren zu kämpfen gehabt, um auch nur bis an die Universität zu kommen. Jetzt, einsamer und mehr auf sich selbst gestellt als je zuvor, retten sie sich vielleicht in ein Suchtverhalten, das ihnen helfen soll, mit der unerträglichen Belastung durch die verstörenden, scheinbar bedrohlichen neuen Anforderungen fertigzuwerden;
- mit Schwierigkeiten im Bereich des exekutiven Verhaltens. Studenten, die ein Entwicklungstrauma erlitten haben und nicht über eine sichere Bindungsbeziehung verfügen, tun sich unter Umständen schwer mit dem In-Angriff-Nehmen, Einteilen, Planen, mit der Selbstorganisation, der konsequenten Durchführung, der Zeiteinteilung und dem Fertigstellen – lauter Fähigkeiten, die sie für ein befriedigendes akademisches und geselliges Leben im Studium brauchen werden. Was sie an Fähigkeiten besitzen, kann unter den Ängsten angesichts der neuen Situationen leiden, die das Studium mit sich bringt.

Sehen wir uns nun unsere drei zu Beginn dieses Beitrags bereits eingeführten Studenten etwas näher an, um das Verhalten zu verstehen, das wir im universitären Kontext als Resultat ihrer Bindungsschwierigkeiten beobachten.

Unsicher-vermeidendes Bindungsverhalten – Carlo

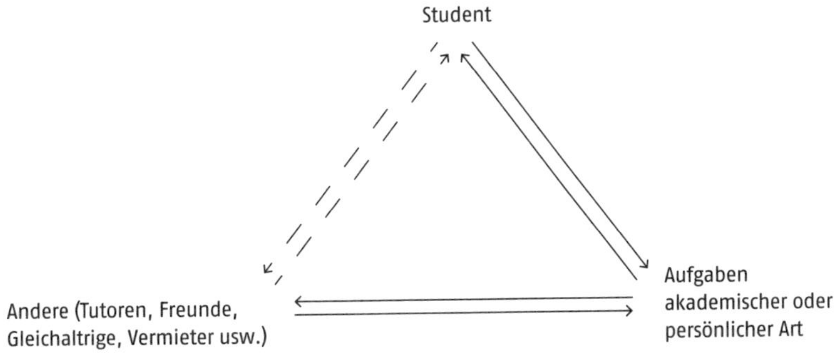

ABB. 6: Das Lerndreieck, angewandt auf Carlo

Ein Student wie *Carlo* hat sich darauf verlegt, die *Aufgabe* als Schutz vor Beziehungen einzusetzen, denen er nicht traut. Er ist zum Erfolg entschlossen und kann in der Tat sehr gut sein. Er hat das überwältigende Bedürfnis, die Kontrolle zu behalten, und vermeidet es, um Hilfe zu bitten. Anderen erscheint er vielleicht als still, arbeitsam, »versponnen«, wenig oder gar nicht an Beziehungen oder an der normalen Studentenkultur interessiert. Andererseits kann er sich auch gleichgültig, zynisch oder distanziert geben oder als der sehr intellektuelle und dabei etwas unzugängliche Anführer anderer auftreten, aber geselliger Umgang fällt ihm schwer, wenn es keine Strukturen oder Grenzen gibt, die ihm erlauben, die Kontrolle zu behalten. Er kann nicht einfach mit Freunden »herumhängen«. Wenn nicht er das Sagen hat, zieht er sich zurück. Gelegentlich erlebt er Anfälle von Wut und Frustration, vor allem dann, wenn er einen Fehler gemacht hat; er ist sogar imstande, seine Arbeit zu vernichten, wenn er den Eindruck hat, allein nicht voranzukommen. Er kann perfektionistisch oder besessen sein; er folgt nur seiner eigenen Logik und stößt deshalb bei seiner Lernfähigkeit an Grenzen. In der Darstellung des Lerndreiecks (Abb. 6), ist ein Student wie Carlo auf die Aufgabe fixiert und vermeidet Beziehungen.

Unsicher-ambivalentes Bindungsverhalten – Roseanne

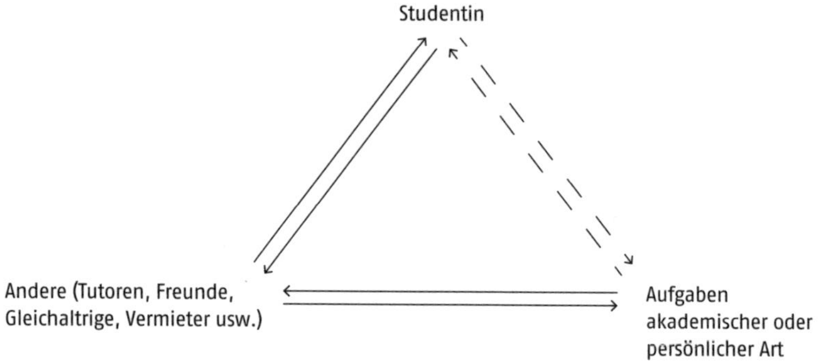

ABB. 7: Das Lerndreieck, angewandt auf Roseanna

Eine Studentin wie *Roseanne* kann Ihnen bezaubernd, verführerisch, ja sogar als Ihr Fan erscheinen. Unbewusst wird dieses Verhalten zu dem Zweck eingesetzt, Sie in ihrer Nähe zu halten, damit sie nie allein zu sein braucht. Roseanne fürchtet, sobald sie Ihnen aus den Augen ist, Ihnen auch aus dem Sinn zu geraten, und diese Angst treibt sie dazu, sich selbst, ihre Ansichten und ihr Verhalten zu verbiegen, um Ihnen zu gefallen. Andererseits ist sie imstande, auf Sie loszugehen, wenn Sie zu verstehen geben, dass Sie ein eigenständiger Mensch sind und erwarten, dass auch Roseanne eigenständig sein und eigene Entscheidungen treffen kann – Sie können gar nicht anders, als sie auf irgendeine Art zu enttäuschen. Sie wirkt vielleicht intelligent, enthusiastisch und warmherzig, aber ihr ständiger Stimmungswechsel und ihre Ansprüche können auch höchst unfreundliche Reaktionen bei Ihnen auslösen; unbewusst ist auch dies beabsichtigt, damit sie Ihnen im Gedächtnis bleibt. Die Unterstützung, die Sie ihr bieten, kann sie nicht nutzen: Über die Lösung einer Aufgabe nachzudenken oder ihren eigenen Träumen und Zielen zu folgen wäre zu beängstigend, denn es würde bedeuten, dass sie allein sein muss und dass Sie sie vergessen werden. In der Darstellung des Lerndreiecks (Abb. 7) klammert sich eine Studentin wie Roseanne an *Beziehungen* (die sie damit zum Erliegen bringt), während sie Aufgaben vermeidet.

Unsicher-desorganisiertes Bindungsverhalten – Phillip

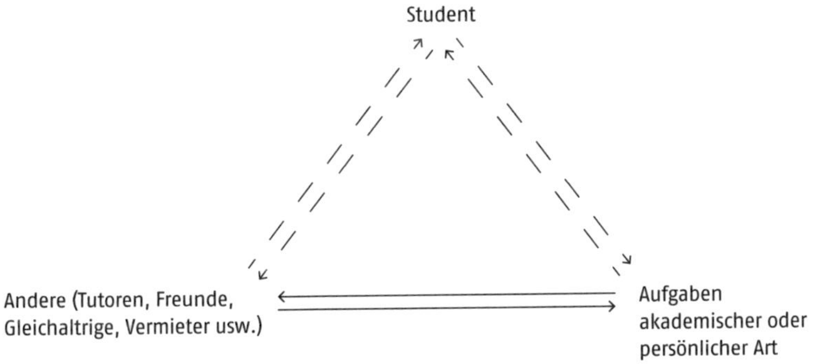

ABB. 8: Das Lerndreieck, angewandt auf Phillip

Ein Student wie *Phillip* ist vermutlich sehr intelligent und möglicherweise ausgesprochen gewieft – er hat es ja trotz seiner traumatischen Vergangenheit immerhin an die Universität geschafft. Er kann nichtsdestoweniger Schwierigkeiten mit dem exekutiven Verhalten haben, die sich bei starkem Stress zeigen. Wenn er sich bedroht oder anderweitig herausgefordert fühlt, kommen plötzlich seine Aggressivität und die Paranoia zum Vorschein, die Phillip sonst hinter seinem Charme und möglicherweise sogar seinen Führungsqualitäten verbirgt. Er könnte eine leitende Rolle in einer Gang spielen.

Er könnte Drogen Alkohol oder Sex zur »Selbstmedikation« einsetzen. Vermutlich scheiden sich an ihm die Geister; manche Menschen werden nachdrücklich auf seiner Seite sein, andere nicht, weil die Wahrscheinlichkeit groß ist, dass seine eigenen Gefühle sich auf jede Gruppe übertragen, die versucht, ihn mit seinen Stimmungsschwankungen und abrupten Handlungen zu stabilisieren und in der Gruppe zu halten. Jeder Tag ist für ihn ein Kampf ums Überleben. Es gibt kein verlässliches Muster in seinen Beziehungen zu anderen Menschen oder zu Aufgaben; Phillip scheint damit etwas außerhalb des Lerndreiecks zu stehen (Delaney 2009) (Abb. 8). Wer therapeutisch mit einem Studenten wie Phillip arbeitet, braucht selbst und dauerhaft die Unterstützung durch andere.

Wie wir helfen können

Es gibt drei entscheidende Dinge, die wir als Therapeuten tun können, um jungen Studenten mit Bindungsproblemen bei ihrem problematischen Aufschiebeverhalten zu helfen; Voraussetzung ist allerdings, dass wir auch unsererseits Resilienz und Selbstwirksamkeit entwickeln:

- erkennen, was unsere eigenen unsicheren Bindungsmuster auslöst, und uns damit befassen – bei Bedarf mit professioneller Unterstützung;
- die eigenen Prokrastinationstendenzen erkennen und uns mit ihnen befassen – bei Bedarf mit professioneller Unterstützung;
- eine Beziehung bieten, in der wir dem Prokrastinationsproblem sowohl in sich als auch als Symptom mit Empathie und Verständnis begegnen und gemeinsam an ihm arbeiten.

Die beiden ersten Schritte setzen voraus, dass wir uns selbst gegenüber ehrlich und wirklich gewillt sind, das Nötige zu tun, um unsere eigenen Schwierigkeiten zu bewältigen – vorzugsweise mit dem Einfühlungsvermögen, der Unterstützung und der Klarsicht eines anderen Menschen. Wir müssen dafür sorgen, dass wir bei unserer Arbeit mit den Studenten keine »blinden Flecke« haben, d. h. wir müssen unsere eigenen Auslöser kennen, unseren Ansatz kennen, ehrlich ansprechen können, was gerade geschieht, und uns der Sache stellen. Wir wissen, dass resiliente Menschen es merken, wenn sie Unterstützung brauchen, dass sie um Hilfe bitten und guten Gebrauch davon machen können. Ich möchte deshalb uns alle ermutigen, genau dies zu tun; wir werden dann besser in der Lage sein, unseren Studenten Unterstützung und eine gesunde Koregulierung zu bieten.

Das Arbeitsbündnis

Wir müssen unseren Studenten eine Beziehung bieten können, die beständig, verlässlich, einfühlsam, empathisch, bejahend, neugierig und spielerisch ist (Golding & Hughes 2012). Innerhalb dieser Beziehung werden wir eine Mischung aus Unterstützung und behutsamer Herausforderung anbieten. Sie wird sich an die unterschiedlichen Bindungsmuster der Studenten anpassen; wenn wir eine Vorstellung davon haben, welches Muster von Verhaltensweisen der jeweilige Student zeigt, können wir unseren Ansatz entsprechend modifizieren und ihm die bestmögliche Chance bieten, einen Kontakt zu uns herzustellen (siehe unten). Wir werden den Studenten im jeweils angemessenen Maß bei der Selbststabilisierung helfen müssen, vor allem, wenn sie mit einem desorganisierten Bindungsmuster zu uns kommen – denken Sie jetzt lieber zunächst an den warmen Mantel und grundlegende Fragen von Unterkunft und Gesundheit als an psychologische Erkenntnisse. Wir werden, wie oben schon gesagt, Prokrastination als ein Symptom respektieren und behutsam vorgehen müssen, auch dann, wenn die Angst des Studenten angesichts des näherrückenden Abgabetermins uns selbst in Aufregung versetzt. Wir werden eine Haltung des »Lernen-Lernens« fördern müssen. Auch wenn sich die unmittelbaren Umstände nicht über Nacht ändern lassen, wenn der Student also das Verfassen der Seminararbeit bis unrealistisch kurz vor dem Abgabetermin aufgeschoben hat, sollte der Fehlschlag noch als nützliche Lernerfahrung verbucht werden können. Wir können Sicherheit anbieten und die Aktionsspirale als eine Aufgabe etablieren, anhand derer sich eine dauerhafte und fruchtbare Bindungsbeziehung aufbauen lässt. Und wir können uns bei unserer Arbeit darauf konzentrieren, dass wir die Studenten befähigen, Resilienz und – Schritt für Schritt – mehr Selbstwirksamkeit und Selbstvertrauen zu entwickeln.

Sehen wir uns im Einzelfall an, was Studenten mit den drei unterschiedlichen Formen des unsicheren Bindungsmusters helfen könnte.

Die Arbeit mit Carlo – unsicher-vermeidendes Bindungsmuster

Bei einem Studenten wie Carlo müssen wir uns vielleicht zunächst so setzen, dass wir beide die Tür – oder auch den Tisch – im Blick haben und nicht einer den anderen. So können wir unsere Aussagen »in die leere Luft« richten und nicht an ihn. Wir können Sätze à la »Ich frage mich, wie du über X denkst« formulieren, statt ihn wissen zu lassen, wie wir selbst über die Dinge denken. Wir können Verlässlichkeit, Konsequenz und ein Willkommen bieten, klare Abmachungen mit ihm treffen, was die Themen und den Schwerpunkt unserer Arbeit betrifft, und nicht von ihnen abweichen; so kann er Vertrauen entwickeln und zu dem Schluss kommen, dass wir nicht versuchen werden, eine Beziehung zu ihm zu erzwingen. Wir werden uns darauf konzentrieren, ihm bei der Einschätzung seiner Optionen zu helfen und herauszufinden, wie er sich mit seinen Fortschritten fühlt, nicht darauf, unsere persönlichen Reaktionen mitzuteilen und zu sagen, was das alles für uns bedeutet. Wir werden die Aktionsspirale als eine zentrale gemeinsame Aufgabe etablieren, an der und durch die unsere Beziehung auf eine Art wachsen kann, die er nicht als Übergriff empfindet. Wir können ihm die Möglichkeit geben, mit selbstgewählten Mikro-Aufgaben zu experimentieren, bei denen ein Fehlschlag unmöglich ist; die Aufgabe nämlich ist es, festzustellen, was geschieht, wenn eine (weitere) Aufgabe gestellt wird (ihm selbst, von ihm selbst). Wir können für ihn die Rolle eines freundlichen, milde wissbegierigen Zeugen spielen, immer interessiert und immer lernbereit. Wir können sicherstellen, dass er immer eine Wahl hat, sich immer als den Urheber seiner Fortschritte sieht. Und wenn erste kleine Knospen der Vertrautheit erscheinen, was sicherlich der Fall sein wird, können wir auf die Momente der Selbstoffenbarung kleine, sorgsam abgestimmte Reaktionen zeigen – gelegentlichen Blickkontakt, einen Kommentar über uns selbst, ein Anerkennen der Tatsache, dass wir gleichzeitig lächeln. Wenn er sich auf uns einlässt, kann dies bedeuten, dass er andernorts mit dem Aufschieben von Beziehungsdingen aufhören kann und dass er lernt, dass es manchmal möglich ist, sich gefahrlos an andere Menschen zu wenden und ihnen zu vertrauen.

Die Arbeit mit Roseanne – unsicher-ambivalentes Bindungsmuster

Einer Studentin wie Roseanne müssen wir die Stabilität einer Beziehung bieten, während wir ihr zugleich helfen, die Hinwendung zur Aufgabe erträglich zu machen. Wir können uns davor hüten, ihre Idealisierung unserer Person wörtlich zu nehmen, und der Versuchung widerstehen, in gleicher Münze zurückzuzahlen, wenn sie ihre Enttäuschung über uns äußert. Wir müssen ihre Angst vor dem Getrenntsein akzeptieren und ihr aktiv greifbare Beweise dafür liefern, dass sie uns präsent ist. So können wir z.B. kurze Beweise von Aufmerksamkeit liefern, statt sie so lange sich selbst zu überlassen, dass sie uns manipulieren muss, um Aufmerksamkeit zu erhalten. Wir können sagen, dass wir in der Woche seit ihrem letzten Termin an sie gedacht haben, dass uns etwas eingefallen ist, was sie gesagt hat, oder wir etwas gesehen haben, von dem sie erzählt hat, dass sie es mag. Wir können ihr ein »Übergangsobjekt« geben, etwa ein Notizbuch, in dem sie ihre Gedanken notieren kann und das wir uns beim nächsten Termin interessiert mit ihr zusammen ansehen werden. Wir können uns darauf einlassen, zwischen den Terminen Nachrichten per SMS zu wechseln. Wir können jede klare Äußerung ihrer Bedürfnisse anerkennen, wenn sie sie uns nicht vorführt, sondern diese sachlich und ehrlich ausspricht. Wir können es aufrichtig und mit Wärme würdigen, wenn sie uns zeigt, dass sie eigenständig zu denken beginnt. Wir können sie ermutigen, sich Unterstützung bei Kommilitonen zu suchen und sie zu nutzen. Wir können jeden Schritt anerkennen, den sie unternimmt, um ihre eigenen Interessen, Ziele und Intentionen zu identifizieren und im Auge zu behalten und um allmählich mit dem Hinausschieben von Aufgaben aufzuhören. Wir können jeden kleinen Schössling von Lebenstüchtigkeit und Resilienz würdigen, den sie uns sehen lässt, während wir zugleich immer in unserer Beziehung engagiert bleiben. Sie wird in uns jemanden finden, der sie nicht im Stich lässt, wenn sie sich gestattet, in der Welt aktiv und erfolgreich zu sein.

Die Arbeit mit Phillip – unsicher-desorganisiertes Bindungsmuster

Bei einem Studenten wie Phillip brauchen wir solide Teamarbeit und regelmäßige proaktive Besprechungen, um zu entscheiden, was funktioniert und was geschehen muss. Es ist wichtig, dass das Team mit dem Treffen nicht wartet, bis die Krise da ist. Regelmäßige und durchgängige Unterstützung ist notwendig, weil das Trauma, das ein Student wie Phillip mit sich herumträgt, sehr leicht auf die Person »übergreifen« kann, die ihm zu helfen versucht, womit die Gefahr von sekundären Traumatisierungen und/oder Spaltungen gegeben ist. Bei Phillip wird sehr viel Sicherheit gebraucht, vor allem in Zeiten des Übergangs oder erhöhten Drucks. Diese können – wenn er anderen gestattet, ihn etwas besser zu kennen – vorhergesehen und vorbereitet werden. Es ist wichtig, sich zunächst um Phillips Bedürfnisse im Hinblick auf Regulierung und Struktur in ganz praktischen Dingen zu kümmern, etwa bei Unterkunft, Ernährung, Abhängigkeiten, Finanzen und so weiter, bevor man eine therapeutische Beziehung aufzubauen beginnt. Das Team kann ihm konstante, unaufdringliche, verlässliche, in der Sache begrenzte und respektvolle Unterstützung bieten, sich entschuldigen, wenn Fehler gemacht werden, und ihn wissen lassen, dass man willens ist, angerichteten Schaden gutzumachen, und dass es für ihn noch nicht zu spät ist. Man kann zeigen, dass man sein Verhalten nicht mag, ihn selbst aber sowohl mag als auch respektiert. Man kann Mitgefühl zeigen, wenn sein Verhalten Probleme schafft, ihm rekonstruieren helfen, was seinen Ausbruch ausgelöst hat, und für relevante und angemessene Wiedergutmachung sorgen, ohne ihn noch zusätzlich zu beschämen. Es ist sehr wahrscheinlich, dass Phillip viel freien Raum um sich braucht, und möglicherweise würde es ihm helfen, sich sportlich »austoben« zu können. Zumindest am Anfang wird ihm die Intimität längerer Gespräche unter vier Augen vielleicht bedrohlich vorkommen, was die Notwendigkeit unterstreicht, dies als Team anzugehen: gut möglich, dass er selbst die Person benennt, mit der er privatere und vertraulichere Gespräche zu führen bereit ist (Batmanghelidjh 2009). Phillips Prokrastination kann so verstanden werden, dass sie ihm hilft, ein beschädigtes Innenleben unter Kontrolle zu halten; es ans Tageslicht zu fördern wird sehr viel Behutsamkeit und einiges an Zeit erfordern.

Das Muster erkennen

Bei der Konferenz wurde ich gefragt, woher wir wissen können, welchen Bindungsstil der jeweilige Student repräsentiert. Ich hoffe, die vorstehenden Beschreibungen geben eine Vorstellung von den Verhaltensweisen und Reaktionen, auf die wir möglicherweise stoßen; von ihnen ausgehend können wir unseren Ansatz modifizieren und ausprobieren, was funktioniert. Wenn wir feststellen, dass der Student sich bei unserer Vorgehensweise entspannt und sich allmählich sicherer fühlt, dann dürfen wir davon ausgehen, dass wir auf der richtigen Spur sind. Wenn wir falsch liegen, können wir uns neu orientieren, uns entschuldigen und von vorn anfangen. Wir alle sind jedes Mal, wenn wir eine Beziehung aufzubauen beginnen, wieder Anfänger. Wenn wir zuhören, beobachten, auf den anderen eingehen, neugierig bleiben, akzeptieren, mitfühlen, dann werden wir einen Weg finden. Das wichtigste Element ist, anzufangen und dies nicht aufzuschieben – nicht prokrastinieren! –, bis wir glauben, gleich beim ersten Versuch Erfolg haben zu können. Prokrastination ist ein Symptom dafür, dass jemand das Hier-an-diesem-Punkt-Sein, in der Realität des Jetzt, unerträglich findet. Je mehr wir unsere eigene menschliche Natur, unser Ringen mit Beziehungen und Aufgaben ertragen und respektieren können, desto besser werden wir in der Lage sein, unseren Studenten zu helfen.

Zum Abschluss einige Zitate:

> »Ihr dürft die Dinge nicht aufschieben. Lieber solltet ihr Vorkehrungen treffen, so dass ihr, selbst wenn ihr heute Nacht sterben solltet, nichts zu bereuen hättet. Wenn ihr euch der Unberechenbarkeit und Unabwendbarkeit des Todes bewusst werdet, dann wird auch euer Gespür dafür, wie wichtig es ist, die Zeit gut zu nutzen, stärker und stärker werden.« (Seine Heiligkeit, der Dalai Lama)

Ein sicher gebundener Mensch wird vermutlich in der Lage sein,

> »... die Welt mit Zuversicht anzugehen, und wenn er sich mit potentiell alarmierenden Situationen konfrontiert sieht, wird er sie erfolgreich bewältigen oder sich bei ihrer Bewältigung Unterstützung suchen.« (John Bowlby)

Und schließlich, mit Bezug auf die wunderbaren Gastgeber dieser Konferenz:

> »Was heute nicht geschieht, ist morgen nicht getan, / Und keinen Tag soll man verpassen« (Johann Wolfgang von Goethe, Faust I, 225–226)

Literatur

Batmanghelidjh, C. (2009): Terrorised and terrorising teenagers – the search for attachment and hope. In: A. Perry (Hrsg.), *Teenagers and attachment: Helping adolescents engage with life and learning.* London (Worth Publishing), S. 175–194.

Bowlby, J. (2008): *Bindung als sichere Basis: Grundlagen und Anwendungen der Bindungstheorie.* München, Basel (Reinhardt).

Brisch, K. H. (2009): Attachment & Adolescence – the influence of attachment patterns on teenage behaviour. In: A. Perry (Hrsg.), *Teenagers and attachment: Helping adolescents engage with life and learning.* London (Worth Publishing), S. 9–30.

Delaney, M. (2009): *Teaching the unteachable: Practical ideas to give teachers hope and help when behaviour management strategies fail.* London (Worth Publishing).

Geddes, H. (2006): *Attachment in the classroom: The links between children's early experience, emotional well-being and performance in school.* London (Worth Publishing).

Golding, K. S. & Hughes, D. (2012): *Creating loving attachments. Parenting with PACE to nurture confidence and security in the troubled child.* London (Jessica Kingsley).

Perry, A. (2002): *Isn't it about time? How to stop putting things off and get on with your life.* London (Worth Publishing).

Perry, A. (2003): *The little book of procrastination.* London (Worth Publishing).

Procrastination Research Group (virtuelle Online-Gemeinschaft, die zweimal jährlich zusammentrifft): http://http-server.carleton.ca/~tpychyl/

Rani, R. (2000): *Counselling students: A psychodynamic perspective.* London (Palgrave Macmillan).

Sirois, F. & Pychyl, T. A. (2013): Procrastination and the priority of short-term mood regulation: Consequences for future self. *Social and Personality Psychology Compass, 7,* S. 115–127.

Weitere Informationen unter: www.overcomingprocrastination.net

ROGER KOBAK, STEVIE N. GRASSETTI UND HEATHER A. CLOSE

Die bindungsbasierte Behandlung Jugendlicher in Fällen von Bindungsverletzung und Empathieversagung

Im zurückliegenden Jahrzehnt haben sich neue bindungsbasierte Therapieformen für Jugendliche und für Familien als vielversprechend bezüglich der Reduzierung von Internalisierungs- und Externalisierungsproblemen erwiesen (Diamond et al. 2002, 2010; Moretti et al. 1994; Moretti & Obsuth 2009). Ihr Erfolg wirft allerdings Fragen auf, insbesondere: Wo setzen diese Therapien an, um eine Veränderung herbeizuführen? Wie intervenieren die Therapeuten, um Veränderungen zu bewirken? Welche Mechanismen sind bei der Reduzierung der Symptome durch bindungsbasierte Therapieformen am Werk? Um diese Fragen anzugehen, müssen wir deutlich machen, wie sich bindungsbasierte Therapien für Jugendliche von anderen evidenzbasierten Formen der Behandlung psychischer Schwierigkeiten in dieser Altersgruppe unterscheiden. Im vorliegenden Beitrag wollen wir zunächst die gemeinsamen Elemente und kennzeichnenden Merkmale bindungsbasierter Therapien für Jugendliche formulieren (Eagle 2006).

Wir beginnen mit einer Darstellung der wechselseitigen Bindung in Eltern-Kind-Beziehungen und beschreiben anschließend den symptomatischen Zyklus, der die meisten Familien kennzeichnet, die wegen Verhaltensschwierigkeiten ihrer heranwachsenden Kinder um Behandlung bitten (Micucci 2008). Aufrecht erhalten wird dieser Zyklus durch *Bindungsverletzungen* (also durch Episoden, die das Vertrauen des heranwachsenden Kindes in seine Eltern schwächen) und durch *Empathieversagungen* (also durch Episoden, bei denen die Eltern das Bindungs- und Autonomiebedürfnis ihres heranwachsenden Kindes nicht erkennen und nicht darauf eingehen). Anschließend zeigen wir, dass es zu Bindungsverletzungen und Empathieversagungen gerade in solchen Familien kommt, die auf eine Vorgeschichte unsicherer oder desorganisierter Bindungen zurückblicken. Vor diesem Hintergrund verfolgen bindungsbasierte Therapieformen für Jugendliche sämtlich das Ziel, Bindungsverletzungen zu heilen und die Eltern zu befähigen, sich in das Bindungsbedürfnis ihres Kindes einzufühlen und darauf zu reagieren. Veränderungen stellen sich dadurch ein, dass wir beiden Seiten helfen, dieses Bedürfnis zu erkennen und zu würdigen und auf der Basis dieses neuen Verständnisses ihre Vorstellung von sich selbst wie auch vom jeweils anderen zu revidieren. Unserer Ansicht nach ändert sich die Bindungsbeziehung zwischen Eltern und ihren heranwachsenden Kindern in aufeinanderfolgenden Schritten, nämlich a) durch die Aktivierung der beiderseitigen Bindungssysteme und die Einführung eines »Skripts der sicheren Basis«, an dem sich die Behandlung orientiert; b) durch die Aufforderung an den Jugendlichen und an die Bezugsperson, über die Erwartungen gegenüber der eigenen wie gegenüber der anderen Person nachzudenken und diese Erwartungen »auf den neuesten Stand« zu bringen; und schließlich c) durch die Festigung und Erprobung positiverer Erwartungen mittels der Umsetzung dieses Skripts in ihren Interaktionen.

Wechselseitige Bindung und Kommunikation zwischen Eltern und ihrem heranwachsenden Kind

Die inneren Arbeitsmodelle von Jugendlichen orientieren sich an zentralen Erwartungen bzw. Vorhersagen, was die Verfügbarkeit und Reaktionsbereitschaft (Responsivität) der Bezugsperson in Augenblicken dringend benötigten Schutzes oder Zuspruchs angeht (Bowlby 1976). Diese Erwartungen bewirken eine selektive Filterung der Interpretationen und Reaktionen des Jugendlichen und leiten ihn in seinem bindungsbezogenen Fühlen und Verhalten. Ein sicheres inneres Arbeitsmodell kommt durch die vertrauensvolle Erwartung in die Responsivität der Eltern zustande. Mit anderen Worten, sicher gebundene Jugendliche erwarten, dass ihre Eltern ihnen in Zeiten innerer Belastung Schutz und Unterstützung gewähren werden. Solche Erwartungen wiederum bewirken, dass sie ihre Bindungsbedürfnisse offen und flexibel anmelden. Jugendliche mit eher negativen Erwartungen an die Responsivität der Eltern lassen dagegen eine eher negative, oft von Wut oder Angst begleitete Sicht der wechselseitigen Interaktionen erkennen. Sie neigen zu sekundären oder defensiven Strategien, die ihre Bindungssignale verzerren, nämlich ihr Bindungsverhalten und ihre Bindungsgefühle minimieren (deaktivieren) oder maximieren (hyperaktivieren) (Main 1990; Kobak et al. 1993; Dozier & Kobak 1992; Mikulincer & Shaver 2007).

Das innere Arbeitsmodell der Eltern von ihrem heranwachsenden Kind hat entscheidenden Anteil an der Regulierung ihres Bindungssystems (in US-amerikanischen Veröffentlichungen auch als »caregiving system« bezeichnet) und ihres elterlichen Verhaltens: Ihr Bindungssystem wacht über das Bedürfnis des Kindes nach Schutz (»sicherer Hafen«) und Autonomie (»sichere Basis«). Während ihr Kind heranwächst, verlagert sich die primäre Aufgabe der Eltern allmählich vom Wachen über seine Sicherheit auf die Förderung seiner Fähigkeit, autonome Entscheidungen zu treffen. Die Balance zwischen beiden Anliegen hängt davon ab, wie die Eltern die Fähigkeit ihres Kindes zur Selbstregulierung einschätzen. Auf Basis dieser fortwährenden Einschätzungen entscheiden die Eltern darüber, wann sie die Autonomie ihres Kindes fördern und wann sie intervenieren sollten, wenn der Sohn oder die Tochter sich auf riskante oder problematische Verhaltensweisen einlässt. Wenn Eltern ihr heranwachsendes Kind beim Informationsaustausch und beim Aushandeln von Meinungsverschiedenheiten als verlässlichen Partner wahrnehmen, dann werden sie ihm wahrscheinlich mehr Autonomie zugestehen. Sie werden dann auch nicht so rasch glauben einschreiten zu müssen, um ihr Kind vor einem potentiell gefährlichen oder selbstzerstörerischen Verhalten zu bewahren.

Auf der interpersonalen Ebene wahren Eltern und ihre heranwachsenden Kinder ihre Partnerschaft durch fortdauernde Kommunikation. Das tägliche Gespräch erlaubt es beiden Seiten, ihre Pläne zu koordinieren und sich über ihren jeweiligen Verbleib zu vergewissern. Es gestattet ihnen auch, Meinungsunterschiede oder Zielkonflikte so auszuhandeln, dass das Gefühl der Partnerschaft und des wechselseitigen Verständnisses gewahrt bleibt (Bretherton & Munholland 2008; Smetana 2011). Manche dieser Zielkonflikte ergeben sich daraus, dass der Jugendliche nach mehr Autonomie strebt, etwa was das Heimkommen zu einer bestimmten Uhrzeit, seine Freundschaften oder seinen Geldbedarf angeht. Unstimmigkeiten können daraus entstehen, dass die Eltern sich Sorgen wegen der schulischen Leistungen ihres Kindes oder wegen seines möglicherweise riskanten Verhaltens machen. Die meisten Eltern und Heranwachsenden wahren allerdings eine hinreichend gute Kommunikation, die zwischen den Sorgen der Bezugspersonen um die Sicherheit des Kindes einerseits und dessen Autonomiewünschen andererseits vermittelt. Wenn die Kommunikation hinreichend gut ist, bietet die Partnerschaft einen Kontext, der den Jugendlichen bei der Entwicklung der Kompetenzen unterstützt, die zur Übernahme der Verantwortlichkeiten des Erwachsenen notwendig sind.

Eltern-Kind-Kommunikation und innere Arbeitsmodelle wirken zusammen im Sinne der Wahrung der zyklischen Muster der Interaktion zwischen den Beteiligten (Kobak & Duemmler 1994). Eine offene und kooperative Kommunikation stärkt das Vertrauen des Jugendlichen in die Bezugspersonen und bestätigt das Bild der Eltern von ihrem heranwachsenden Kind als verlässlich und verantwortungsbewusst. Das kooperative Aushandeln von Meinungsverschiedenheiten ist nicht nur geeignet, positive Erwartungen zu bestätigen, sondern bietet den Beteiligten auch die Gelegenheit, ihr Bild des jeweils anderen schrittweise zu aktualisieren und zu revidieren. Zudem gehen die Einschätzung der eigenen Person wie auch der Person des anderen und die entsprechenden Erwartungen in die Qualität der Kommunikation ein: Das Vertrauen in die Verfügbarkeit der Bezugsperson macht dem Jugendlichen z. B. Mut, seine Meinung direkt und auf eine Weise zu äußern, die das Verhandeln und die wechselseitige Übereinstimmung erleichtert. Dass die Eltern ihr heranwachsendes Kind als verantwortungsbewusst und verlässlich wahrnehmen, fördert die positive Dynamik, die dem Sohn oder der Tochter mehr Autonomie zugesteht und seine bzw. ihre Bereitschaft zur Wahrung der offenen Kommunikation mit den Eltern stärkt.

Kommunikation und das kooperative Aushandeln von Zielkonflikten, bei denen es um Autonomie geht, sind für die Wahrung einer sicheren Bindungsbeziehung zwischen Eltern und Kind von zentraler Bedeutung (Allen 2008). Erfolgreiches Aushandeln von Zielkonflikten baut auf einer vertrauensvollen bzw. sicheren Beziehung auf. Zwischen den inneren Arbeitsmodellen und dem kooperativen Aushandeln von Zielkonflikten besteht ein dynamischer und bidirektionaler Zusammenhang: Einerseits können missglückte Autonomieverhandlungen das Vertrauen des Jugendlichen in die Verfügbarkeit und Responsivität der Eltern untergraben, andererseits kann dieses mangelnde Vertrauen beide Seiten hemmen – den Jugendlichen in seinen Bemühungen, die Eltern für seine Wünsche einzunehmen, die Eltern in ihrer Fähigkeit, flexibel über seine Autonomiewünsche zu verhandeln. Es besteht eine große Variationsbreite, was die Art dieser Verhandlungen und die mehr oder weniger offene und direkte Kommunikation zwischen den Beteiligten angeht. Auf jeden Fall verweist ein symptomatisches Verhalten des Jugendlichen in der Regel auf eine Störung der offenen Kommunikation und darauf, dass die Sicherheit der Bindungsbeziehung zwischen Eltern und Kind gefährdet sein könnte.

Der symptomatische Zyklus, Bindungsverletzungen und Empathieversagungen

Die Internalisierungs- und Externalisierungsprobleme von Jugendlichen können alle möglichen Faktoren zur Ursache haben, darunter genetische Anfälligkeiten, Defizite in der Selbstregulierung, Stress und traumatische Erfahrungen. Jedes Kind in einer Familie hat eine einmalige Mischung aus Stärken und Schwächen, die ihrerseits zu einem symptomatischen bzw. problematischen Verhalten führen kann. In manchen Familien sind solche Schwierigkeiten vorübergehender Natur, weil sie positive Gespräche und stützende Interaktionen nach sich ziehen, die dem Heranwachsenden seine innere Belastung verständlich machen und es den Eltern ermöglichen, ihm die entsprechende Führung und Unterstützung zu geben. Diese reparativen, also »wiederherstellenden« Interaktionen bestätigen den Jugendlichen in seiner Sicht, derzufolge die Eltern verfügbar und responsiv sind, und machen es den Eltern möglich, mit ihrem Kind zu fühlen und sich besser auf seine sich wandelnden Bindungs- und Autonomiebedürfnisse einzustimmen. Für solche Familien werden die Symptome des Heranwachsenden zu Chancen des wechselseitigen Verstehens und Problemlösens, was wiederum seine Bindungssicherheit bzw. sein Vertrauen in die Verfügbarkeit der Bezugsperson stärkt.

Es kommt häufig vor, dass Eltern bei dem Versuch, den Symptomen ihres heranwachsenden Kindes etwas entgegenzusetzen, dessen Schwierigkeiten und damit die Belastung der ganzen Familie nur noch vergrößern. Dieser *symptomatische Zyklus* kennzeichnet viele Familien, die angesichts solcher Probleme schließlich professionelle Hilfe suchen (Micucci 2008). Angefacht wird der unproduktive Zyklus durch die Wut- oder Angstgefühle, die der Jugendliche zum Ausdruck bringt und die ihrerseits das Resultat unbefriedigter Bindungs- oder Autonomiebedürfnisse sind. Unter Umständen missverstehen die Eltern solche Signale und gehen daher in einer unproduktiven Weise darauf ein. Anstatt das Bedürfnis ihres Kindes nach Schutz und Zuspruch zu »spiegeln«, reagieren sie vielleicht ablehnend oder in anderweitig unzuträglicher Weise, oder sie nehmen die Signale des Kindes überhaupt nicht zur Kenntnis. In solchen Fällen sprechen wir von *Empathieversagung*. Es kann z.B. sein, dass Eltern das internalisierende oder externalisierende Verhalten ihres Kindes als Anzeichen für dessen Unfähigkeit deuten, autonome Entscheidungen zu treffen. Diese Deutung der Probleme ihres Kindes kann die Eltern veranlassen, in eher einseitiger und restriktiver Weise darauf zu reagieren. Einseitige Versuche, die Probleme anzugehen, können wiederum dazu führen, dass der Jugendliche sich kritisiert und missverstanden fühlt und folglich grollt. Derartige Episoden stellen in seinen Augen eine *Bindungsverletzung* dar und mindern sein Vertrauen in die Verfügbarkeit und Responsivität der Eltern. Bindungsverletzungen führen in der Regel zu einer Eskalation des problematischen Verhaltens, die ihrerseits weitere einseitige Versuche der Eltern nach sich zieht, die Symptome und problematischen Verhaltensweisen des Kindes anzugehen. Es klingt wie Hohn, dass die Bemühungen der Eltern, ihrem Kind zu Hilfe zu kommen, es noch wahrscheinlicher machen, dass die Symptome fortdauern und das Problem sich verschärft.

Therapeuten können diesen symptomatischen Zyklus in Familien, die um Behandlung bitten, anhand der Kommunikationsmuster der Eltern-Kind-Dyade beobachten. Die Interaktion zwischen den Eltern und ihrem heranwachsenden Kind folgt dem nachstehenden Muster:

a) Der Heranwachsende zeigt ein symptomatisches bzw. problematisches Verhalten, häufig begleitet von Wut oder Rückzug,
b) die Eltern sind enttäuscht, weil ihre Versuche, sich die Schwierigkeiten ihres Kindes zu deuten und darauf einzugehen, erfolglos bleiben,
c) der Heranwachsende begegnet den Eltern nun erst recht feindselig, rückt noch stärker von ihnen ab bzw. zieht sich noch weiter zurück,
d) auch die neuerlichen Versuche der Eltern, ihr Kind zu verstehen und ihm zu »antworten«, schlagen fehl,
e) in ihrer Enttäuschung wenden die Eltern sich an den Therapeuten und liefern ihm Narrative, die das Problem des Kindes noch anschaulicher machen.

Aus diesem Interaktionsmuster ergibt sich ein Bild, das den Heranwachsenden als *das Problem* in der Familie zeigt (Micucci 2008), ein enggefasstes Bild, das nur zu leicht ausblendet, was bei einer empathischen und flexibleren Betrachtung des Jugendlichen doch sichtbar wäre – seine Kompetenzen und sein Bindungs- und Autonomiebedürfnis.

Der symptomatische Zyklus hat tiefreichende Folgewirkungen für die inneren Arbeitsmodelle des Jugendlichen und seiner Eltern. Mit den Symptomen und problematischen Verhaltensweisen von Jugendlichen gehen in der Regel ein erheblicher Leidensdruck und das Bedürfnis nach Unterstützung durch die Eltern einher, aber dieses Bedürfnis äußert sich oft in verzerrter Form und löst damit eben *nicht* die erforderliche empathische oder feinfühlige Reaktion der Eltern aus. Es kommt hinzu, dass deren Versuche, das Problem anzugehen, von ihrem heranwachsenden Kind häufig als zudringlich empfunden und als Kritik oder Kontrolle wahrgenommen werden. Das heißt also, der symptomatische Zyklus führt mit einiger Wahrscheinlichkeit gerade zu einem Zeitpunkt ganz ausgeprägter »Bedürftigkeit« des Heranwachsenden zu Bindungsverletzungen, die sein Vertrauen in die Eltern und in ihre Fähigkeit zur Problemlösung und zur erfolgreichen Kommunikation noch weiter unterhöhlen (Allen 2008). Aufgrund seiner entsprechend negativen Erwartungen missdeutet der Jugendliche seine Interaktionen mit den Eltern in einer Weise, die wiederum den symptomatischen Zyklus in Gang hält.

Der symptomatische Zyklus wirkt sich auch – und zwar in mehr als einer Weise – auf die inneren Arbeitsmodelle der Eltern bezüglich ihres heranwachsenden Kindes aus. Dessen Schwierigkeiten nehmen ihre Aufmerksamkeit unter Umständen in einem solchen Maße in Anspruch, dass sie sich seines anhaltenden Schutz- und Führungsbedürfnisses gar nicht annehmen können. Die Symptome und Schwierigkeiten des Jugendlichen maskieren oder verzerren häufig eine unmittelbare Äußerung seiner Bindungs- und Autonomiebedürfnisse. Seine entsprechend verzerrten Verlautbarungen bewirken nur zu leicht, dass die Aufmerksamkeit der Eltern sich verlagert – weg von seiner Bedrängnis und seinem Bedürfnis nach Führung und Unterstützung und hin zu seinen Problemen. Ihre eigene Frustration und Hilflosigkeit kann die Eltern in ihrer Fähigkeit beschneiden, das Verhalten ihres heranwachsenden Kindes in einem günstigeren Licht zu sehen oder sich Gedanken darüber zu machen, ob und wie sich seine Probleme auf andere Weise angehen lassen.

Die Vorgeschichte – ein Kontinuum des Risikos

Die Bindungsverletzungen und Empathieversagungen, die den symptomatischen Zyklus in Gang halten, bilden den unmittelbaren Fokus bindungsbasierter Behandlungsformen. Schweregrad und Chronizität dieser Erfahrungen stehen allerdings ebenso wie die Frage, ob es der Familie überhaupt möglich ist, ein Echo auf die Behandlung zu zeigen, mit einiger Wahrscheinlichkeit unter dem Einfluss der Vorgeschichte der Beteiligten. Längsschnittstudien deuten darauf hin, dass Schwierigkeiten in der Beziehung zwischen Eltern und ihrem heranwachsenden Kind, die dem Auftauchen der Symptome zeitlich vorausgehen, die Anfälligkeit des Jugendlichen für problematische Verhaltensweisen erhöhen können (Sroufe 2005; Kobak et al. 2006). Dennoch haben viele Familien, die um Behandlung bitten, eine eher sichere Bindungsgeschichte, die sie in ihrer Fähigkeit stärkt, Bindungsbeziehungen wiederherzustellen (Sroufe 1988). Im Blick auf die Planung der Behandlung empfiehlt es sich nach unserer Meinung, die Bindungsgeschichte der jeweiligen Familie als ein Kontinuum des Risikos zu betrachten.

Auf den Jugendlichen bezogen, kann dieses Kontinuum von einer sicheren Vorgeschichte mit gleichmäßiger und feinfühliger Fürsorge seitens der Bezugspersonen über ein abweisend-präokkupiertes Bindungsverhalten der Bezugspersonen mit allgegenwärtigen Bindungsverletzungen bis hin zu einem desorganisierten Bindungsverhalten der Bezugspersonen mit stärker traumatischen Verletzungen reichen. Auf die Eltern bezogen, spannt sich das entsprechende Kontinuum von einem ständigen feinfühligen Fürsorgeverhalten über mangelnde Feinfühligkeit gegenüber den Bindungsbedürfnissen des Kindes bis hin zu zerstörerischer oder schwer schädigender »Fürsorge« (Misshandlung).

Wenn das problematische Verhalten des Heranwachsenden im Kontext einer entsprechend risikoreichen Vorgeschichte zutage tritt, bedeutet dies eine zusätzliche Erschwernis für die Behandlung: Die betroffenen Jugendlichen haben unter Umständen Abwehrstrategien entwickelt, die dazu dienen, ihr Bindungssystem zu deaktivieren oder zu »hyperaktivieren«, so dass der Therapeut sich in vielen Fällen daran gehindert sieht, Bindungsverletzungen zu erfassen und das Bindungssystem zu aktivieren. Und auch die Bezugspersonen haben vielleicht Abwehrstrategien entwickelt, die sie in ihrer Fähigkeit einschränken, sich in die Bindungsbedürfnisse ihres Kindes einzufühlen. In der Arbeit mit Familien, in denen die Beziehung zwischen den Eltern und ihrem heranwachsenden Kind intakt geblieben ist, kommt diesem Kontinuum große Bedeutung sowohl für die Erfassung von Bindungsverletzungen als auch im Blick auf die Reaktion auf die Behandlung zu (Kerig et al. 2012).

In anderen Fällen, nach einer Reihe fehlgeschlagener Versuche, die Eltern in die Behandlung einzubeziehen, kommen die Jugendlichen ins Blickfeld alternativer »Pflegepersonen«. Ein Zerfall der Familie, Vernachlässigung, Substanzmissbrauch oder Inhaftierung können die Einbeziehung der Eltern unmöglich machen. In solchen Fällen müssen alternative Wege zur Wiederherstellung der Bindungsbeziehung zwischen Eltern und Kind gefunden werden. Neben einzeltherapeutischen Maßnahmen, bei denen es ganz gezielt darum geht, das innere Arbeitsmodell des betreffenden Jugendlichen zu revidieren, sind speziell für »schwer erreichbare« Jugendliche auch innovative Behandlungsmethoden wie z. B. AMBIT (Adolescent Mentalization-Based Integrative Treatment) entwickelt worden: Bei diesem Ansatz liegt das Schwergewicht auf der Unterstützung alternativer erwachsener Betreuerpersonen, die sich bemühen, eine Verbindung bzw. einen inneren Kontakt zu dem Jugendlichen herzustellen (Bevington et al. 2013).

Stufen der Veränderung – Aktivierung, Reflexion, Revision/Wiederherstellung

Bindungsbasierte Behandlungsformen verfolgen sämtlich das Ziel, die Bindungsverletzungen und Empathieversagungen, die den symptomatischen Zyklus in Gang halten, aufzudecken und zu heilen. Im Gegensatz zu Behandlungsmodellen, die darauf zielen, die Eltern in ihrer Fähigkeit zur Situationsbewältigung und zur Problemlösung zu stärken (Kazdin 2005; Alexander et al. 2013), legen diese Formen das Schwergewicht auf die Sicherheit der Bindungsbeziehung zwischen den Eltern und ihrem heranwachsenden Kind. Als Erstes nehmen sie die Bindungsbedürfnisse des Heranwachsenden in den Blick, in der Annahme, dass damit die nachfolgenden Bemühungen, an die Symptome oder das Problemverhalten »heranzukommen«, effizienter sein werden. Durch die Förderung von Vertrauen und Empathie zwischen den Beteiligten wollen sie dem Jugendlichen jene sichere Basis verschaffen, von der aus dann die problematischen Verhaltensweisen angegangen und strittige Autonomiefragen verhandelt werden können. Im Kontext bindungsbasierter Behandlungsformen gilt der Rückgang der Symptome und problematischen Verhaltensweisen des Jugendlichen als Nebenprodukt der zunehmenden Sicherheit der Bindungsbeziehung zwischen den Beteiligten.

Bindungsorientiert arbeitende Therapeuten intervenieren unter Umständen an mehr als einem Punkt im symptomatischen Zyklus. Einzeltherapeutische Maßnahmen für Jugendliche können eine Veränderung der inneren Arbeitsmodellen anstreben, indem sie Bindungsverletzungen in einer Weise bearbeiten, die das Bindungs- und Autonomiebedürfnis des Betreffenden ernst nimmt und seine Erwartungen bezüglich der Verfügbarkeit und Responsivität der Eltern verändert. In der Arbeit mit Eltern geht es erstens um deren Fähigkeit, die Bindungs- und Autonomiebedürfnisse ihres Kindes zu erkennen und darauf einzugehen (Moretti & Obsuth 2009). Diese Neuausrichtung ihrer Empathie sorgt dafür, dass sie neue Informationen über ihr Kind erhalten, und ermöglicht es ihnen, ihr inneres Arbeitsmodell im Zusammenhang mit ihm zu aktualisieren. Zweitens lässt sich in der Einzelarbeit mit Jugendlichen das Skript der sicheren Basis dazu einsetzen, Bindungsverletzungen zu verarbeiten und das innere Arbeitsmodell zu revidieren, also neu und anders zu betrachten. Ein weiterer Ansatz zielt darauf, Bindungsverletzungen und Empathieversagungen, wie sie in der Interaktion zwischen Eltern und ihrem heranwachsenden Kind sichtbar werden, zu verarbeiten und so die Kommunikation in der Dyade zu verbessern. Und schließlich kann im Rahmen von Methoden wie etwa der bindungsbasierten Familientherapie versucht werden, Formen der Arbeit mit Eltern, mit Jugendlichen und mit Familien miteinander zu verbinden (Diamond et al. 2002).

Der Prozess der Wiederherstellung von Bindungsbeziehungen erfordert eine Reihe von Schritten, die Eltern und Heranwachsende in die Richtung größeren Vertrauens und einer offeneren Kommunikation führen (siehe Tab. 1). Wir beschreiben den Veränderungsprozess im Rahmen bindungsbasierter Therapien als einen Vorgang, der aus drei Schritten oder Phasen besteht, die wir als »Aktivierung«, »Reflexion« und »Revision/Wiederherstellung« bezeichnen. Die zentrale Aufgabe in der Aktivierungsphase besteht darin, die Aufmerksamkeit auf Stichworte und Episoden zu richten, die das Bindungssystem des Heranwachsenden und das entsprechende System der Eltern aktivieren, und mit Hilfe der primären Bindungsgefühle ein »Skript der sicheren Basis« zu etablieren. Dieses Skript dient als Leitfaden für die Behandlung und verlagert den Fokus vom Problemverhalten, das den symptomatischen Zyklus aufrechterhält, auf die Bindungskomponente der Eltern-Kind-Beziehung, die vernachlässigt oder in verzerrter Form zum Ausdruck gebracht worden ist. Der zweite Schritt, die Reflexion, nutzt die neue Bewusstheit hinsichtlich des Skripts der sicheren Basis dazu, die Bindungsverletzungen und Empathieversagungen, die den symptomatischen Zyklus aufrechterhalten, kenntlich zu machen, widerzuspiegeln und zu verarbeiten. Der letzte Schritt, Revision/Wiederherstellung, besteht im Erproben neuer und besserer Erwartungen. Das erfordert die Umsetzung des Skripts der sicheren Basis, in dem die Bindungsbedürfnisse des Heranwachsenden unmittelbar zum Ausdruck kommen, die Eltern feinfühlig darauf eingehen und das »Kind« sich wertgeschätzt und gestützt fühlt.

Schritt 1: Aktivierung der beiderseitigen Bindungssysteme und Festlegung eines Skripts der sicheren Basis

In Fällen, in denen der Heranwachsende im Fokus der Behandlung steht, beginnt der Therapeut mit der Festlegung eines Skripts der sicheren Basis, indem er den Jugendlichen anleitet, sich Episoden ins Gedächtnis zu rufen, die üblicherweise zur Aktivierung des Bindungssystems führen (Vaughn et al. 2007); dies sind etwa Situationen, in denen das einstige Kind sich bedrängt oder bekümmert fühlte und den Schutz und Halt der Bezugsperson brauchte. Das Adult Attachment Interview (AAI; George et al. 1984, 1985, 1996) zeigt beispielhaft, wie der Therapeut das Gespräch in Richtung der Erinnerung an Augenblicke lenken kann, in denen das Bindungssystem aktiv war. Durch das tätige »Hervorlocken« entsprechender

TAB. 1: Die Abfolge der auf Veränderung zielenden Schritte im Rahmen bindungsbasierter Therapien für Eltern, Heranwachsende und Familien

Abfolge der Veränderungen	Interventionen	Indikatoren der Veränderung
Heranwachsende		
Schritt 1 – Aktivierung Förderung der Bewusstheit, was Bindungsbedürfnisse und Bindungsgefühle angeht	Tätiges »Hervorlocken« von Bindungsnarrativen, Anerkennen und Würdigen von Bindungsgefühlen	Bindungsnarrative gehen mehr ins Detail Bindungsbedürfnisse und Bindungsgefühle werden bestätigt
Schritt 2 – Reflexion Negative Erwartungen bezüglich der Responsivität der Bezugsperson erkennen Neue Sicht auf die Eltern entwickeln	Festigen eines Skripts der sicheren Basis; Bindungsverletzungen und Abwehrstrategien deutlich machen	Es besteht die Bereitschaft, die Responsivität der Eltern auf die Probe zu stellen Furcht, Wut, Traurigkeit lassen nach
Schritt 3 – Revision und Wiederherstellung Neue Sicht in Bezug auf die Eltern und auf die eigene Person erproben	Durch Fragen das Austesten und Bewerten der Responsivität der Eltern vorantreiben	Narrative spiegeln ein größeres Vertrauen in die Reaktionsbereitschaft der Eltern
Eltern		
Schritt 1 – Aktivierung Förderung der Bewusstheit, was die Bindungs- und Autonomiebedürfnisse Heranwachsender angeht	Psychoedukation Tätiges »Hervorlocken« von Bindungsnarrativen Intergenerationelle Arbeit	Die Bindungs- und Autonomiebedürfnisse des Heranwachsenden werden erkannt und gewürdigt
Schritt 2 – Reflexion Verlagerung der Empathie – Betrachtung des Verhaltens des Heranwachsenden als bindungsmotiviert	Festigen des Skripts der sicheren Basis und alternative Deutung des Verhaltens des Jugendlichen	Die Narrative verlagern ihren Fokus vom Problem auf das Thema »Bindung« Die Negativismen lassen nach
Schritt 3 – Revision und Wiederherstellung Rechtzeitige und feinfühlige Reaktion auf die Signale des Kindes	Elterliche Praktiken – Zuhörenkönnen, emotionales Coaching	Das Vertrauen in den Heranwachsenden nimmt zu Die Eltern bewirken mehr
Dyade		
Schritt 1 – Aktivierung In-Gang-Setzen eines Zyklus der Wiederherstellung	Aufforderung an den Heranwachsenden, seine Bedürfnisse unmittelbar anzuzeigen	Der Heranwachsende behauptet sich und gibt sich zu erkennen
Schritt 2 – Reflexion Förderung der empathischen Reaktion	Emotionales Coaching und empathische Reflexion	Die Eltern bestätigen und würdigen die Bindungsbedürfnisse
Schritt 3 – Revision und Wiederherstellung Festigen und Vorantreiben des Zyklus der Wiederherstellung	Der Heranwachsende überdenkt die Reaktion seiner Eltern und sieht sie in einem neuen Licht	Kooperatives Aushandeln von Regeln, die Eltern können als »Basis« zur Erkundung von Möglichkeiten der Problemlösung dienen

Bindungsnarrative kann er die im jeweiligen Fall vorhandenen Bindungsbedürfnisse einschätzen, er kann sich eine Vorstellung von den Erwartungen machen, die der Jugendliche gegenüber seinen Bezugspersonen hegt und in sein inneres Arbeitsmodell aufnimmt; zudem kann er überlegen, wie der Jugendliche sich gegen das Gefühl zur Wehr setzt, zurückgewiesen und im Stich gelassen worden zu sein, weil die Eltern es in Augenblicken, in denen er sie dringend brauchte, an einem feinfühligen Echo fehlen ließen. Mit dem Skript der sicheren Basis und der Anerkennung der primären Bindungsgefühle des Jugendlichen gibt der Therapeut eine Perspektive vor, die dazu dienen kann, die Bindungsverletzungen und Abwehrstrategien kenntlich zu machen, die den symptomatischen Zyklus aufrechterhalten.

In Fällen, in denen die Behandlung auf die Eltern zielt, soll das Skript der sicheren Basis durch die Aktivierung *ihres* Bindungssystems (des »caregiving system«) zustande kommen. Dieses System hat die Aufgabe, über Sicherheit und Wohlergehen des Kindes zu wachen und Schutz und Unterstützung zu bieten, wenn dessen Bindungssystem aktiviert ist. Der erste Schritt der Behandlung besteht darin, die Aufmerksamkeit der Eltern auf das an sie gerichtete Schutz- und Führungsbedürfnis ihres Kindes zu lenken. Das kann es erforderlich machen, die defensiven Verzerrungen normaler bindungsbezogener Reaktionen – wie Angst, Protest oder Verzweiflung – zu erklären und die Eltern daran zu erinnern, dass ihr Kind ständig auf ihre Unterstützung und Führung angewiesen ist. Das Ziel ist die Festlegung eines Skripts der sicheren Basis, wobei den Eltern die Aufgabe zufällt, die Anzeichen von Bedrängnis und Hilfsbedürftigkeit, die ihr Kind erkennen lässt, zu »lesen« und entsprechend zu reagieren. Mit der Festlegung dieses Skripts, das es ihnen ermöglicht, sich das Verhalten des Jugendlichen zu deuten, gewinnen die Eltern das erforderliche deklarative und prozedurale Wissen, um feinfühlig und empathisch auf ihr Kind einzugehen.

In Fällen schließlich, in denen der Akzent auf der Eltern-Kind-Beziehung liegt, werden die Symptome des Kindes in anderer Weise – nämlich als das Ergebnis von Missverständnissen und fehlgeschlagener Kommunikation – betrachtet. Mit dem Skript der sicheren Basis vor Augen kann der Therapeut den symptomatischen Zyklus dann so verfolgen und punktuell hervorheben, dass die Aufmerksamkeit sich auf den Leidensdruck des Jugendlichen richtet und dieser ermuntert wird, sich um Hilfe an die Eltern zu wenden. Das macht es den Eltern möglich, die Nöte ihres Kindes zu erkennen und mitzufühlen, und hilft dem Jugendlichen, seiner Bindungsbedürfnisse deutlicher gewahr zu werden und sie klarer anzuzeigen. Dadurch, dass der Therapeut dem Jugendlichen zuredet, sich an die Eltern zu wenden, kann er die Familie dazu bringen, das Skript der sicheren Basis umzusetzen. Schwierigkeiten, auf die sie dabei treffen, können den Eltern helfen, die negativen Erwartungen des Heranwachsenden zu erkennen, die einer direkten und offenen Mitteilung seiner Bindungsbedürfnisse im Weg stehen. Und ebenso lassen sich die Schwierigkeiten der Eltern, die Signale des Heranwachsenden zu erkennen und empathisch darauf einzugehen, zur Identifizierung der Empathieversagungen nutzen, die den symptomatischen Zyklus aufrechterhalten.

Bindungstheoretisch orientierte Therapeuten beginnen eine Behandlung in dem Gedanken, dass die Symptome des Heranwachsenden einen Zusammenbruch der Bindungsbeziehung anzeigen. Das übergreifende Ziel in dieser Phase ist die Festlegung eines Skripts der sicheren Basis, mit dem der Fokus sich vom problematischen Verhalten, das den symptomatischen Zyklus aufrechterhält, auf Aspekte der Eltern-Kind-Beziehung verlagern lässt, die vernachlässigt wurden oder verzerrt zum Ausdruck gebracht worden sind. Dieses Skript – eine Art Führer durch die Behandlung – macht es erforderlich, dass die Aufmerksamkeit sich auf Situationen und Stichworte richtet, die Bindungsbedürfnisse und Bindungsgefühle aktivieren. Durch die Aktivierung der beiderseitigen Bindungssysteme bestätigt und bekräftigt der Therapeut die Bindungsbedürfnisse des Heranwachsenden, die daran deutlich werden, dass dieser sich Hilfe und Zuspruch bei den Eltern holen muss. Das bestätigt wiederum die Eltern in der komplementären Rolle von »Lieferanten« einer feinfühligen und empathischen Reaktion. Der Therapeut kann diese Sequenz zu einem Skript der sicheren Basis machen, das damit beginnt, dass der Heranwachsende sein Bedürfnis nach Schutz und Zuspruch anzeigt; darauf folgt eine empathische und feinfühlige Reaktion der Eltern, so dass der Heranwachsende sich sicher fühlt und weiß, dass er ihre Wertschätzung und Unterstützung hat.

Schritt 2: Reflexion über Bindungsverletzungen und Empathieversagungen

»Im Sinne der vorliegenden Theorie kann die Therapie einer emotional gestörten Person im wesentlichen so gesehen werden, daß sie erstens die Existenz einflußreicher Modelle aufspürt, die dem Patienten unter Umständen teilweise oder vollständig unbewußt sind, und zweitens den Patienten auffordert, die aufgedeckten Modelle zu überprüfen und festzustellen, ob sie immer noch Gültigkeit haben« (Bowlby 1976, S. 250).

Sobald Eltern und »Kind« im Kontext des Skripts der sicheren Basis schließlich Zugang zu ihren wechselseitigen primären Bindungsgefühlen gewonnen haben, sollten die für den symptomatischen Zyklus so bestimmenden Bindungsverletzungen und Empathieversagungen aus größerer Distanz betrachtet werden. Das Nachdenken über schmerzliche Erfahrungen setzt ein Gefühl der Sicherheit voraus, das es beiden Seiten ermöglicht, diese Erfahrungen als solche wahrzuhaben und aus einem gewissen inneren Abstand heraus zu verarbeiten (Kross & Ayduk 2011). Wenn dieses Sicherheitsgefühl schließlich vorhanden ist, können die Verletzungen von neuem betrachtet und mit den positiveren Deutungen und Erwartungen verglichen werden, die das Skript der sicheren Basis bereithält. Diese Phase der Reflexion hat vieles gemeinsam mit der sogenannten dritten Welle der kognitiven Verhaltenstherapie, die zumal die Rolle von Achtsamkeit und Akzeptanz unterstreicht (Greco & Hayes 2011). Es geht dabei um eine Aufmerksamkeitshaltung, die der von Main & Goldwyn (1998) so bezeichneten autonomen Bindungseinstellung im AAI entspricht. Diese psychische Verfassung gewährt die »Freiheit«, die aktuellen Eltern-Kind-Interaktionen im Licht der primären Bindungsbedürfnisse und -gefühle zu betrachten.

Das Skript der sicheren Basis dient Heranwachsenden als Bezugssystem zur reflektierenden Bewertung von Situationen, die ihr Vertrauen in die Verfügbarkeit und Responsivität der Eltern unterminiert haben. Der erneute Blick auf diese Bindungsverletzungen ermöglicht es dem Therapeuten und seinem jungen Gegenüber, die negativen Erwartungen aufzudecken, die in dessen innere Arbeitsmodelle und defensive Strategien eingegangen sind. Durch das aktive Wahrhaben der Verletzungen und des damit verbundenen schmerzlichen Gefühls, zurückgewiesen und im Stich gelassen worden zu sein, können die symptomatischen Äußerungen von Wut, Traurigkeit und Lossagung von neuem betrachtet und in ihren Kontext eingeordnet werden, als normative Reaktionen – Protest, Verzweiflung, Abrücken –, die sich unter dem bedrohlichen Eindruck einstellen, dass die Eltern nicht verfügbar sind (Kobak & Madsen 2008). Der Gedanke von Kränkung und Verletzung birgt auch denjenigen der Heilung und Wiederherstellung in sich und lässt an die Möglichkeit denken, es mit positiveren Erwartungen an die Verfügbarkeit und Responsivität der Eltern zu versuchen.

Mit der Festlegung des Skripts der sicheren Basis entsteht auch ein Kontext für die Reflexion der Eltern über *ihre* inneren Arbeitsmodelle. Die Rolle der Eltern im Skript der sicheren Basis lässt eine andere Sicht auf die Interaktionen im symptomatischen Zyklus zu: Sie besteht darin, dass die Eltern die Bindungsbedürfnisse des Heranwachsenden zur Kenntnis nehmen und darauf eingehen. Breiten Raum nimmt in dieser Phase der Reflexion das Bemühen der Eltern ein, sich die Symptome ihres Kindes anders als bisher, nämlich als verzerrte Äußerung seiner Bindungsbedürfnisse, zu erklären. Es sei noch einmal gesagt: Vorbedingung dafür, dass die Eltern über die Probleme ihres Kindes nachdenken und sie neu und anders einordnen können, ist ein sicheres emotionales Umfeld, das es ihnen ermöglicht, sich von ihrem Gefühl der Enttäuschung und der Hilflosigkeit zu distanzieren. Um die Nöte und das Schutz- und Führungsbedürfnis ihres Kindes erkennen zu können, müssen sie sich sein Verhalten grundsätzlich anders als bisher deuten. Diese Verlagerung der Empathie ermöglicht es ihnen, ihre wirkungslosen Versuche, Verhalten steuern oder überwachen zu wollen, aufzugeben und stattdessen eher zuzuhören und Verständnis für die Bedürfnisse ihres Kindes aufzubringen.

Schritt 3: Revision und Wiederherstellung

Die zentrale Schwierigkeit bei der Revision eines inneren Arbeitsmodells und der Wiederherstellung einer Bindungsbeziehung ist der Schritt von der neuen Bewusstheit, was die Bindungsbedürfnisse des anderen angeht, und der positiveren Deutung seines Verhaltens zur Erprobung und »Festigung« dieses neuen Verständnisses. Im Wesentlichen geht es bei Revision und Wiederherstellung der Bindungsbeziehung darum, immer wieder Bilder des eigenen Selbst und der anderen Person »zu inszenieren«, die mit dem Skript der sicheren Basis übereinstimmen. Das erfordert ein waches Bewusstsein für die eigenen Bindungsbedürfnisse, die Anerkennung der Bindungsbedürfnisse des anderen und ein kommunikatives Verhalten, nämlich das unmittelbare Anzeigen von Bedürfnissen und eine feinfühlige Reaktion. Heranwachsende müssen sich darin üben, ihren Eltern zu vertrauen und die eigenen Bindungsbedürfnisse unmittelbar anzuzeigen; Eltern müssen sich darin üben, die Bedürfnisse ihrer heranwachsenden Kinder zu »lesen« bzw. zu deuten und feinfühlig darauf einzugehen. Das revidierte Bild der eigenen wie auch der anderen Person sollte mit einer besseren Kommunikation in der Dyade einhergehen, das heißt damit, dass der Heranwachsende »Bindung« direkter signalisiert und die Eltern einfühlsamer und feinfühliger auf seine Signale eingehen. Die Veränderungen, zu denen es auf Seiten des Jugendlichen oder auf Seiten der Eltern kommt, können erfolgreiche Inszenierungen des Skripts der sicheren Basis in Gang bringen und so die Sicherheit in der Bindungsbeziehung stärken.

Wenn die therapeutischen Bemühungen allein dem Heranwachsenden oder allein der Bezugsperson gelten, lassen sich Veränderungen unter Umständen anhand der jeweiligen Bindungsnarrative verfolgen, deren drehbuchartige Struktur ja auch im Kontext der therapeutischen Beziehung inszeniert werden kann. Bei dieser einzeltherapeutischen Arbeit ist es zudem möglich, zum einen den jeweiligen »Empfänger« dazu zu bewegen, das Skript der sicheren Basis auch außerhalb des therapeutischen Kontextes umzusetzen, und zum anderen seine Mitteilungen über Veränderungen oder Probleme, wie sie sich im Zusammenhang mit der nunmehr offeneren und direkteren Kommunikation in der Familie einstellen, aufmerksam zu verfolgen. Gelungene Umsetzungen des Skripts der sicheren Basis können in der Behandlung verarbeitet und zur Revision der negativen Erwartungen eingesetzt werden, die das innere Arbeitsmodell des Jugendlichen oder der Eltern prägten. Und Schwierigkeiten, zu denen es bei der Inszenierung vertrauensvollerer und empathischerer Interaktionen kommt, können in der Behandlung ebenfalls genutzt werden – als Ausgangspunkt für die Reflexion über Bindungsverletzungen und Empathieversagungen und für deren Verarbeitung.

Wenn die therapeutische Arbeit dagegen der Familie gilt, kann der Therapeut die Bemühungen sowohl des Jugendlichen als auch der Eltern um die Umsetzung des Skripts der sicheren Basis ganz unmittelbar verfolgen. Die bindungsbasierte Familientherapie zeigt beispielhaft, wie die Beteiligten in Einzelsitzungen darauf vorbereitet werden, ein heilendes bzw. wiederherstellendes Gespräch zu beginnen, das mit dem Skript der sicheren Basis zusammengeht. Dabei wird der Heranwachsende aufgefordert, mit den Eltern über eine Bindungsverletzung zu sprechen, in der Hoffnung, dass sie – ob Vater oder Mutter – diese Verletzung als solche zugeben und sich in das Bindungsbedürfnis ihres Kindes einfühlen. Dieses offene Kommunizieren über Bindungsgefühle und über die Akzeptanz und Würdigung dieser Gefühle durch die Eltern stellt eine Art Feuerprobe für die Erwartungen dar, die sich mit dem Skript der sicheren Basis verbinden. Gelungene Umsetzungen dieses Skripts wiederum vermitteln sowohl dem Heranwachsenden als auch den Eltern neue Informationen, die ihnen dazu dienen, ihre inneren Arbeitsmodelle zu revidieren und auf den neuesten Stand zu bringen. Die Wiederherstellung der Bindungsbeziehung zwischen den Beteiligten bereitet die Bühne für das kooperative Aushandeln der üblichen Zielkonflikte und der für die meisten sicheren Kind-Eltern-Beziehungen charakteristischen Identitätsfragen.

Zusammenfassung

Um die Dinge zusammenzufassen: Soweit es um die Behandlung gewisser symptomatischer bzw. problematischer Verhaltensweisen Heranwachsender geht, betrachten wir bindungsbasierte Therapieformen für diese Altersgruppe als einen geeigneten transdiagnostischen Ansatz. Mit dem vorliegenden Beitrag wollen wir in erster Linie aufzeigen, dass die Palette der diversen Behandlungsmöglichkeiten – individuelle Arbeit mit Heranwachsenden, einzel- oder gruppentherapeutische Arbeit mit Eltern sowie Familienarbeit, bei der es speziell um die Eltern-Kind-Dyade geht – viele Gemeinsamkeiten aufweist. Verglichen mit anderen evidenzbasierten Behandlungsformen für Jugendliche zielen die bindungsbasierten Formen in erster Linie auf die inneren Arbeitsmodelle und auf die Kommunikation, die das Bindungselement in den Eltern-Kind-Beziehungen aufrechterhält. Mit der Konzentration auf Bindungsverletzungen und Empathieversagungen erweisen die bindungsbasierten Therapien sich als einzigartige Methode zur Intervention in den symptomatischen Zyklus, der die meisten Familien kennzeichnet, die wegen der psychischen Störungen eines heranwachsenden Kindes um Behandlung nachsuchen. Nach unserer Überzeugung wird eine Behandlung, die im Wesentlichen auf Problemlösung und Situationsbewältigung durch die Eltern setzt, vergleichsweise wirksamer sein, wenn zunächst ein gewisses Maß an Vertrauen und Bindungssicherheit in der Eltern-Kind-Beziehung wiederhergestellt ist.

Die Beschäftigung mit diesen definitorischen Fragen eröffnet der Bindungsforschung neue Möglichkeiten. Sind bindungsbasierte Therapien für die ganze Bandbreite der psychischen Störungen und problematischen Verhaltensweisen Jugendlicher geeignet? Lassen sich Veränderungen, die durch bindungsbasierte Therapien zustande kommen, mit den etablierten Forschungsmethoden erfassen? Sind die psychische Verfassung oder der Bindungsstil von Einfluss darauf, wie Jugendliche und ihre Bezugspersonen auf die Behandlung ansprechen? Haben bindungsbasierte Therapien, die in erster Linie die Bezugsperson ins Visier nehmen, einen Einfluss auf die Eltern-Kind-Beziehung und auf die Bindungssicherheit des heranwachsenden Kindes? Und umgekehrt: Sind Interventionen, die den Jugendlichen ins Visier nehmen, von Einfluss auf die Beziehung, und steigern sie die Fähigkeit der Bezugsperson zur empathischen und feinfühligen Reaktion? Welche Rolle spielt die Vorgeschichte für die Aufdeckung und Behandlung von Bindungsverletzungen? Wenn wir bindungsbasierte Therapien und den Veränderungsprozess verständlich darstellen, können wir uns diesen Fragen mit Hilfe der etablierten Methoden der Adoleszentenforschung nähern.

Literatur

Alexander, J. F., Waldron, H. B., Robbins, M. S., & Neeb, A A. (2013): *Functional family therapy for adolescent behavior problems*. Washington, D. C. (American Psychological Association).

Allen, J. P. (2008):. The attachment system in adolescence. In: J. Cassidy & P. R. Shaver (Hrsg.), *Handbook of attachment: Theory, research, and clinical applications* (2. Aufl.), New York, NY (Guilford Press), S. 419–35.

Bevington, D., Fuggle, P., Fonagy, P., Target, M. & Asen, E. (2013): Innovations in practice: Adolescent Mentalization-Based Integrative Therapy (AMBIT) – a new integrated approach to working with the most hard to reach adolescents with severe complex mental health needs. *Child and Adolescent Mental Health,* 18 (1), S. 46–51.

Bowlby, J. (1976): *Trennung*. München (Kindler).

Bretherton, I. & Munholland, K. A. (2008): Internal working models in attachment relationships: Elaborating a central construct in attachment theory. In: J. Cassidy & P. R. Shaver (Hrsg.), *Handbook of attachment: Theory, research, and clinical applications* (2. Aufl.), New York, NY (Guilford Press), S. 78–102.

Diamond, G. S., Reiss, B., Diamond, G. M., Siqueland, L. & Isaacs, L. (2002): Attachment-based family therapy for depressed adolescents: A treatment development study. *Journal of the American Academy of Child and Adolescent Psychiatry,* 41, S. 1190–1196.

Diamond, G. S., Wintersteen, M. B., Brown, G. K., Diamond, G. M., Gallop, R., Shelef, K. & Levy, S. (2010): Attachment-based family therapy for adolescents with suicidal ideation: A randomized controlled trial. *Journal of the American Academy of Child and Adolescent Psychiatry,* 49 (2), 2010, S. 122–131.

Dozier, M. & Kobak, R. (1992): Psychophysiology in adolescent attachment interviews: Convergent evidence for deactivating strategies. *Child Development,* 63, S. 1473–1480.

Eagle, M. N. (2006): Attachment, psychotherapy, and assessment: A commentary. *Journal of Consulting and Clinical Psychology,* 74 (6), S. 1086–1097.

George, C., Kaplan, N. & Main, M. (1984): *Adult Attachment Interview protocol.* Unveröffentl. Manuskript, University of California at Berkeley.

George, C., Kaplan, N. & Main, M. (1985):. *Adult Attachment Interview protocol* (2. Aufl.). Unveröffentl. Manuskript, University of California at Berkeley.

George, C., Kaplan, N. & Main, M. (1996): *Adult Attachment Interview protocol* (3. Aufl.). Unveröffentl. Manuskript, University of California at Berkeley.

Greco, L. A. & Hayes, S. C. (2011): *Akzeptanz und Achtsamkeit in der Kinder- und Jugendlichenpsychotherapie.* Weinheim, Basel (Beltz).

Kazdin, A. E. (2005): *Parent management training: Treatment for oppositional, aggressive, and antisocial behavior in children and adolescents.* New York (Oxford University Press).

Kerig, P. K., Swanson, J. A. & Ward, R. M. (2012): Autonomy with connection. In: P. K. Kerig, M. S. Schulz & S. T. Hauser (Hrsg.), *Adolescence and beyond: Family processes and development*, New York (Oxford University Press), S. 134–153.

Kobak, R. & Duemmler, S. (1994): Attachment and conversation: A discourse analysis of goal-corrected partnerships. In: K. Bartholomew & D. Perlman (Hrsg.), *Advances in personal relationships.* Bd. 5: *Attachment processes in adulthood.* London (Jessica Kingsley), S. 121–149.

Kobak, R. & Madsen, S. (2008): Disruptions in attachment bonds: Implications for theory, research, and clinical intervention. In: Cassidy, J. & Shaver, P. (Hrsg.), *Handbook of attachment: Theory, research, and clinical applications* (2. Aufl.), New York (Guilford Press), S. 23–47.

Kobak, R. R., Cole, H. E., Ferenz-Gillies, R. & Fleming, W. S. (1993): Attachment and emotion regulation during mother-teen problem solving: A control theory analysis. *Child Development*, 64 (1), S. 231–245.

Kobak, R., Cassidy, J., Lyons-Ruth, K. & Ziv, Y. (2006): Attachment, stress and psychopathology: A developmental pathways model. In: D. Cicchetti & D. Cohen (Hrsg.), *Developmental psychopathology* (2. Aufl.), Bd. 1, Hoboken, NJ (Wiley), S. 333–69.

Kross, E. & Ayduk, O. (2011): Making meaning out of negative experiences by self distancing. *Current Directions in Psychological Science*, 20 (3), S. 187–191.

Main, M. (1990): Cross-cultural studies of attachment organization: Recent studies, changing methodologies, and the concept of conditional strategies. *Human Development*, 33, S. 48–61.

Main, M. & Goldwyn, R. (1998): *Adult attachment scoring and classification system, Version* 6.0. Unveröffentl. Manuskript, University of California at Berkeley.

Micucci, J. A. (2008): *Adolescents in family therapy: Harnessing the power of relationships* (2. Aufl.). New York (Guilford Press).

Mikulincer, M. & Shaver, P. R. (2007): *Attachment in adulthood: Structure, dynamics, and change*. New York (Guilford Press).

Moretti, M. M. & Obsuth, I. (2009): Effectiveness of an attachment-focused manualized intervention for parents of teens at risk for aggressive behaviour: The Connect Program. *Journal of Adolescence*, 32 (6), S. 1347–1357.

Moretti, M. M., Holland, R. & Peterson, S. (1994): Long term outcome of an attachment-based program for conduct disorder. *The Canadian Journal of Psychiatry*, 39, S. 360–370.

Smetana, J. G. (2011). *Adolescents, families, and social development: How teens construct their worlds*. Chichester, England (Wiley-Blackwell).

Sroufe, L. A. (1988): The role of infant–caregiver attachment in development. In: J. Belsky & T. Nezworski (Hrsg.), *Clinical implications of attachment*. Hillsdale, NJ (Erlbaum), S. 18–38.

Sroufe, L. A. (2005): Attachment and development: A prospective, longitudinal study from birth to adulthood. *Attachment and Human Development*, 7, S. 349–367.

Vaughn, B. E., Coppola, G., Veríssimo, M., Monteiro, L., Santos, A. J., Posada, G. et al. (2007): The quality of maternal secure base scripts predicts children's secure base behavior at home in three socio-cultural groups. *International Journal of Behavioral Development*, 31, S. 65–76.

ULRIKE AMANN

Substanzmissbrauch im Jugendalter und Bindungserfahrungen: Wissenschaftliche Ergebnisse und Erfahrungen aus der Praxis der Jugend-Suchtstationen clean.kick und clean.kids

Im Rahmen des Austestens ihrer Grenzen, von Risikoverhalten und der Suche nach »kicks« gehört das Experimentieren mit Suchtmitteln, meist zunächst mit den legalen Drogen Nikotin und Alkohol, zur Entwicklung von Jugendlichen. Bei psychisch stabilen und sozial gut integrierten Jugendlichen mündet dies in der Regel in einen meist kontrollierten Konsum legaler Substanzen bei gleichzeitiger Bewältigung von altersangemessenen Entwicklungsaufgaben. Jugendliche, die jedoch aufgrund von familiären Vorbelastungen und dysfunktionalen Bindungserfahrungen labilisiert und früh traumatisiert sind – mit den Erfahrungen von Vernachlässigung und/oder Parentifizierung und früher Übernahme von Verantwortung für selbst instabile Elternteile –, sind dabei hochgradig gefährdet, zur Selbstregulation einen schädlichen Gebrauch von Suchtmitteln zu betreiben, mit der Folge, dass sie später von diesen Substanzen abhängig werden. Dies führt in Verbindung mit meist komorbid vorhandenen jugendpsychiatrischen Störungen zu erheblichen gesundheitlichen und psychosozialen Beeinträchtigungen.

In diesem Beitrag werden zunächst Zusammenhänge zwischen Substanzkonsum und Bindungsentwicklung erläutert; diese Überlegungen werden mittels der Ergebnisse einer Studie zu Bindungsrepräsentationen suchtmittelabhängiger Jugendlicher und ihrer Eltern ergänzt. Im Anschluss werden die sich daraus ergebenden Implikationen für die Behandlung der betroffenen Jugendlichen erläutert und wird ihre Umsetzung in den Jugendsuchtstationen *clean.kick* und *clean.kids* dargestellt.[1]

Ausgangslage

Die jährlich veröffentlichten Zahlen des Bundesministeriums für Gesundheit zum Suchtmittelkonsum Jugendlicher beschreiben eine eher rückläufige Tendenz, was die Anzahl konsumierender Jugendlicher insgesamt betrifft (BzGA 2009). Dennoch gibt es eine Risikogruppe Jugendlicher, die einen besonders exzessiven Konsum von Alkohol und/oder verschiedenen anderen Substanzen betreibt. Dabei handelt es sich in der Regel um einen sehr früh begonnenen und unkritisch betriebenen Konsum, der oft zu der Entwicklung einer Abhängigkeit mit schweren gesundheitlichen und psychosozialen Beeinträchtigungen führt.

Bei einer großen Zahl substanzenkonsumierender Jugendlicher gibt es eine hohe Komorbidität mit anderen jugendpsychiatrischen Störungen, und es liegen multiple psychosoziale Belastungsfaktoren wie Sucht und andere psychische Erkrankungen eines Elternteils, häufige Beziehungsabbrüche und instabile familiäre Beziehungen sowie traumatische Erfahrungen vor. Insbesondere wenn es in der Familie Suchterkrankungen gibt, wirkt sich dies auf die Bindungsentwicklung der betroffenen Kinder aus, wenn durch die Erkrankung wenig kontinuierliche elterliche Wärme und Unterstützung vorhanden ist (Klein 2003, 2009). Gleichzeitig zeigen Kinder alkoholabhängiger Väter weniger Verhaltensstörungen, wenn eine sichere Bindung zur Mutter vorhanden ist (Eiden 2013).

Das Risiko für die Kinder, selbst süchtig zu werden, ist dann besonders hoch, wenn ein häufiger Wechsel von Bezugspersonen erfolgt, Gewalt in der Familie ausgeübt und Hilfe von außen nicht in Anspruch genommen wird (Klein 2009). Schuldgefühle und Rollenumkehr durch eine Übernahme von Verantwortung für die betroffenen Eltern(teile) sowie Loyalitäts- und Ambivalenzkonflikte (Klein 2009) stellen für solche Kinder oder Jugendliche eine erhebliche Belastungssituation dar, die eine gesunde Entwicklung behindern kann.

Verschiedene Erklärungsansätze zur Entstehung von Sucht betonen den Beziehungsaspekt und legen einen Zusammenhang zur Bindungsentwicklung nahe.

Bereits Stierlin (1980) schrieb dem Substanzkonsum bei vernachlässigten Adoleszenten eine kompensatorische Funktion als Ersatz für ersehnte, aber vorenthaltene Zuwendung zu. Psychodynamisch geprägte Ansätze sehen die »Droge als Liebesobjekt, [das] wichtiger ist als jeder Mensch« (Rost 2005, S. 151). Auch Rost (2005) beschreibt dysfunktionale Beziehungen mit einer Nähe-Distanz-Problematik, Rollenumkehr und fehlenden Generationengrenzen als für suchtbelastete Familien charakteristisch. Diese Konstellationen erschweren den betroffenen Jugendlichen altersangemessene Ablösungsschritte und Abgrenzung. Befragt man

Jugendliche in Suchtbehandlung nach möglichen »Beziehungsbotschaften« an die Suchtmittel, werden Sätze geäußert wie: »Du bist das Einzige, was mich nicht im Stich lässt«, »Du warst immer da« oder: »Durch dich fühlte ich mich teilweise etwas besser« (Aussagen von Jugendlichen in der Gruppentherapie in clean.kids).

Die im Folgenden vorgestellten Forschungsergebnisse beschäftigen sich mit den Zusammenhängen zwischen Substanzgebrauch im Jugendalter und Bindungserfahrungen und berücksichtigen die Auswirkungen traumatischer Erfahrungen der betroffenen Jugendlichen und ihrer Eltern(teile) auf die Bindungsentwicklung.

Forschungsstand

Bindung im Jugendalter

Analog zu den Strategien sicherer bzw. unsicherer Bindung im Kindesalter sind im späteren Jugend- und Erwachsenenalter Bindungsrepräsentationen erkennbar, die als interne Arbeitsmodelle und Organisation von Bindung zu verstehen sind. Der Begriff der inneren Arbeitsmodelle wurde erstmals von Bowlby (2006 a) eingeführt. Diese Modelle werden aus den Interaktionsmustern und -erfahrungen, die als Kind mit den primären Bindungspersonen gemacht wurden, aufgebaut (Bowlby 2006 a). Sie ermöglichen es, das eigene Bindungsverhalten und die damit verbundenen Gefühle und Gedanken zu regulieren sowie das der Bezugspersonen zu interpretieren und vorauszusagen. Sie bilden den Verarbeitungsstatus der bindungsrelevanten Lebenserfahrungen ab und beinhalten eine Gedächtnisorganisation, die den Zugang zu diesen Informationen erleichtern oder erschweren kann (Main et al. 1985). Bindungsrepräsentationen bilden also die Bewertung und emotionale Integration der Bindungserfahrungen ab (Zimmermann & Becker-Stoll 2001) und sind bei Jugendlichen deutlich differenzierter als Bindungsmodelle bei Kleinkindern (Bretherton 2001).

Man geht davon aus, dass die Bindungsentwicklung in den ersten fünf Lebensjahren sehr von Umgebungsfaktoren beeinflusst ist und während der gesamten Kindheit und Jugendzeit sensibel auf Veränderungen im Umfeld reagiert. Unter bestimmten Bedingungen kann von einer Stabilität und Vorhersagbarkeit des Bindungstyps über die ersten 18 Lebensjahre hinweg ausgegangen werden (Van IJzendoorn 1995; Van IJzendoorn & Bakermans-Kranenburg 1997). Eine signifikante Übereinstimmung zwischen der Bindungsqualität in den ersten beiden Lebensjahren und Bindungsrepräsentation im Jugendalter konnte jedoch nicht durchgängig nachgewiesen werden. Es ist davon auszugehen, dass sich sowohl sehr frühe Einflüsse im Entwicklungsverlauf wie auch Erfahrungen von Unterstützung, emotionaler Zuwendung bzw. Zurückweisung, die bis ins Jugendalter gemacht werden, auf die Bindungsrepräsentationen Jugendlicher auswirken; dasselbe gilt für die Bindungsrepräsentation der primären Bezugsperson selbst (Bowlby 2006 b, Zimmermann & Becker-Stoll 2001). Welche Rolle dabei Temperament und Persönlichkeitsfaktoren spielen, ist noch nicht vollständig geklärt (Van IJzendoorn 1995). Die spätere Bindungsrepräsentation wird also nicht allein durch das Bindungsmuster der ersten Lebensjahre bestimmt. Ihre Qualität resultiert vielmehr aus der Gesamtheit der bindungsrelevanten Erfahrungen mit den Eltern bis zum Jugendalter (Zimmermann & Becker-Stoll 2001; Van IJzendoorn & Bakermans-Kranenburg 1997).

Der große Einfluss der bindungsrelevanten Erfahrungen auf die Entwicklung im Jugendalter zeigt sich im Umgang mit Belastungen und in der Art der Emotions- und Verhaltensregulation. Aber auch Selbstbild und Identität des Jugendlichen sowie soziale Kompetenzen und die Art der Beziehungsgestaltung sind maßgeblich von bindungsrelevanten Erfahrungen und den daraus resultierenden Bindungsrepräsentationen abhängig (Zimmermann & Becker-Stoll 2001). Bei suchtmittelabhängigen Jugendlichen fällt klinisch oft eine deutliche Beeinträchtigung der Selbstregulation von Emotionen und Verhalten auf, was das Vorliegen einer unsicheren Bindungsentwicklung nahelegt, sofern man nicht die Substanzwirkung selbst dafür verantwortlich machen kann.

Eine mangelnde emotionale Bindung hinterlässt auch neuroradiologisch nachweisbare Veränderungen im Gehirn (Hüther 2006). Mittlerweile gibt es auch Erkenntnisse darüber, dass sich frühkindliche Trennungserfahrungen in Form von langfristigen Veränderungen in den Reifungsprozessen des zentralen Nervensystems sowie in der basalen Cortisolreaktion auswirken, also die allgemeine Stressreaktion betreffen (Hüther 2006).

Insbesondere kritische Lebensereignisse wie die Trennung von den Eltern, der Verlust eines Elternteils durch Tod, Erfahrungen von Misshandlung und Missbrauch zeigen im Jugendalter Auswirkungen auf die internen Bindungskonzepte, wobei auch hier Faktoren wie z. B. die gute Beziehung zu einer verlässlichen anderen Person protektiv wirken können (Grossmann & Grossmann 2012; Van IJzendoorn & Bakermans-Kranenburg 1997). Umgekehrt »besteht die allgemeine Überzeugung, dass sichere Bindungen zu einem generalisierten Gefühl von Kompetenz und Selbstachtung führen« (Fonagy 2006, S. 55). Auch wenn man davon ausgeht, dass Bindungsrepräsentationen beständiger und fester verankert sind als die frühen Bindungsmuster, können sie durch andere, korrigierende Beziehungserfahrungen – auch im Zusammenhang mit einer Therapie – im Jugend- und Erwachsenenalter beeinflusst werden (Ziegenhain 2001). Während das Experimentieren mit Suchtmitteln im Jugendalter aus bindungstheoretischer Sicht zunächst als alterstypisches Risikoverhalten gesehen werden kann, das die Autonomieentwicklung vorantreibt (Schleiffer 2007), ist vor allem dann von einer Gefährdung auszugehen, wenn protektive Faktoren, zu denen auch und in besonderem Ausmaß eine ausreichend sichere Bindungsentwicklung gehört, fehlen.

Bindung und Sucht

Zu den transgenerationalen Zusammenhängen zwischen Bindungsentwicklung und Suchtmittelmissbrauch bzw. -abhängigkeit liegen nur wenige Studien vor.

Rosenstein und Horowitz (1996) untersuchten jugendliche psychiatrische Patienten mit Substanzgebrauch und ihre Mütter hinsichtlich ihrer Bindungsstile und fanden eine hohe Übereinstimmung zwischen Müttern und Jugendlichen. Es zeigte sich ein Zusammenhang zwischen Verhaltensstörungen und distanzierendem Bindungsstil, wobei sich im Rahmen der Forschungsfragestellung der Substanzmissbrauch im Vergleich zur Verhaltensstörung als der schwächere Prädiktor erwies.

Im deutschsprachigen Raum führte Schindler (2005, 2009, 2013) verschiedene Studien überwiegend zu opiatabhängigen Adoleszenten und ihren Familien durch. Er fand bei den betroffenen jungen Menschen überwiegend einen ängstlich-vermeidenden Bindungsstil (nach der Klassifikation von Bartholomew und Horowitz 1991), dessen Ausprägung signifikant mit der Schwere der Drogenabhängigkeit korrelierte (Schindler 2005). Darüber hinaus beschrieb er familiäre Bindungsmuster, die sich aus den Bindungsstilen der einzelnen Familienmitglieder ergaben (Schindler 2005, 2013).

Verschiedene Studien beschäftigen sich vor allem mit den Auswirkungen elterlicher Sucht auf die Kinder (Trost 2003, 2013, Suchman et al. 2006, Steinhausen et al. 2006, Klein 2003, 2009). Trost beschreibt neben den Folgen mütterlichen Drogenkonsums auf die Kinder auch die Notwendigkeit effektiver Hilfsangebote für diese Zielgruppe (Trost 2013).

Die Vergleichbarkeit der vorliegenden Studien zu Bindung und Sucht ist dadurch erschwert, dass zum einen sehr unterschiedliche Instrumente zur Erfassung der Bindungsrepräsentationen eingesetzt wurden, die entsprechend mit unterschiedlichen Klassifikationen assoziiert sind. Zum anderen unterscheiden sich die untersuchten Populationen deutlich in ihrer Herkunft. So zog z.B. Schindler (2005, 2009) in seinen Studien meist opiatabhängige Adoleszente heran, die in einer ambulanten Familientherapie waren, bzw. rekrutierte in seiner Vergleichsstudie zu substanzspezifischen Unterschieden nicht-klinische Besucher einer Techno-Disco, während in der hier vorzustellenden Studie Jugendliche in stationärer Entzugsbehandlung mit meist polytoxen Konsummustern untersucht wurden.

Bindung und Trauma

Wegen der großen Zahl traumatischer Erfahrungen bei suchtmittelkonsumierenden Jugendlichen wird hier auch auf die Zusammenhänge zwischen traumatischen Erfahrungen und Bindungsentwicklung eingegangen. Es hat sich gezeigt, dass insbesondere intrafamiliäre Traumatisierungen gravierende Folgen haben, da hier potenziell schützende Bezugspersonen gleichzeitig Verursacher (oder auch nicht schützende Zeugen) der erlebten Traumata sind. Dies löst bei den betroffenen Kindern permanente Furcht in der Beziehung zu diesen Bezugspersonen aus und führt gleichzeitig zur Aktivierung des Bindungssystems und der damit verbundenen Suche nach Nähe zur Bindungsperson. Das aus diesem Dilemma resultierende Kollabieren von Verhaltensstrategien zeigt sich schließlich in der Entwicklung hochunsicherer Bindungsmuster bzw. schwerwiegender Bindungsstörungen (Main & Hesse 1990; Schechter 2006; Brisch 2006).

Darüber hinaus konnte gezeigt werden, dass sich vor allem nicht verarbeitete traumatische Erfahrungen der wichtigsten Bezugspersonen, in der Regel also häufig der Mütter, auf die Bindungsentwicklung auswirken. Schechter (2006) beschreibt als Ergebnis seiner klinischen Studie zu Müttern mit Gewalterfahrungen und ihren Kleinkindern eine Interaktion, in der die Bezugsperson im Kontakt mit dem Kind in Sprache und Handeln das traumatische Erlebnis reinszeniert. Dies wirkt sich auf die psychische Situation beider aus und beeinflusst insbesondere die Entwicklung der Affektregulation des Kindes. Posttraumatisch belastete Mütter hatten, bedingt durch physiologische Fehlregulationen, bei entsprechenden Auslösern wie Wutanfällen des Kindes Schwierigkeiten, das Kind zu beruhigen und ihm feinfühlig beizustehen, erlebten sich vielmehr als hilflos und überfordert und nicht in der Lage, das Geschehen angemessen zu reflektieren. Der dann möglicherweise folgende depressive Rückzug der Bezugsperson führt in einen Teufelskreis von erneut ausgelöster Verzweiflung und Aktivierung des

Bindungssystems bei fehlender Koregulation durch eine feinfühlig reagierende Bindungsperson. Auch Pleyer (2004) beschreibt diesen »co-traumatischen« Kreislauf mit Fehldeutung kindlicher Signale in seinem Konzept der parentalen Hilflosigkeit.

Bindungsrepräsentationen suchtmittelabhängiger Jugendlicher und ihrer Eltern

Die hier vorzustellende eigene Studie befasst sich mit der Fragestellung, welche Bindungsrepräsentationen bei suchtmittelkonsumierenden Jugendlichen vorherrschend sind, und untersucht die transgenerationalen Zusammenhänge.

Stichprobe

Die relativ kleine Stichprobe bestand aus 15 Jugendlichen im Alter von 16 bis 18 Jahren mit Abhängigkeitsdiagnose, die sich zum Untersuchungszeitpunkt in stationärer Entzugsbehandlung auf der Station *clean.kick* befanden. Die Stichprobe wies eine hohe Ähnlichkeit mit der Grundgesamtheit der behandelten Jugendlichen der Station auf. So waren 11 der befragten Jugendlichen männlichen Geschlechts. Vier Jugendliche lebten in stationärer Jugendhilfe, acht bei der leiblichen Mutter (vier davon mit Stiefvater), drei beim leiblichen Vater. Es konnten 12 Elternteile in die Studie einbezogen werden.

Methodik

Mit allen Studienteilnehmern wurde das Adult Attachment Interview (George et al. 1984/1985/1996) durchgeführt. Dabei handelt es sich um ein halbstrukturiertes Interview, das die mentalen Bindungsrepräsentationen erfasst und ab dem Alter von 16 Jahren anwendbar ist. Das Interview bezieht neben bindungsrelevanten Erfahrungen – die es einordnet und bewertet – auch autobiographische Fakten ein. Die qualitative Auswertung anhand operationalisierter Kriterien erfolgte durch externe geschulte »Rater«. Diese ordnen die Probanden einer der im Folgenden beschriebenen Bindungsrepräsentationen zu (Tab. 1).

Als *sicher-autonom* (Free-autonomous) klassifizierte Jugendliche und Erwachsene zeichnen sich durch eine »gelungene Integration von Autonomie und emotionaler Verbundenheit« (Ziegenhain 2001, S. 172) aus. Sie verfügen meist über

TAB. 1: Bindungsmuster im Kleinkindalter und Bindungsrepräsentationen Jugendlicher und Erwachsener

Kleinkind	Jugendliche/Erwachsene
Sicher (B)	Sicher-autonom (F)
Unsicher-vermeidend (A)	Unsicher-distanzierend (Ds od. D)
Unsicher-ambivalent (C)	Unsicher-präokkupiert (E)
Desorientiert/desorganisiert (D)	Unverarbeiteter Bindungsstatus (U od. UD) Cannot classify (CC)

gute soziale Kompetenzen und ein höheres Selbstwertgefühl sowie insgesamt über eine gute seelische Gesundheit.

Personen mit *unsicher-distanzierenden* Bindungsrepräsentationen (Dismissing), die sich meist aus wenig liebevollen bis ablehnenden Beziehungserfahrungen in der Kindheit entwickeln (Gloger-Tippelt 2001), neigen in Problemsituationen eher zu sozialem Rückzug und suchen selten Rat und Unterstützung von Freunden (Zimmermann & Becker-Stoll 2001). Es besteht ein Zusammenhang nicht nur zu Trennungserfahrungen, sondern auch zu mangelnder emotionaler Responsivität der Eltern, die – als Abwehr der damit verbundenen negativen Gefühle – zur Verdrängung des Bindungswunsches führt. Unsicher-distanzierende Bindungsmodelle treten laut bisherigem Forschungsstand seltener in klinischen Stichproben auf als unsicher-präokkupierte.

Unsicher-präokkupierte Bindungsrepräsentationen (Enmeshed/entangled) entstehen in der Regel aus widersprüchlichem Erziehungsverhalten, das sich selten in offener Zurückweisung zeigt. Meist wurde vom Kind eine erhöhte Aufmerksamkeit für die Bedürfnisse der Eltern gefordert, altersangemessene Abgrenzung und Ablösungsschritte im Jugendalter werden dadurch erschwert. Typisch ist auch eine Überforderung durch Rollenumkehr und Parentifizierung, die z. B. bei Kindern mit einem psychisch kranken Elternteil gehäuft auftritt (Gomille 2001). Der präokkupierte Bindungsstatus tritt häufig bei klinischen Probanden auf, oft auch in Kombination mit einem unverarbeiteten Bindungsstatus. Er wirkt sich meist in einem negativen Selbstbild, mangelndem Vertrauen in Beziehungen sowie Schwierigkeiten bei der Emotionsregulation aus (Gomille 2001). Menschen mit einem solchen Bindungsstatus haben gelernt, ihre Bindungsbedürfnisse »übersteuert« zum Ausdruck zu bringen, und sind oft unsicher bezüglich interpersonaler Grenzsetzungen.

Ein *unverarbeiteter* Bindungsstatus (Unresolved) ist in der Regel mit einschneidenden Erfahrungen von Trauma und Verlust verbunden. Neben Misshandlung und sexuellem Missbrauch spielen hierbei längere oder häufige Trennungen von Bindungspersonen oder deren Tod eine für die Entstehung relevante Rolle. Entscheidend für die Zuordnung ist jedoch nicht die Erfahrung für sich, sondern das Ausmaß der Verarbeitung bzw. Traumatisierung (Hauser 2001). Frühe Traumatisierung führt meist zu einer Einschränkung der Fähigkeit zur Selbstreflexion sowie einer erhöhten Vulnerabilität vor allem für eine Borderline-Störung und dissoziative Symptomatik (Hauser 2001). Sie ist mit einer hohen Wahrscheinlichkeit der Weitergabe traumatischer Erfahrungen an die eigenen Kinder verbunden (Oliver 1993). Immer wieder ist dabei auch die eigene Fähigkeit zur Erinnerung an das traumatische Ereignis eingeschränkt (partielle Amnesie) oder abgespalten (Dissoziation).

Hesse (1996) schlug später eine weitere Klassifikation vor, die als *»nicht klassifizierbar«* (cannot classify – *CC*) bezeichnet wurde und die überwiegend in klinischen Stichproben auftritt (Gloger-Tippelt 2001; Hesse 1996). Der Kategorie *cannot classify* (CC) wird zugeordnet, wenn keine einzelne der beschriebenen Repräsentationen vorherrschend ist oder im Interview ein genereller Zusammenbruch in der Diskursstrategie – im Gegensatz zu einem partiellen beim unverarbeiteten Bindungsstatus (U) – erkennbar wird (Hesse 1996). Dies zeigt sich in einer sehr geringen Kohärenz des Erzählten.

Häufig ist hier ein Wechsel zwischen den beiden inkompatiblen oder widersprüchlichen Kategorien *vermeidend* und *präokkupiert* (Hesse 1996). Andere Jugendliche oder Erwachsene, die als *CC* klassifiziert werden, zeigen dagegen keinerlei Strategie, mit bindungsrelevanten Themen umzugehen. Die Kategorie *cannot classify* kommt vor allem bei Menschen mit psychiatrischen Krankheitsbildern, psychisch kranken Straftätern und sexuell missbrauchten Frauen vor und sollte daher nicht als »Abfalleimer für seltene Fälle« (Hesse 1996, Übersetzung d. Verfasserin) gesehen werden.

Bisher noch nicht vollständig geklärt ist, unter welchen Umständen traumatische Erfahrungen in einer *unverarbeiteten (U)* versus einer *cannot classify (CC)*-Bindungsrepräsentation resultieren. Bezüglich der CC-Klassifikation vermuten Steele und Steele (2001, S. 333): »Den Fällen gemeinsam scheint eine schwerwiegende und wiederholte traumatisierende Erfahrung zu sein.«

Die Klassifikationen unsicher-distanzierend und unsicher-präokkupiert werden als organisierte Formen unsicherer Bindung (im Folgenden als *unsichere Bindungsrepräsentationen* zusammengefasst) gesehen, die häufig mit gewissen Beeinträchtigungen bis hin zu psychischen Störungen verbunden sind, jedoch ist nicht immer von einer klinischen Relevanz auszugehen. Sie sind eher als Risikofaktoren zu sehen, die die Entwicklungsrisiken eingeschränkter sozialer oder emotionaler Kompetenzen bergen (Green & Goldwyn 2002).

Der unverarbeitete Bindungsstatus und die Kategorie *cannot classify* dagegen werden als *hochunsichere Bindungsrepräsentationen* bezeichnet, die mit erheblichen Störungen in der seelischen Entwicklung verbunden und daher überwiegend in klinischen Populationen vorzufinden sind. Wie die im ICD-10 und DSM-IV beschriebenen Bindungsstörungen sind sie entwicklungspsychopathologisch relevant und ähneln diesen im Erscheinungsbild häufig. Im Gegensatz zu den in der Nosologie psychischer Störungen beschriebenen Bindungsstörungen handelt es sich bei der hochunsicheren Bindung um ein entwicklungspsychologisches Konzept. Beide beschreiben jedoch Bindungsverhaltensweisen, die stark von den erwarteten Verhaltensweisen abweichen (Ziegenhain 2009).

Weitere Instrumente

Neben der Erfassung der Bindungsrepräsentationen wurde mit den jugendlichen Probanden der JTCI 12–18 (Junior Temperament and Character Inventory) zur Einschätzung von Persönlichkeitsfaktoren (Cloninger et al 1999; Goth & Schmeck 2009) durchgeführt sowie der ACE-Score (Adverse Childhood Experiences) zur Quantifizierung von belastenden und traumatisierenden Entwicklungsbedingungen (Felliti et al 1998) erhoben. Es wurden darüber hinaus Daten aus der Basisdokumentation der Kinder- und Jugendpsychiatrie, die für die Station *clean.kick* um das Modul Sucht erweitert ist (Englert et al. 1998, 2000; Gsellhofer et al 1993), hinzugezogen.

Ergebnisse

Was die Bindungsklassifikationen der befragten Jugendlichen anging, stellte sich heraus, dass neun von 15 Jugendlichen einem hochunsicheren Bindungstyp, davon sieben der Kategorie CC, zuzuordnen waren. Die sechs unsicher gebundenen Jugendlichen gehörten allesamt der unsicher-distanzierenden Kategorie an. Sicher gebundene Jugendliche waren in der Stichprobe, wie zu erwarten war, nicht zu finden.

Was die befragten Elternteile anging – um eine vergleichbare Auswertung in Dyaden zu ermöglichen, wurden die beiden Väter, die, wie sich herausstellte, nicht Hauptbezugsperson waren, nicht in die Auswertung einbezogen –, so gehörten acht Mütter einer hochunsicheren Bindungskategorie (sechs davon CC) sowie je eine den Kategorien unsicher-distanzierend und unsicher-präokkupiert an.

Der Subgruppenvergleich hochunsicher und unsicher gebundener Jugendlicher ergab keine relevanten Unterschiede hinsichtlich Alter, Konsumbeginn, Konsummuster und dem Auftreten einer komorbiden Störung, jedoch war die klinische Ausprägung der jeweiligen Symptomatik in der Gruppe hochunsicher gebundener Jugendlicher, insbesondere was die Verhaltens- und Emotionsregulation angeht, deutlich höher.

Des Weiteren hatten alle hochunsicher gebundenen Jugendlichen Mütter, bei denen eine Sucht- oder andere psychische Erkrankung oder Labilität vorlag, bei den unsicher gebundenen Jugendlichen war dies nur bei 33 % der Fall. Bei den meist abwesenden Vätern war der Anteil von Sucht/psychischer Erkrankung in beiden Gruppen sehr hoch, wobei bei den hochunsicher gebundenen Jugendlichen häufig so wenig Wissen über die Väter vorlag, dass dies in 45 % der Fälle nicht zu beurteilen war.

In der Einschätzung der Persönlichkeitsfaktoren ergaben sich keine signifikanten Unterschiede zwischen den beiden Subgruppen. Was die Anzahl der belastenden und traumatisierenden Entwicklungsbedingungen anging, lagen die hochunsicher gebundenen Jugendlichen mit einem Durchschnitt von 4,8 (von 10) Items im ACE-Score hoch signifikant über dem Ergebnis der unsicher gebundenen Jugendlichen, bei denen im Schnitt 2,5 belastende Ereignisse vorlagen.

In der Auswertung der zehn Mutter-Jugendlichen-Dyaden ergab sich bei der Hälfte eine hochunsichere Bindungsrepräsentation bei beiden. Drei hochunsicher gebundene Mütter hatten unsicher gebundene Kinder, und in zwei Dyaden waren sowohl die Mutter als auch das Kind unsicher gebunden. Mütter mit einer unsicheren Bindungsrepräsentation hatten also in dieser Stichprobe keine hochunsicher gebundenen Kinder. Besonders interessant hinsichtlich der Untersuchung von Schutz- und Bewältigungsfaktoren erwies sich die Analyse der Gruppe hochunsicher gebundener Mütter mit unsicher gebundenen Kindern: Hier zeigte sich in der Vorgeschichte der befragten Mütter eine ähnliche Belastungssituation wie in der Gruppe, in der beide Generationen hochunsicher gebunden waren. Die Belastungen zeigten sich vor allem im Ausmaß traumatisierender Erfahrungen in der Kindheit und im jungen Erwachsenenalter. Allerdings fiel auf, dass die Mütter in ihrem Erwachsenleben im Vergleich deutlich mehr Erlebnisse gelungener Bewältigung erlebt hatten, was sich z. B. in Form mittlerweile befriedigender Partnerschaften, in einer größeren Zufriedenheit mit der beruflichen Situation und mit Freizeitaktivitäten und einer aktuell geringeren psychischen Belastung zeigte. Im Gegensatz zu den nach wie vor hochbelasteten Müttern der Gruppe mit hochunsicher gebundenen Jugendlichen hatten die eben erwähnten Mütter auch psychotherapeutische Hilfe in Anspruch genommen und als unterstützend erlebt und hatten häufiger andere relevante Bezugspersonen gehabt. Dies scheint zu zeigen, dass es Bewältigungsfaktoren gibt, die sich zum einen stabilisierend auf die eigene Situation im Erwachsenenalter, zum anderen transgenerational positiv im Sinne einer sichereren Bindungsrepräsentation bei den Kindern auswirken, auch wenn sie die eigene Bindungsrepräsentation im Erwachsenenalter nicht mehr beeinflussen.

Des Weiteren ließ sich aus den Auswertungen der Dyaden ableiten, dass die Jugendlichen mit hochunsicheren Bindungsrepräsentationen, also diejenigen, die auch die am meisten belasteten Mütter hatten, größere Mühe hatten, sich auf eine stationäre Behandlung mit Abwesenheit von zu Hause einzulassen, Maßnahmen wie stationäre Jugendhilfe häufiger abgebrochen hatten und seltener für eine anschließende Langzeittherapie zu motivieren waren, auch wenn diese dringend indiziert war. Stattdessen erlebten sie die Beziehung zur Mutter als sehr eng und neigten zur Idealisierung, sie nahmen zu Hause meist eine parentifizierte Rolle ein. Altersangemessene Ablösungsschritte waren dadurch erschwert, dass die Jugendlichen auf unterschiedlichen Wegen dafür sorgten, dass sie z. B. aus Jugendhilfemaßnahmen oder aus der stationären Behandlung vorzeitig nach Hause zurückkehren oder dort verbleiben konnten. Die Trennung von den Vätern war in dieser Gruppe meist so früh erfolgt, dass die Jugendlichen diese nicht hatten bewusst kennenlernen können, die Beziehung zu Stiefvätern war oft von Gewalterfahrungen geprägt. Auch hatten diese Jugendlichen die meisten Wechsel im Bezugsumfeld, d. h. immer wieder neue Konstellationen von Bezugspersonen, einschneidende Umzüge etc. erlebt und zeigten klinisch mehr Einschränkungen in der Beziehungsgestaltung und Verhaltens- und Emotionsregulation.

Zusammengefasst, lassen sich die Ergebnisse der Studie dahingehend interpretieren, dass Substanzabhängigkeit bei Jugendlichen sehr häufig mit tiefgreifenden Bindungsstörungen verbunden ist. Sie scheint vor allem aus der fehlenden feinfühligen Coregulation der oft für ihre Kinder alleine verantwortlichen und hoch belasteten Mütter und dem Fehlen korrigierender Beziehungserfahrungen zu resultieren. Die Fähigkeit zur Selbstregulation ist bei diesen Jugendlichen nur wenig ausgeprägt, das Suchtmittel scheint hier eine kompensatorische Funktion zu übernehmen.

Die in der Stichprobe gehäuft auftretenden Konstellationen von biographisch nachvollziehbaren Beeinträchtigungen und psychischen Störungen der Mütter und Abwesenheit der Väter haben meist eine Parentifizierung und/oder Rollenumkehr der damit überforderten Kinder zur Folge. Dies führt – weil eine Ablösung kaum möglich ist – zu einer eingeschränkten Autonomieentwicklung der Jugendlichen. Vorhandene Autonomiewünsche werden in diesem Zusammenhang oft dysfunktional im Suchtmittelkonsum ausgelebt (Pseudo-Autonomie).

Relevanz der Ergebnisse

Bewältigungsfaktoren

Wie die Ergebnisse der Untersuchung an einer sehr kleinen Stichprobe zeigen, scheint es protektive und kompensierende Faktoren zu geben, die dazu führen können, dass eine hochunsichere Bindungsrepräsentation in der Elterngeneration nicht automatisch an die Kinder weitergegeben wird. Hierzu gehören 1.) korrigierende Beziehungserfahrungen; 2.) eine befriedigende berufliche Tätigkeit, 3.) eine sinnvolle aktive Freizeitgestaltung und 4.) eine positive Bewältigung psychischer Belastung (z. B. durch Psychotherapie).

Die Bedeutung dieser Faktoren wird anhand des folgenden Fallbeispiels, der hochunsicher gebundenen Mutter Frau C.[2] und ihres Sohnes Christian, der einer unsicheren Bindungsrepräsentation zugeordnet wurde, verdeutlicht.

Frau C., deren Sohn Christian zum Interviewzeitpunkt zur Entzugsbehandlung auf der Station *clean.kick* war, wuchs bei beiden Elternteilen auf. Sie litt als Kind sehr unter der Alkoholabhängigkeit der Mutter und deren damit verbundenem unberechenbaren Verhalten. Sie beschreibt ein Gefühl der Angst und Anspannung, was sie auch »Grundangst« nennt und das sich auch in einer »Angst, Situationen nicht zu meistern«, bei ihr manifestiert hat und sie bis heute begleitet. Die belastete Ehe der Eltern und die häusliche Gewalt trugen zusätzlich dazu bei, dass sie ihr Umfeld als wenig Sicherheit bietend und Beziehungen als nicht einschätzbar erlebte. Frau C. musste zu Hause bereits früh Verantwortung für ihre jüngeren Geschwister sowie in der Landwirtschaft und Gaststätte der Eltern übernehmen. Ein Brand auf dem elterlichen Hof hinterließ bei ihr zusätzlich Schuld- und Ohnmachtsgefühle.

Frau C. gelang es jedoch mit der Zeit, sich bei sportlichen Aktivitäten als selbstwirksam zu erleben, dies motivierte sie, sich nach ihrer Schulzeit zur Sportlehrerin ausbilden zu lassen. Eine erste Ehe mit einem alkoholabhängigen Mann, Christians Vater, scheiterte. Sie erkrankte an einer Depression und begab sich in Behandlung, danach konnte sie wieder in ihrem zweiten erlernten Beruf im sozialen Bereich tätig sein und erlebt diesen als befriedigend. Nach wie vor treibt sie ausgiebig Sport, hat auch Erfolge in Wettkämpfen; sie lebt inzwischen in einer langjährigen stabilen Partnerschaft.

Christian beschreibt die Beziehung zur Mutter als gut, idealisiert diese teilweise. Den leiblichen Vater, von dem die Mutter sich getrennt hat, als er ein Jahr alt war, habe er nur ein Mal gesehen. Zum Stiefvater, der seit mehreren Jahren in der Familie lebe, habe er eine gute Beziehung. Neben den oben beschriebenen Belastungsfaktoren (Angst/Depressivität der Mutter in der Vorgeschichte, Alkoholabhängigkeit des Vaters, mehrere Umzüge) sowie einer Aufmerksamkeitsstörung (ADHS) konnte er offensichtlich von der zunehmenden Stabilität in der Familie nach der Trennung der Eltern profitieren, zumal seine Mutter mit der Inanspruchnahme adäquater Behandlung während ihrer depressiven Erkrankung für ihn eine gute Vorbildfunktion übernahm. Des Weiteren berichtete Christian über gute Beziehungen zur Großmutter, bei der er früher die Ferien verbracht habe, sowie zu den drei älteren Geschwistern. Er hatte bei der Aufnahme zur stationären Behandlung bereits einen Schulabschluss und somit selbst eine wichtige Voraussetzung für die weitere berufliche Weichenstellung. Er absolvierte die Behandlung in clean.kick erfolgreich, auch wenn er einmalig rückfällig wurde und danach – eine Woche vor dem regulären Ende der Behandlung – die Station verließ; er stabilisierte sich in der ambulanten Nachbehandlung weiter.

Implikationen für die Behandlung

Aus den vorgestellten Ergebnissen der Studie lassen sich folgende Implikationen für die Behandlung Suchtmittel konsumierender Jugendlicher ableiten:

Zunächst ist es wichtig, in Behandlung und Diagnostik Bindungsaspekte in die Bewertung einzubeziehen, da die neben der Sucht meist bestehende komorbide Symptomatik, insbesondere die eingeschränkte Verhaltens- und Emotionsregulation, mit diesen in Zusammenhang steht und aus dem Blickwinkel der Bindungsforschung besser nachvollziehbar ist. Für die Zeit der Behandlung sind im Umgang mit den Jugendlichen verlässliche Bezugspersonen im Team sowie eine Kooperation mit den Angehörigen in Familiengesprächen von großer Bedeutung.

Um den oft in ihrer Bindungsfähigkeit beeinträchtigten Jugendlichen Erfolgserlebnisse zu ermöglichen und sie dadurch in ihrem Selbstwirksamkeitserleben zu bestärken, ist es wichtig, klare und erreichbare Ziele zu definieren und realistische Perspektiven zu erarbeiten, die auch über die Behandlungszeit hinaus Halt und Orientierung vermitteln.

Zuletzt ist es für die Behandlung unabdingbar, die häufig komplexen Traumatisierungen der Jugendlichen in Therapie und Alltag zu berücksichtigen und ein möglichst traumasensibles Milieu, in dem Jugendliche vor weiteren Grenzüberschreitungen geschützt sind, zu bieten.

Wie auf den Jugend-Suchtstationen *clean.kick* und *clean.kids* versucht wird, diese Aspekte umzusetzen, wird im Folgenden dargestellt.

Behandlung von Substanzen konsumierenden Jugendlichen

Entwicklung der Jugendsuchtbehandlung von 2002 bis 2012

Im Jahr 2002 wurde am Zentrum für Psychiatrie Weissenau[3] die Jugenddrogenstation clean.kick eröffnet. Diese bot zunächst 15 Behandlungsplätze für Jugendliche im Alter von 14 bis 18 Jahren (+/–2 J.) an.

Voraussetzung für die Behandlung auf der offen geführten Station ist eine freiwillige Übereinkunft, d.h. die Jugendlichen und ihre Sorgeberechtigten müssen einen Behandlungsvertrag unterschreiben, in dem sie auch Maßnahmen wie der Durchsuchung der Kleidung und des Gepäcks (»Filzen«), beaufsichtigten Urinkontrollen etc. zustimmen. Das Versorgungsgebiet der Station – der in den ersten Jahren einzigen Jugendsuchtstation in Baden-Württemberg – umfasste das gesamte Bundesland, mittlerweile wurde eine weitere Jugendsuchtstation in Nordwürttemberg eröffnet. Es werden auch Jugendliche aus angrenzenden Bundesländern und aus Vorarlberg aufgenommen.

Neben der stationären Versorgung besteht die Möglichkeit ambulanter Behandlung in der dazugehörigen psychiatrischen Institutsambulanz (PIA). Diese wird sowohl für ambulante Vorgespräche wie auch für die Nachsorge genutzt; dabei wird auf therapeutische Beziehungskontinuität geachtet. Für Jugendliche aus der Region besteht die Möglichkeit, dass sie – auch über einen längeren Zeitraum – nur ambulant behandelt werden.

Das Angebot richtet sich an die Zielgruppe Jugendlicher, die einen ausgeprägten schädigenden Substanzgebrauch betreiben, der bereits zu körperlichen oder seelischen Folgeerkrankungen geführt hat oder Beeinträchtigungen in Verhalten und Urteilsfähigkeit mit negativen Konsequenzen in zwischenmenschlichen Beziehungen nach sich zieht. Darüber hinaus an Jugendliche, die bereits manifest abhängigkeitskrank sind, und an Jugendliche die psychisch krank sind und Suchtmittel missbrauchen. Mittlerweile hat sich zumindest im angloamerikanischen Sprachraum die Erkenntnis durchgesetzt, dass vor allem im Jugendalter eine Unterscheidung zwischen schädlichem Gebrauch und Abhängigkeit wenig zielführend ist. Abgeleitet von der dort inzwischen eingeführten Bezeichnung *substance use disorders* wird im deutschen Sprachraum auch zunehmend der Begriff »substanzbezogene Störungen« verwendet.

Die Erfahrungen der ersten Jahre machten deutlich, dass für viele Jugendliche nach der Regelbehandlungszeit von neun Wochen in *clean.kick* eine weiterführende Maßnahme zur Aufrechterhaltung der Abstinenz und Unterstützung weiterer Entwicklungsschritte notwendig war. Nachdem Jugendliche anfangs immer wieder in in großer räumlicher Entfernung liegende Langzeittherapieeinrichtungen für Jugendliche vermittelt wurden, was für diese eine große Hürde und einen abrupten Beziehungsabbruch bedeutete, wurde im Jahr 2008 vor Ort in gemeinsamer Trägerschaft mit einem großen Träger der Jugend-, Sucht- und Altenhilfe die Einrichtung JUST (Jugendsuchttherapie) eröffnet. Dies führte dazu, dass Jugendliche eher bereit waren, nach der Behandlung in *clean.kick* eine derartige Maßnahme in Anspruch zu nehmen, und erleichterte den Übergang in JUST, da es zwischen *clean.kick* und JUST Schnittmengen wie Krisenintervention, nach Absprache gegenseitige Besuche sowie die Einrichtungen übergreifende Familienseminare gab. Aufgrund der mit der dreifachen Kostenträgerschaft von Jugendhilfe, Krankenversicherungen und Rentenversicherungsträgern verbundenen komplexen Antragsstellungsverfahren und aus anderen ökonomischen Gründen musste die Einrichtung jedoch im Jahr 2011 wieder geschlossen werden.

Eine weitere Erkenntnis aus den Erfahrungen in *clean.kick* war die Tatsache, dass sowohl die Gruppengröße wie auch das Altersspektrum der Jugendlichen zu groß waren. Dies führte zur Planung der Station *clean.kids,* die in einem Anbau der bisherigen Station im Jahr 2010 eröffnet wurde und acht Behandlungsplätze für jugendliche Konsumenten im Alter von 12 bis 15 Jahren bietet. Im gleichen Zuge konnte die Gruppengröße der Station *clean.kick* auf 12 Jugendliche verringert werden.

Aufgrund der kleineren Gruppengröße und der Tatsache, dass die jüngeren Patient(inn)en häufiger noch keinen abhängigen Substanzkonsum betreiben, seltener intoxikiert aufgenommen werden und entsprechend weniger Entzugssymptomatik zeigen, wird in *clean.kids* – anders als in *clean.kick* – kein separater Aufnahme- und Entgiftungsbereich vorgehalten. Die Jugendlichen kommen gleich in die Behandlungsgruppe und nehmen in der Regel von Anfang an am regulären

Therapieprogramm teil, das aus regelmäßigen Einzeltherapiegesprächen, therapeutischen Gruppen, Klinikschule, Ergotherapie, Reittherapie, hauswirtschaftlichem Training, erlebnistherapeutischen Angeboten sowie Sport- und Freizeitprogramm besteht. Die reguläre Behandlungszeit ist in *clean.kids* mit 12 Wochen länger als in *clean.kick*. Dies trägt der Tatsache Rechnung, dass die jüngeren Jugendlichen zum einen seltener eine suchtspezifische Anschlussmaßnahme in Anspruch nehmen, zum anderen oft stärker komorbid und psychosozial beeinträchtigt sind, so dass die Behandlung und der Beziehungsaufbau mehr Zeit in Anspruch nehmen. Die kleinere Gruppe und ein altersangemessenes Regelwerk ermöglichen den Kindern und Jugendlichen, die oft erhebliche Schwierigkeiten in der Beziehungsgestaltung zeigen, ein angemesseneres Milieu, in dem sie vor Übergriffen und Ausnutzungssituationen mehr geschützt sind, als es in einer größeren Gruppe mit deutlich älteren Jugendlichen und jungen Erwachsenen möglich wäre.

Die ersten Erfahrungen der altersdifferenzierten Stationen zeigen, dass die jüngeren Jugendlichen noch seltener motiviert sind, freiwillig zur Behandlung zu kommen und dort zu bleiben, es bedarf bei ihnen viel mehr einer klaren Haltung des Umfelds, um sie zum Durchhalten zu bewegen. Wo diese – was in brüchigen Familien mit hoher Belastung häufig der Fall ist – nicht vorhanden ist, führt dies immer wieder zu Behandlungsabbrüchen, teils mit, teils ohne Rückkehr. In Einzelfällen ist eine Behandlungsbereitschaft nur dann zu erreichen, wenn ansonsten eine geschlossene Unterbringung erfolgt. Bei den älteren Jugendlichen in *clean.kick* hingegen ist häufiger auch eine Eigenmotivation spürbar. Auch gerichtliche Auflagen spielen dort eine größere Rolle. Trotz des sehr jungen Alters kommen auch Kinder und Jugendliche in *clean.kids* oft erst nach einer längeren Konsumphase. Ziel ist weiterhin, dafür zu werben, dass vor allem komplex belastete Kinder und Jugendliche bereits bei beginnendem Konsum vermittelt werden.

Altersentsprechend übertreten die jüngeren Jugendlichen noch häufiger die vorgegebenen Regeln, insbesondere das geltende Rauchverbot, was sich mitunter beziehungsbelastend auswirkt. Viele von ihnen kommen aus einem wenig verlässlichen familiären Umfeld mit mehreren Beziehungsabbrüchen und wenig Aufsicht und Steuerung, wirken entsprechend vernachlässigt und scheinen noch größere Bindungsprobleme zu haben. Umso mehr können sie über einen längeren Zeitraum von verlässlichen Beziehungen, klaren Regeln und Grenzen und Erfolgserlebnissen profitieren und aufgrund ihrer noch kindlichen Bedürfnisse Zuwendung und Fürsorge gut annehmen – auch wenn sie oft altersunangemessene Autonomie fordern. Während es bei älteren Jugendlichen in der Regel darum geht, sie in ihrer Eigenverantwortung zu stärken, ist das Ziel bei den jüngeren Jugendlichen in *clean.kids* viel häufiger auch die Stärkung der Übernahme von Verantwortung von Seiten des Umfelds. Wo diese bei den Eltern(teilen) nicht zu erreichen ist, geht es darum, professionelle Hilfe – bis hin zur Fremdunterbringung über die Jugendhilfe – zu initiieren.

Auf beiden Stationen kommt es immer wieder zu Behandlungsabbrüchen der Jugendlichen wie auch zu Unterbrechungen von Seiten der Station, wenn anhaltend massive Regelverstöße erfolgen, körperliche Gewalt angewendet wird oder Suchtmittel auf die Station gebracht werden. Im Sinne einer Intervallbehandlung sind diese Abbrüche immer mit einem in der Regel zeitnahen Wiederaufnahmeangebot verbunden. Die Altersdifferenzierung führte auch auf der Station *clean. kick* zu einem Anstieg der durchschnittlichen Verweildauer, was am ehesten der kleineren und altershomogeneren Gruppe zuzuschreiben ist.

Was das Konsummuster angeht, konsumieren Jugendliche in den letzten Jahren überwiegend Alkohol und Cannabis sowie immer wieder neu auf den Markt kommende Substanzen wie Hustenstiller, Antihistaminika, sog. Research chemicals (z.B. »Badesalze«) und synthetische Cannabinoide (»Kräutermischungen«). Typisch ist ein wahlloser und unkritischer Mischkonsum. Der Konsum von Inhalanzien (»Deo ziehen«) dagegen ist fast nur in der jüngsten Altersgruppe vorzufinden und führt in der Regel zu massiven kognitiven Beeinträchtigungen.

Was die komorbiden Störungen angeht, zeigen sich in allen Altersgruppen vor allem Störungen des Sozialverhaltens mit oder ohne Hyperaktivität und/oder emotionale Störungen. Klinisch zeigt sich die Symptomatik überwiegend in einer Beeinträchtigung der Verhaltens- und Emotionsregulation, was, wie oben beschrieben, einen Zusammenhang zur Bindungsentwicklung der Jugendlichen nahelegt.

Wichtige Aspekte in der Behandlung Suchtmittel konsumierender Jugendlicher

BEZUGSPERSONENARBEIT Der oben dargestellte Zusammenhang zwischen (hoch) unsicheren Bindungserfahrungen und der Kompensation durch Suchtmittel legt nahe, dass die Erfahrung verlässlicher Beziehungen eine Grundvoraussetzung für das Aufgeben des Suchtmittelkonsums und der damit verbundenen Pseudo-Autonomie ist und erst echte Autonomie und altersangemessene Ablösungsschritte ermöglicht. Die Aufgabe, für die Jugendlichen in diesem Sinne zumindest über einen gewissen Zeitraum eine »sichere Basis« darzustellen, erfordert insbesondere von den im pädagogischen Alltag mit den Jugendlichen arbeitenden Mitarbeiter(innen) ein hohes Maß an Feinfühligkeit und Verständnis, da Beziehungen von Jugendlichen, die viele Beziehungsabbrüche und Vernachlässigung erlebt haben, häufig auf die Probe gestellt werden. Hier gilt es, dies unter dem Aspekt fehlender sicherer Bindungserfahrungen zu sehen und neben klarer Grenzsetzung auf der Verhaltensebene weiter als eine Bezugsperson zur Verfügung zu stehen, die weder die Person des Jugendlichen noch die Tragfähigkeit der Beziehung in Frage stellt. Wenn es gelingt, den Jugendlichen im Laufe der Behandlung als »externe Regulationshilfe« (Ziegenhain 2009) zur Verfügung zu stehen, können diese lernen, ihre eigenen Bedürfnisse wahrzunehmen und angemessen zu äußern. In einem weiteren Schritt können dann innerhalb des verlässlichen Bezugssystems Strategien der Selbstregulation erlernt und eingeübt werden.

Durch die Arbeit im Bezugsteam, das aus fallverantwortlichem Therapeuten und pflegerisch erzieherischer Bezugsperson besteht, und die Verfügbarkeit mehrerer Ansprechpartner auf der Station wird es auch Jugendlichen, die noch wenig Vertrauen in zwischenmenschliche Beziehungen haben, möglich, sich langsam an die Beziehung »heranzutasten«, bevor ein Sich-Einlassen auf eine Bezugsperson erfolgt.

Fonagy (2006) betont, wie wichtig es ist, negative Affekte und Aggressivität nicht nur als Verhaltensprobleme zu sehen, sondern als Folge von angsterfüllten Erlebnissen in der Kindheit, die eine angemessene Affektregulation erschweren und so immer wieder zu neuen negativen Erfahrungen in zwischenmenschlichen Beziehungen führen, während erfolgreiche Bindungserfahrungen immer mehr untergraben werden. Dabei ist es wichtig zu wissen, dass für Jugendliche mit einem ohnehin brüchigen Selbstbild Kritik an einzelnen Verhaltensweisen als Infragestellen der ganzen Person erlebt wird und zu entsprechend starken Reaktionen führen kann.

Was die Intervallbehandlung angeht, so bleibt auch weiterhin zu diskutieren, inwieweit eine Unterbrechung der Behandlung von Seiten hochunsicher gebundener Jugendlicher als Beziehungsabbruch, Scheitern und Zurückweisung erlebt wird. Ein Umdenken in Richtung eines von den Bindungserfahrungen abhängigen Vorgehens würde dem Behandlungsteam jedoch viel abverlangen, würde dies doch bedeuten, dass den meist als am herausforderndsten erlebten Jugendlichen eine Behandlungsunterbrechung erspart wird. Dies ist unter dem Aspekt der Wahrung eines gewalt- und drogenfreien Stationsmilieus jedoch nicht immer zu gewährleisten. Um den Jugendlichen ausreichend Sicherheit und Verlässlichkeit zu vermitteln, ist eine Beziehungskontinuität jedoch auch über mehrere

Behandlungsintervalle relevant und eine Wiederaufnahme nach einer Entlassung möglichst zeitnah zu planen.

FAMILIENTHERAPIE Um suchtmittelkonsumierenden Jugendlichen anhaltend Stabilität und idealerweise auch Abstinenzfähigkeit zu vermitteln, ist das Einbeziehen der Familie, insbesondere der Eltern(teile), in die Behandlung unabdingbar. Dabei sind zunächst eine akzeptierende Haltung gegenüber allen Mitgliedern und oft auch die Enttabuisierung abwesender Familienmitglieder erforderlich.

Eltern, die selbst von Sucht oder anderen psychischen Störungen betroffen sind, erleben sich in ihrem erzieherischen Einfluss oft als wenig selbstwirksam, was ohnehin vorhandene Ohnmachtsgefühle verstärkt. Hilfreich in der Behandlung der Jugendlichen ist dabei, wenn die vorhandenen Beeinträchtigungen und deren mögliche Auswirkungen auf die Bindungssicherheit, Selbstregulation und Autonomieentwicklung berücksichtigt werden. Das Setting der Behandlungsstation und die Bezugspersonen der Jugendlichen können mitunter Vorbildfunktion übernehmen, was eine klare Grenzsetzung und das Treffen verbindlicher Absprachen, aber auch die Gewährleistung von Schutz und Fürsorge bedeutet. Ziel ist es in der Arbeit mit den Eltern, diese darin zu unterstützen, sich selbst als in ihrem Erziehungsverhalten wirksamer zu erleben.

In Familien, in denen die Jugendlichen eine parentifizierte Rolle einnehmen, geht es in familientherapeutischen Prozessen auch darum, Verantwortung wieder angemessen zu verteilen und, wenn Fürsorge und Schutz für die Kinder und Jugendlichen nicht gewährleistet werden kann, auch andere Hilfssysteme, insbesondere die der Jugendhilfe, einzubeziehen.

Je nach (Entwicklungs-)Alter der Jugendlichen sollte daher der Fokus familientherapeutischer Arbeit mehr auf einer Stärkung des erzieherischen Einflusses, der Schutz- und Fürsorgefunktionen oder eben auf der Unterstützung altersangemessener Ablösungsschritte im Sinne einer »bezogenen Individuation«[4] (Stierlin 1980) liegen.

GELUNGENE BEWÄLTIGUNG UND PROTEKTIVE FAKTOREN Ein therapeutisches Angebot für jugendliche Suchtpatienten sollte nicht nur die Erfahrung eines schützenden Rahmens mit verlässlichen Beziehungsangeboten ermöglichen, sondern auch einen Rahmen bieten, innerhalb dessen die jungen Menschen Erfolgserlebnisse haben können. Laucht (2006) beschreibt »Erfahrungen gelungener Bewältigung« als zweiten wichtigen Faktor für die Entwicklung von Resilienz – neben positiven Bindungsbeziehungen. »Ein Kind, das sich einer Belastung gewachsen zeigt, kann aus dieser Erfahrung gestärkt hervorgehen und damit günstige Voraussetzungen schaffen, künftige Anforderungen erfolgreich zu bestehen« (Laucht 2006, S. 65). Das heißt, dass insbesondere dann, wenn positive Bindungserfahrungen (noch) nicht vorhanden sind und das Vertrauen in soziale Beziehungen (noch) nicht besteht, solche »Mastery-Erfahrungen« (Bandura 1994) von besonderer Bedeutung sind und stabilisierend wirken können, während Beziehungsaspekte möglicherweise erst im Laufe der Zeit zum Tragen kommen.

Ein Behandlungsangebot für suchtmittelabhängige Jugendliche, das die besonderen Aspekte und Folgen ihrer oft hochunsicheren Bindungsmuster berücksichtigt, sollte daher möglichst viele Anreize bieten, sich und sein Verhalten als wirksam zu erleben. Dazu gehören auch Aktivitäten, die unmittelbar Erfolgserlebnisse ermöglichen, wie z. B. erlebnistherapeutische Einheiten, deren kurzfristige und langfristige positive Wirkungen nachgewiesen wurden (Schag 2009).

Die Formulierung von erreichbaren Therapiezielen, die in möglichst kurzen Zeitspannen anvisiert werden, so dass erste Erfolge möglichst schnell erlebbar sind, kann dazu beitragen, Jugendlichen Motivation und Selbstvertrauen zu vermitteln. Hierbei ist die Haltung der therapeutischen und pädagogischen Bezugspersonen von besonderer Bedeutung. Diese sollten auch kleine Entwicklungsschritte als Erfolge benennen können und die Jugendlichen durch Reflexion und positive Konnotation derselben bestärken, denn nur Erfolge, die als solche bewertet werden, sind längerfristig auch wirksam (Bandura 1994). Für Jugendliche mit Suchterfahrung, die häufig an das Erleben von Extremen gewöhnt sind, ist gerade diese Sichtweise, kleine, unspektakuläre Schritte als Vorankommen zu sehen, eine noch unbekannte Möglichkeit, die in ihrem Wert erst erkannt werden muss.

Um allen betroffenen Jugendlichen diese Erfahrungen gelungener Bewältigung und die damit verbundene Selbstbestätigung und Selbstwirksamkeit zu vermitteln, bedarf es einer breiten Palette an therapeutischen Angeboten, die jedem jugendlichen Patienten individuell und entsprechend seinen Ressourcen Entwicklungsherausforderungen bieten. So können beispielsweise Ergotherapie, sportliche Aktivität, aber auch die Alltagsbewältigung mit ihren Anforderungen an Selbständigkeit und Initiative als ein Übungsfeld hierfür gesehen werden.

Wie die Ergebnisse der vorgestellten Studie zeigen, erweisen sich neben Psychotherapie und korrigierenden Beziehungserfahrungen auch eine befriedigende berufliche Tätigkeit und eine sinnvolle und aktive Freizeitgestaltung als kompensierend und protektiv hinsichtlich der Lebensgestaltung mit und Weitergabe von hochunsicheren bzw. unsicheren Bindungsmustern. Dies weist darauf hin, dass in der Therapie von Jugendlichen mit Suchtstörungen und häufig hochunsicheren

Bindungsrepräsentationen ein besonderes Augenmerk auf die Schaffung entsprechender Voraussetzungen gelegt werden muss. Hier kommt vor allem der Klinikschule und Freizeitangeboten, die idealerweise auch im zukünftigen Umfeld durchgeführt werden können und mit sozialen Kontakten verknüpft sind, eine wichtige Bedeutung zu. Die konkrete Vorbereitung zur Umsetzung »draußen« sollte auch bei der Planung der Entlassung eine Rolle spielen.

TRAUMASENSIBILITÄT Da bei den zu behandelnden Jugendlichen überdurchschnittlich häufig traumatisierende Entwicklungsbedingungen dem Konsum zugrunde liegen, ist es wichtig, entsprechende Zusammenhänge zu kennen und die Funktion des Suchtmittels als Bewältigungsversuch anzuerkennen. Auch konsumassoziierte Traumatisierungen wie Prostitution, Gewalt und sexuelle Ausnutzung in der Szene sind in der Behandlung zu berücksichtigen.

Von besonderer Bedeutung ist es daher, ein Milieu zu bieten, das Gewaltfreiheit, Schutz und Sicherheit bietet. Bezugspersonen sollten in ihrem Verhalten klar und berechenbar sein, Angst induzierende Verhaltensweisen wie lautes, aggressives Auftreten oder ausgedehntes erzwungenes Alleinsein (»Zimmerzeit«) sollten insbesondere bei traumatisierten und stark in ihrer Bindungsentwicklung beeinträchtigten Jugendlichen vermieden werden. Die Regulierung von Kontakten nach außen, auch wenn sie von Jugendlichen oft nicht gerne akzeptiert wird, trägt ebenso zum Schutz bei wie eine Hausordnung, die z. B. gegenseitige Zimmerbesuche, sexuelle Beziehungen und die Verwendung von Medien einheitlich und transparent regelt.

Psychoedukativ ist es sowohl in der Einzeltherapie mit den Jugendlichen wie auch in familientherapeutischen Gesprächen von großer Bedeutung, den Zusammenhang zwischen Suchtmittelkonsum, (früher) Traumatisierung und Bindungsentwicklung verständlich zu machen und dabei auch die von den Eltern(teilen) berichteten eigenen traumatisierenden Erfahrungen und bindungsrelevanten Ereignisse zu berücksichtigen.

Inwieweit traumatherapeutisch im engeren Sinne mit den Jugendlichen während der stationären Behandlung gearbeitet wird, ist individuell und abhängig davon, ob z. B. ein begonnener Prozess ambulant fortgeführt werden kann und inwieweit dies für die Aufrechterhaltung einer Abstinenz hilfreich erscheint. Häufig sind während der mit 9 bis 12 Wochen doch eher kurzen Behandlungszeit die Sicherstellung eines schützenden Umfeldes nach der Behandlung – unter Umständen auch durch Initiierung einer Fremdunterbringung – und die Sensibilisierung der Jugendlichen für Selbstfürsorge und Selbstschutz, z. B. auch in der Auswahl der Freunde und sozialen Kontakte, vorrangig. Es kommen jedoch auch traumatherapeutische Verfahren – insbesondere der Stabilisierung – in der stationären Behandlung zum Einsatz.

VERNETZUNG Die in diesem Kapitel ausgeführten Aspekte machen deutlich, dass die stationäre Behandlung alleine zwar wichtige Anstöße geben kann und durch den Abstand zum bisherigen Umfeld Abstinenz oft erst ermöglicht. Dennoch ist es bei den in der Regel komplex belasteten Jugendlichen erforderlich, bereits während der Behandlung neben der Familie auch andere Kontaktstellen und Hilfesysteme einzubeziehen.

Dabei sind insbesondere Jugendämter die Hauptansprechpartner, und von ähnlicher Bedeutung sind bisher bereits bestehende und neu initiierte Kontakte zu Bezugspersonen der ambulanten oder stationären Jugendhilfe. Häufig bedarf es auch der Einbeziehung des Suchthilfesystems, z. B. der Suchtberatungsstellen oder geeigneter Langzeittherapieeinrichtungen für Jugendliche, um eine angemessene Nachsorge und Aufrechterhaltung der erreichten Stabilität zu gewährleisten. Auch eine anschließende psychotherapeutische Behandlung, wenn diese indiziert ist, oder eine kinder- und jugendpsychiatrische Behandlung – z. B. bei Medikation und/oder Komorbidität – sollte rechtzeitig vor der Entlassung initiiert werden, um den Behandlungserfolg zu sichern.

Von besonderer Bedeutung ist auch die Kooperation zwischen Klinikschule und Heimatschule. Da viele Jugendliche vor der Aufnahme auf die Station in der Schule gescheitert waren und mit den Folgen – wie Konflikten, Rückstufungen oder Schulausschluss – konfrontiert waren, sind neue, positive Schulerfahrungen im kleinen und geschützten schulischen Rahmen auf der Station von besonderer Bedeutung. Um diese im Anschluss fortsetzen zu können, bedarf es eines engen Austauschs mit der Schule vor Ort. Ziel dabei sollte sein, eine den Leistungen und Vorerfahrungen der Jugendlichen entsprechende Beschulung zu gewährleisten, die Lehrer vor Ort für die besondere Situation des Jugendlichen zu sensibilisieren und die Reintegration zu unterstützen.

Fazit

Die vorgestellten Forschungsergebnisse und Erfahrungen legen nahe, dass es bedeutsam ist, Suchtmittel missbrauchende Jugendliche aufgrund ihrer meist komplexen Belastungen möglichst früh zu erreichen. Die häufig belastenden und traumatisierenden Vorerfahrungen und daraus resultierenden (hoch)unsicheren Bindungsrepräsentationen zeigen sich klinisch häufig in der Beziehungsgestaltung sowie in eingeschränkten Fähigkeiten der Verhaltens- und Affektregulation. Behandlungsangebote für Jugendliche sollten daher in einem traumasensiblen und schützenden Milieu Bindungsaspekte berücksichtigen sowie die Familien und andere relevante Bezugspersonen einbeziehen. In der Behandlungsplanung sollte darauf geachtet werden, durch herausfordernde Angebote und Zielformulierungen individuell Erfolgserlebnisse zu vermitteln und Strategien der Selbstregulation zu erarbeiten. Um eine positive Entwicklung auch über den Behandlungszeitraum hinaus zu unterstützen, bedarf es der Vernetzung mit anderen Hilfeanbietern (insbesondere der Jugendhilfe) und der gemeinsamen Erarbeitung realistischer Perspektiven.

Anmerkungen

1 Die Inhalte dieses Beitrags sind im Wesentlichen meiner Dissertation (Amann 2009) entnommen und wurden um die aktuellen Erfahrungen der altersdifferenzierten Stationen – nach Eröffnung der Station clean.kids im Jahr 2010 – erweitert.
2 Alle wurden Namen geändert.
3 Inzwischen ZfP Südwürttemberg.
4 Stierlin (1980) prägte den in der systemischen Therapie verwendeten Begriff. Er beschreibt die Fähigkeit, sich abzugrenzen, eigene Ziele und Ideale zu verfolgen und gleichzeitig Teil eines familiären Gefüges und in Beziehung zur Herkunftsfamilie zu bleiben.

Literatur

Ainsworth, M. D. S. & Bell, S. M. (1970): Bindung, Exploration und Trennung am Beispiel des Verhaltens einjähriger Kinder in einer »Fremden Situation«. In: K. E. Grossmann & K. Grossmann (Hrsg.) (2003), *Bindung und menschliche Entwicklung*. Stuttgart (Klett-Cotta), S. 146–168.
Amann, U. (2009): *Bindungsrepräsentationen suchtmittelabhängiger Jugendlicher und ihrer Eltern*. Norderstedt (GRIN-Verlag).
Basisdokumentation (BADO) der Jugend-Drogenstation clean.kick. Unveröffentlicht (2005, 2006, 2007).
Bandura, A. (1994): Self-efficacy. In: F. S. Ramachaudran (Hrsg.), *Encyclopedia of human behaviour*, Bd. 4. New York (Academic Press), S. 71–81.
Bartholomew, K. & Horowitz, L. M. (1991): Attachment styles among young adults: A test of a four-category model. *Journal of Personality and Social Psychology*, 61, S. 226–244.
Bowlby, J. (2006 a): *Bindung und Verlust*. Bd. 1: *Bindung*. München u. a. (Reinhardt).
Bowlby, J. (2006 b): *Bindung und Verlust*. Bd. 3: *Verlust: Trauer und Depression*. München u. a. (Reinhardt).

Bretherton, I. (2001): Zur Konzeption innerer Arbeitsmodelle. In: G. Gloger-Tippelt (Hrsg.), *Bindung im Erwachsenenalter,* 1. Aufl. Bern (Hans Huber), S. 52–74.
Brisch, K. H. (2006): Bindungsstörungen und Trauma. In: K. H. Brisch & T. Hellbrügge (Hrsg.), *Bindung und Trauma.* 2. Aufl. Stuttgart (Klett-Cotta), S. 105–135.
BZgA (Bundeszentrale für gesundheitliche Aufklärung) (2009): *Die Drogenaffinität Jugendlicher in der Bundesrepublik Deutschland 2008. Eine Wiederholungsbefragung der Bundeszentrale für gesundheitliche Aufklärung, Köln. Verbreitung des Alkoholkonsums bei Jugendlichen und jungen Erwachsenen.* Köln (BZgA).
Cloninger, C. R., Przybeck, T. R., Svrakic, D. M. & Wetzel, R. D. (1999): *Das Temperament und Charakter-Inventar. TCI: Manual.* Frankfurt a. M. (Swets und Zeitlinger).
Eiden, R. D. (2013): Zur Bindungssicherheit von Alkoholikerkindern. Eine Längsschnittstudie und ihre Relevanz für Intervention und Behandlung. In: K. H. Brisch (Hrsg.), *Bindung und Sucht.* Stuttgart (Klett-Cotta), S. 171–193.
Englert, E., Jungmann, J., Wienand, F., Lam, L. & Poustka, F. (1998): Die Basisdokumentation Kinder- und Jugendpsychiatrie – Merkmalskatalog der Fachverbände für eine gemeinsame Basisdokumentation für Klinik und Praxis. *Spektrum der Psychiatrie und Nervenheilkunde,* 27, S. 129–146.
Englert, E., Fegert, J. & Hübler, H. (2000): Jugendliche Drogenkonsumenten in kinder- und jugendpsychiatrischer Behandlung: Konsummuster in verschiedenen Behandlungssettings. In: B. Blanz (Hrsg.), *Abstraktband zum XXVI. Kongress der Deutschen Gesellschaft für Kinder- und Jugendpsychiatrie und Psychotherapie vom 5.–8. 2. 2000 in Jena,* S. 244.
Felliti, V. J., Anda, R. F., Nordenberg, D., Williamson, D. F., Spitz, A. M., Edwards, V. & Koss, M. P. (1998): The relationship of adult health status to childhood abuse and household dysfunction. *American Journal of Preventive Medicine,* 14, S. 245–258.
Fonagy, P. (2006): *Bindungstheorie und Psychoanalyse.* 2. Aufl. Stuttgart (Klett-Cotta).
George, C., Kaplan, N. & Main, M. (1984/1985/1996): *The Berkeley Adult Attachment Interview.* Unveröffentl. Protokoll, Department of Psychology, Berkeley (University of California).
Gloger-Tippelt, G. (2001): Unsicher-distanzierende mentale Bindungsmodelle. In: G. Gloger-Tippelt (Hrsg.), *Bindung im Erwachsenenalter,* 1. Aufl. Bern (Hans Huber), S. 174–200.
Gomille, B. (2001): Unsicher-präokkupierte mentale Bindungsmodelle. In: G. Gloger-Tippelt (Hrsg.), *Bindung im Erwachsenenalter,* 1. Aufl. Bern (Hans Huber), S. 201–225.
Goth, K. & Schmeck, K. (2009): *JTCI: Das Junior Temperament und Charakter Inventar.* 1. Aufl. Göttingen u. a. (Hogrefe).
Green, J. & Goldwyn, R. (2002): Annotation: Attachment disorganisation and psychopathology: New findings in attachment and research and their potential implications for developmental psychopathology in childhood. *Journal of Child Psychology and Psychiatry,* 43, S. 835–846.
Grossmann, K. & Grossmann, K. E. (2012): *Bindungen – das Gefüge psychischer Sicherheit.* 5., vollst. überarb. Aufl. Stuttgart (Klett-Cotta).
Gsellhofer, B., Fahrner, E. M. & Platt, J. (1993): *European Addiction Severity Index – deutsche Version von A. Kokkevi et al.* München (Institut für Therapieforschung).
Hauser, S. (2001): Trauma – Der unverarbeitete Bindungsstatus im Adult Attachment Interview. In: G. Gloger-Tippelt (Hrsg.), *Bindung im Erwachsenenalter.* 1. Aufl. Bern (Hans Huber), S. 226–250.

Hesse, E. (1996): Discourse, memory and the adult attachment interview: A note with emphasis on the emerging cannot classify category. *Infant Mental Health Journal,* 17 (1), S. 4–11.
Hüther, G (2006): Traumatische Erfahrungen und Hirnentwicklung. In: K. H. Brisch & T. Hellbrügge (Hrsg.), *Bindung und Trauma.* 2. Aufl. Stuttgart (Klett-Cotta), S. 94–104.
Klein, M. (2003): Kinder und Jugendliche in suchtbelasteten Familien. In: W. Farke, H. Graß, & K. Hurrelmann, K (Hrsg.), *Drogen bei Kindern und Jugendlichen.* Stuttgart (Thieme), S. 39–51.
Klein, M. (2009): Kinder in suchtbelasteten Familien. In: R. Thomasius, M. Schulte-Markwort, U. J. Küstner & P. Riedesser (Hrsg.), *Suchtstörungen im Kindes- und Jugendalter.* Stuttgart (Schattauer), S. 160–164.
Laucht, M. (2006): Vulnerabilität und Resilienz. In: K. H. Brisch & T. Hellbrügge (Hrsg.), *Bindung und Trauma.* 2. Aufl. Stuttgart (Klett-Cotta), S. 53–71.
Main, M. & Hesse, E. (1990): Parents' unresolved traumatic experiences are related to infant disorganized attachment status: Is frightened and/or frightening parental behavior the linking mechanism? In: M. Greenberg, D. Cicchetti & E. M. Cummings (Hrsg.), *Attachment in the preschool years: Theory, research and intervention.* Chicago (University of Chicago Press), S. 161–182.
Main, M., Kaplan, N. & Cassidy, J. (1985): Security in infancy, childhood and adulthood: A move to the level of representation. In: I. Bretherton & E. Waters (Hrsg.), *Growing points in attachment theory and research.* (Monographs of the Society for Research in Child Development, 50,1/2) Chicago (University of Chicago Press), S. 66–106.
Oliver, J. E. (1993): Intergenerational transmission of child abuse: Rates, research, and clinical implications. *American Journal of Psychiatry,* 150, S. 315–324.
Pleyer, K. H. (2004): Co-traumatische Prozesse in der Eltern-Kind-Beziehung. *Systhema,* 18 (2), S. 132–149.
Rosenstein, D. S. & Horowitz, H. A. (1996): Adolescent attachment and psychopathology. *Journal of Consulting and Clinical Psychology,* 64 (2), S. 244–253.
Rost, W. D. (2005): Psychodynamische (psychoanalytische) Therapie. In: R. Thomasius & U. J. Küstner (Hrsg.), *Familie und Sucht.* Stuttgart (Schattauer), S. 146–154.
Schag, T. (2009): *»clean-kicks«. Erlebniszentrierte Maßnahmen in der Suchttherapie mit Jugendlichen.* Saarbrücken (VDM Dr. Müller).
Schechter, D. S. (2006): Gewaltbedingte Traumata in der Generationenfolge. Bericht über eine laufende klinische Studie mit Müttern und Kleinkindern. In: K. H. Brisch & T. Hellbrügge (Hrsg.), *Bindung und Trauma.* 2. Aufl. Stuttgart (Klett-Cotta), S. 224–234.
Schindler, A. (2005): Bindung und Sucht. In: M. Urban & H. P. Hartmann (Hrsg.), *Bindungstheorie in der Psychiatrie.* Göttingen (Vandenhoeck & Ruprecht), S. 96–106.
Schindler, A. (2009): Bindung und Sucht. In: R. Thomasius, M. Schulte-Markwort, U. J. Küstner & P. Riedesser (Hrsg.), *Suchtstörungen im Kindes- und Jugendalter.* Stuttgart (Schattauer), S. 165–169.
Schindler, A. (2013): Bindung und Sucht – theoretische Modelle, empirische Zusammenhänge und therapeutische Implikationen. In: K. H. Brisch (Hrsg.), *Bindung und Sucht.* Stuttgart (Klett-Cotta), S. 13–31.
Schleiffer, R. (2007): *Der heimliche Wunsch nach Nähe. Bindungstheorie und Heimerziehung.* 3. Aufl. Weinheim/München (Juventa).

Steele, H. & Steele, M. (2001): Klinische Anwendungen des Adult Attachment Interviews (AAI). In: G. Gloger-Tippelt (Hrsg.), *Bindung im Erwachsenenalter.* 1. Aufl. Bern (Hans Huber), S. 322–343.
Steinhausen, H. C., Dal Mas, S., Ledermann, C. & Winkler-Metzke, C. (2006): Risk factors for the development of emotional and behavioural problems in children born to drug-dependent mothers. *European Child & Adolescent Psychiatry,* 15, S. 460–466.
Stierlin, H. (1980): *Eltern und Kinder. Das Drama von Trennung und Versöhnung im Jugendalter.* Frankfurt a. M. (Suhrkamp).
Suchman, N. E., McMahon, T. J., Zhang, H., Mayes, L. C. & Luthar, S. (2006): Substance-abusing mothers and disruptions in child custody: An attachment perspective. *Journal of Substance Abuse Treatment.* 30 (3), S. 197–204.
Trost, A. (2003): Interaktion und Regulation bei suchtkranken Müttern und ihren Säuglingen. In: Landschaftsverband Rheinland (Hrsg.), *Suchtfalle Familie.* Köln (Landschaftsverband Rheinland), S. 50–84 (Download unter: http://www.lvr.de/app/resources/suchtfalle.pdf, Zugriff: 1. 2. 2013).
Trost, A. (2013): Drogenabhängige Mütter und ihre Säuglinge – Interaktionsverhalten und Einstellungen. In: K. H. Brisch (Hrsg.), *Bindung und Sucht.* Stuttgart (Klett-Cotta), S. 110–138.
Van IJzendoorn, M. H. (1995): Of the way we are – On temperament, attachment and the transmission gap – A rejoinder. *Psychological Bulletin,* 117, S. 411–415.
Van IJzendoorn, M. H. & Bakermans-Kranenburg, M. J. (1997): Intergenerational transmission of attachment: A move to the contextual level. In: L. Atkinson & K. Zucker (Hrsg.), *Attachment and psychopathology.* New York (Guilford Press), S. 135–170.
Ziegenhain, U. (2001): Sichere mentale Bindungsmodelle. In: G. Gloger-Tippelt (Hrsg.), *Bindung im Erwachsenenalter.* 1. Aufl. Bern (Hans Huber), S. 154–173.
Ziegenhain, U. (2009): Bindungsstörungen. In: J. Markgraf & S. Schneider (Hrsg.), *Lehrbuch der Verhaltenstherapie.* Bd. 3: *Störungen des Kindes- und Jugendalters.* 3. Aufl. Berlin (Springer), S. 313–330.
Zimmermann, P. & Becker-Stoll, F. (2001): Bindungsrepräsentation im Jugendalter. In: G. Gloger-Tippelt (Hrsg.), *Bindung im Erwachsenenalter.* 1. Aufl. Bern (Hans Huber), S. 251–274.

ROSEANN LARSTONE UND MARLENE M. MORETTI

»Connect«: Ein evidenzbasiertes Bindungsprogramm für Eltern gefährdeter Teenager

Einführung

Klinisch tätige Praktiker stimmen allgemein darin überein, dass bindungsbasierte Interventionen ein vielversprechendes Mittel sind, um störende Verhaltensweisen von Kindern und Jugendlichen, darunter Aggressivität und Gewaltbereitschaft, zu reduzieren bzw. schon im Ansatz zu verhindern. Als individuelle Form der Behandlung können derartige Interventionen allerdings teuer sein, und zudem fehlt es in ländlichen Gemeinden oder abgelegenen Ortschaften unter Umständen an den entsprechenden hochspezialisierten Therapeuten. Viele Kinder und Familien haben also vielleicht keinen Zugang zu Leistungen, von denen sie vermutlich profitieren würden.

Familien – zumal solche, die schwer zum Mittun zu bewegen sind – werden mit einer bindungsbasierten Therapie nur zu erreichen sein, wenn die Schlüsselkomponenten dieser Methode sich in die Form kurzer Interventionsprogramme bringen lassen, die ihrerseits in hohem Maß ortsunabhängig, leicht zugänglich und für die Adressaten erschwinglich sind. Manche Kliniker mögen einwenden, Kurzinterventionen seien von begrenztem Nutzen; die Forschung hat aber gezeigt, dass zeitlich limitierte (weniger als zehn Stunden/Sitzungen) bindungsbezogene Bemühungen das aggressive und problematische Verhalten jüngerer Kinder sehr wohl reduzieren können. Dieses positive Ergebnis kommt offensichtlich durch eine bessere Stressregulation zustande, wie sie an der Aktivität der HPA-(Hypothalamus-Hypophysen-Nebennierenrinden-)Achse ablesbar ist, und deutet darauf hin, dass auch zeitlich gestraffte bindungsbasierte Interventionen zu spürbaren Veränderungen führen (Bakermans-Kranenburg et al. 2003, 2008).

Während sich in der Arbeit mit jüngeren Kindern immer häufiger nachweisen lässt, dass solche Kurztherapien sich auszahlen, sind für Prä-Adoleszente und Adoleszente bisher nur wenige derartige Ansätze entwickelt bzw. evaluiert worden. Im vorliegenden Beitrag stellen wir eine von uns erarbeitete und evaluierte bindungsbasierte Intervention vor: das sogenannte *Connect*-Programm (Moretti et al. 2009), das sich an die Eltern prä-adoleszenter und adoleszenter Jugendlicher wendet, die ein hohes Risiko für aggressives und gewalttätiges Verhalten und für begleitende psychische Probleme haben. Das Programm hat sich insofern als wirksam erwiesen, als es aggressives und gewalttätiges Verhalten der Jugendlichen reduziert, die Eltern in ihrer Zufriedenheit und in der Effizienz ihres Erziehungsverhaltens bestärkt und ihre Belastung als Bezugspersonen verringert (Moretti et al. 2004). Im Folgenden wollen wir dieses Programm kurz vorstellen, die wichtigsten therapeutischen Zielsetzungen diskutieren und etwas zu den Prozessen sagen, die dem therapeutischen Gewinn zugrunde liegen.

Warum stehen Adoleszenz und Bindung im Fokus?

Die Adoleszenz ist wohl eine der wichtigsten Übergangsperioden innerhalb der Lebensspanne. Sie zeichnet sich durch gravierende biologische Veränderungen und solche im Bereich der sozialen Beziehungen aus (Ernst & Fudge 2009); an Umfang und Signifikanz reichen diese nur an jene Veränderungen heran, zu denen es im ersten Lebensjahr und in der frühen Kindheit kommt (Moretti & Peled 2004; Spear 2000). Der Beginn der Adoleszenz wird übereinstimmend in einen Zusammenhang mit dem Einsetzen bzw. der Verschlimmerung aller möglichen sozial-emotionalen und psychischen Schwierigkeiten – wie Verhaltensprobleme, Depressionen, Ängste, Drogenmissbrauch und Ess-Störungen – gebracht (Costello et al. 2011). Wichtig zu wissen ist in diesem Zusammenhang, dass physische und soziale Aggressivität, gewalttätiges Verhalten und Viktimisierungserfahrungen in der frühen Adoleszenz zunehmen, in der mittleren Adoleszenz ihren Höhepunkt erreichen und dann im jungen Erwachsenenalter wieder nachlassen (Aber et al. 2003; Farrell et al. 2005). Bei Heranwachsenden, die sich aggressiv verhalten, ist die Gefahr größer als bei anderen, dass sie soziale und psychische Probleme entwickeln (Bradshaw et al. 2010; Monahan et al. 2009; Sourander et al. 2005), antisozial und kriminell handeln (Fite et al. 2010), die Schule vorzeitig abbrechen (Selah-Shayovitz 2004), dass ihr Sexualverhalten riskant ist bzw. sie frühzeitig schwanger werden (Campa et al. 2008; Timmermans et al. 2008; Serbin et al. 1998) und dass sie Probleme mit der physischen Gesundheit bekommen (Temcheff et al. 2011).

Die Kosten dieser problematischen Verhaltensweisen Jugendlicher – verstanden im sozialen wie im ökonomischen Sinne – sind erheblich und werden zunehmend zu einem universellen Problem. Ökonomen schätzen, dass ein einziger Mensch, der sich von Jugend an sein ganzes Leben lang kriminell betätigt, Ausgaben von 3,2 bis 5,8 Millionen Dollar verursacht: für die Tätigkeit von Polizei und Justizorganen und für die Gesundheitsversorgung etwaiger Opfer (Cohen 1998; Cohen & Piquero 2009). In Kanada werden allein die Kosten des Haftvollzugs für einen einzelnen Jugendlichen auf 100.000 Dollar pro Jahr geschätzt (Community Safety and Crime Prevention Council 2007). In diesen Schätzungen sind die indirekten und langfristigen Kosten, wie sie sowohl von Opfern als auch von Tätern verursacht werden, nicht enthalten, und auch das erhöhte transgenerationelle Gewaltrisiko ist darin nicht berücksichtigt. Hier sind also eindeutig neue Lösungen erforderlich.

Zwar sind uns die Faktoren, die ein Kind davor bewahren, Probleme wie etwa ein aggressives und gewalttätiges Verhalten auszubilden, weniger gut bekannt als die entsprechenden Risikofaktoren; die Forschung verweist aber durchweg auf die Bedeutung einer positiven und sicheren Bindung, die insoweit als Puffer dient und die gesunde Entwicklung des Kindes fördert. Die Qualität der Eltern-Kind-Beziehungen hat den bei weitem größten Einfluss darauf, wie Kinder den Schritt in die Adoleszenz bewältigen. Die Ansprechbarkeit der Eltern, ihr Engagement, ihre Wärme, Unterstützung und wachsame Sorge lassen eine größere Resilienz der Kinder in dieser Lebensspanne erwarten, was sich in einem geringeren Maß an Aggressivität, Gewalttätigkeit, Depressivität, Angst und Substanzabhängigkeit zeigt (Farell et al. 2011; O'Donnell et al. 2002; Pilgrim et al. 2006). Bindungssicherheit und mütterliche Wärme fördern die positive Anpassung der Kinder auch in Fällen, in denen die Familien mit widrigen Umständen, etwa mit Armut oder Scheidung, konfrontiert sind (Allen et al. 2002; Greenberg et al. 2001; Kim-Cohen et al. 2004).

Studien aus jüngerer Zeit besagen darüber hinaus, dass sicher gebundene Heranwachsende den Übergang von einer Schulstufe zur anderen als weniger schwierig erfahren, sich weniger einsam und weniger depressiv fühlen, weniger in Gefahr sind, mit Drogen zu experimentieren oder sich auf riskante sexuelle Erfahrungen einzulassen, und anderen vergleichsweise vertrauensvoller und einfühlsamer begegnen (Doyle & Moretti 2001; Thompson & Gullone 2008). Dagegen geht eine unsichere Bindung sowohl in dieser Lebensspanne als auch in der weiteren Zukunft mit psychischen Problemen, mit Aggressivität und Verhaltensstörungen einher (Allen & Land 1999; Miga et al. 2010; Scott et al. 2011; Zimmermann et al. 2009). Unsicher gebundene Jugendliche sind also vielleicht in dieser Zeit sogar ganz besonders gefährdet, ein aggressives und gewalttätiges Verhalten und andere Formen der Fehlanpassung zu entwickeln oder noch zu steigern. Alles in allem demonstriert die Bindungstheorie, dass es für die Anpassung Heranwachsender auf die Qualität der Beziehung ankommt, die sie mit ihren Bezugspersonen verbindet.

In den zurückliegenden zwei Jahrzehnten ist eine Anzahl bindungsbezogener Interventionsprogramme entwickelt worden, und zwar in erster Linie für die Mütter von Kleinkindern und von Kindern im Säuglingsalter. Eine Meta-Analyse von 70 Studien zu bindungsbezogenen Interventionen erbrachte eine mittlere Effektstärke für die Förderung der Feinfühligkeit der Mütter und eine geringe Effektstärke für die Steigerung der Bindungssicherheit (Bakermans-Kranenburg et al. 2003). In jüngerer Zeit gelang es mit der *Video-Feedback Intervention to Promote Positive Parenting and Sensitive Discipline* (Van Zeijl et al. 2006), die Feinfühligkeit von Müttern zu steigern und die Hyperaktivität ihrer kleinen Kinder zu dämpfen, insbesondere soweit es Kinder mit einem reaktiven Temperament betraf (Bakermans-Kranenburg et al. 2008; Klein Velderman et al. 2006). Das sogenannte »Programm des Sicherheitskreises« (Marvin et al. 2003), das ebenfalls die Feinfühligkeit der Elternperson steigert, führt zu einer spürbaren Festigung der Bindungssicherheit und zur Reduzierung der Verhaltensprobleme des Kindes (Hoffman et al. 2006).

»Connect«: Die Festigung der Komponenten der Bindungssicherheit

Das *Connect*-Programm, entwickelt im Blick auf die positiven Ergebnisse einer bindungsbasierten Behandlung kleiner Kinder, ist ein bindungsbezogenes Programm für die Eltern (oder alternativen Bezugspersonen) von Acht- bis Zwölfjährigen (»Pre-Teens«) bzw. von 13- bis 17-Jährigen (»Teens«), die ein aggressives, gewalttätiges und antisoziales Verhalten haben und zugleich mit allen möglichen begleitenden Problemen geschlagen sind – mit Ängsten, Depressionen und Substanzabhängigkeit (Moretti et al. 2009; Moretti & Osbuth 2009). Das Programm wurde ursprünglich im Blick darauf entwickelt, die Bindungssicherheit zwischen Heranwachsenden und ihren Bezugspersonen zu stärken, um auf diese Weise das protektive Potential dieser Beziehung zu steigern und zugleich das Risiko der Entwicklung psychischer Schwierigkeiten und aggressiver Verhaltensweisen zu verringern. Die Sitzungen zielen auf die Festigung der Kernkomponenten einer sicheren Bindung, also

1. der elterlichen Feinfühligkeit und der »miteinander geteilten Partnerschaft«;
2. der Reflexionsfähigkeit und Achtsamkeit der Elternperson;
3. der Affektsteuerung der Elternperson und der Dyade.

Diese Komponenten des elterlichen Erziehungsverhaltens sind die »Bausteine« einer sicheren Bindung und haben einen beträchtlichen Einfluss auf die soziale, emotionale und verhaltensmäßige Anpassung von Kindern. *Connect* ist ein grundsatzbasiertes manualisiertes Programm, bestehend aus zehn wöchentlichen Sitzungen von je anderthalbstündiger Dauer für Eltern und andere Bezugspersonen, etwa Pflegeeltern oder Verwandte, die für das jeweilige Kind sorgen. Training und Zertifizierung erfolgen in der Form eines dreitägigen Workshops und einer ersten Gruppen-Supervision, die in der Regel die Zertifizierung bereits rechtfertigt. Mittlerweile ist das *Connect*-Programm schon von einer Vielzahl psychiatrischer und pädagogischer Fachkräfte an städtischen und ländlichen Standorten in Kanada, Schweden, Italien und den Vereinigten Staaten (Wisconsin) durchgeführt worden.

Jede einzelne Sitzung verbindet Erkenntnisse über die Bindung zwischen Eltern und ihren heranwachsenden Kindern und über die Entwicklung in der Adoleszenz mit der Vermittlung wirksamer elterlicher Praktiken: Die Sitzung beginnt mit der Erörterung eines bindungstheoretischen Grundsatzes, der den Eltern hilft, sich vor dem Hintergrund der mühsamen Interaktion mit ihren heranwachsenden Kindern in das Bindungsthema hineinzufinden. Diese Grundsätze sollen zunächst neues Wissen vermitteln, daneben helfen sie den Eltern aber auch, das schwierige Verhalten ihrer heranwachsenden Kinder eben nicht unter dem Aspekt des Verhaltens, sondern unter dem Aspekt der Bindung zu verstehen. Wir fassen sie nachstehend zusammen:

1. *Alles Verhalten hat eine Bedeutung:* Bindung prägt das Verhalten, und Verhalten spiegelt Bindungsbedürfnisse. Das Ziel besteht darin, den Eltern zum besseren Verständnis von »Verhalten« als Form der Kommunikation über »Bindung« zu verhelfen. Eltern entwickeln neue Fähigkeiten, indem sie einen Schritt zurück tun und über alternative Bedeutungen von Verhalten nachdenken.
2. *Bindung durchzieht das ganze Leben:* Das Bindungsbedürfnis besteht von der Wiege bis zum Grab, aber die Art, wie wir unsere Bindungsbedürfnisse zum

Ausdruck bringen, wandelt sich im Laufe der Entwicklung. Die Eltern lernen, das Verhalten ihrer heranwachsenden Kinder im Kontext der jeweils erreichten Entwicklungsstufe und der jeweils aktuellen Bindungsbedürfnisse der Kinder zu sehen.

3. *Konflikt ist Teil der Bindungsbeziehung:* Konflikt ist Teil »gesunder« Beziehungen und Bindungsmuster. Er eröffnet, wenn er konstruktiv geäußert und bewältigt wird, neue Möglichkeiten des Verstehens, der Verbundenheit und der Weiterentwicklung. Eltern üben sich in der Affektsteuerung, in der Wahrung der Verbundenheit und im Aushandeln von Lösungen angesichts von Konflikten.
4. *Autonomie:* Sichere Bindung birgt ein Gleichgewicht zwischen Verbundenheit und Unabhängigkeit. Die Eltern konzentrieren sich auf die Kunst, kontinuierliche emotionale Unterstützung zu leisten und gleichzeitig klare Strukturen vorzugeben sowie klare Erwartungen erkennen zu lassen, was das Verhalten ihrer heranwachsenden Kinder angeht.
5. *Empathie:* Verständnis, inneres Wachstum und Veränderung beginnen mit Empathie. Empathie in Bezug auf die Erlebenswelt von Eltern und Jugendlichen ist für sichere Bindungen unerlässlich. Eltern üben sich in der Kunst des einfühlsamen Zuhörens, zumal in Konfliktsituationen.
6. *Gleichgewicht:* Beziehungen gedeihen, wenn wir unsere Bedürfnisse erkennen und sie in ein ausgewogenes Verhältnis mit den Bedürfnissen anderer bringen. Hier gilt es, das Verständnis der Eltern dafür zu schärfen, dass es in gesunden Beziehungen immer weiter darum gehen muss, die beiderseitigen Bedürfnisse gegeneinander abzuwägen. Die Eltern lernen, die Bedürfnisse ihrer Kinder immer besser zu erkennen und immer besser darauf einzugehen, und sind sich zugleich ihrer eigenen Bedürfnisse bewusst.
7. *Veränderung:* Entwicklung bzw. Wachstum bedeutet Vorwärtsbewegung bei gleichzeitigem Verstehen des Zurückliegenden. Hier liegt die Betonung darauf, dass die Eltern die Fähigkeit erlangen, sich über ihre Ansichten über ihr Kind, über sich selbst und über die wechselseitige Beziehung klarzuwerden, zu erkennen, dass diese Ansichten ein Hindernis für Veränderungen darstellen, und sich zu überlegen, wie sie dieses Hindernis aus dem Weg räumen können.
8. *Bindung zelebrieren:* Bindung bereitet Freude und Schmerz. Die Eltern richten ihre Aufmerksamkeit auf die Freude, die sie an ihrem Kind hatten, als es noch kleiner war, und überlegen sich, wie sie solche glücklichen Augenblicke auch jetzt, mit dem heranwachsenden Sohn bzw. der heranwachsenden Tochter, erleben und zelebrieren können. Sie verstehen überdies, dass Bindung auch schmerzlich sein kann, weil sie Konflikte und das Gefühl des Verlusts mit sich

bringt, wenn und weil ihr Kind erwachsen wird und die Beziehungen sich verändern. Sie lernen, dass es ihrer Beziehung gut tun kann, wenn sie – auch inmitten von Konflikten – nach Gelegenheiten suchen, sich die Bindung zu ihrem Kind mit Freude bewusstzumachen.

9. *Zwei Schritte vorwärts, einen Schritt zurück:* Widrigkeiten bieten die Chance, etwas zu lernen. Eine sichere Bindung ermöglicht es, der Beziehung auch in turbulenten Zeiten zu vertrauen. Den Eltern gelingt es allmählich, Rückschläge nicht als Fehlschläge, sondern als eine Chance zu betrachten, aus dem Geschehen zu lernen und daran zu wachsen.

Die Behandlung zielt darauf ab, den Eltern zur Ausbildung kommunikativer Fertigkeiten zu verhelfen, die aus Therapieverfahren wie der kognitiven Verhaltenstherapie, der emotionsfokussierten Therapie, der relationalen Therapie und der dialektischen Verhaltenstherapie schöpfen und der Bindungssicherheit zugute kommen. Indem sie Erfahrungen machen – in der Form von Rollenspielen und Reflexionsübungen – entwickeln und praktizieren die Eltern Fertigkeiten, die sie brauchen, um die Bindungsbedürfnisse ihrer heranwachsenden Kinder besser erkennen, verstehen und »beantworten« zu können. Das Programm soll sie dazu befähigen, diese Bedürfnisse aus dem Verhalten ihrer Kinder herauszulesen, sie in den Zusammenhang des augenblicklichen mentalen Entwicklungsstandes der Kinder einzuordnen und als einfühlsame, zugleich aber eindeutig grenzensetzende Bezugspersonen darauf einzugehen. Die Eltern üben sich auch darin, in emotional belasteten Situationen einen Schritt zurück zu tun und sich zu überlegen, wie ihre Reaktionen sich auf die Qualität der Beziehung zu ihrem Kind, auf die Aufgeschlossenheit des Kindes für Rückmeldung und Führung und auf den allmählichen Autonomieerwerb des Kindes auswirken könnten. Das ist ein schwieriges Unterfangen, denn Eltern haben bezüglich des Verhaltens ihrer heranwachsenden Kinder oft sehr starke Gefühle, was dazu führt, dass sie »re-agieren«, anstatt feinfühlig darauf einzugehen.

Diese Programmpunkte kommen immer zur Anwendung, um die für die jeweilige Sitzung festgelegten Ziele zu erreichen und den Eltern sowohl die Grundsätze einer sicheren Bindung als auch den Umstand nahezubringen, dass Kinder je nachdem, wie alt sie sind – ob es sich also um Säuglinge, um »jüngere« Kinder oder um Heranwachsende handelt – ihre Bindungsbedürfnisse auf unterschiedliche Weise zum Ausdruck bringen. Viele Eltern sind zwar mit den elterlichen Aufgaben vertraut oder haben entsprechende Kurse absolviert, sie tun sich aber dennoch schwer, weil es ihnen an Feinfühligkeit und Geschick dafür fehlt, die mühsame Beziehung zu ihren heranwachsenden Kindern in ein gutes Fahrwasser zu bringen. Größere Sicherheit in der Beziehung fördert also schon in sich eine gelungene Entwicklung der Kinder und ist immer dann unerlässlich, wenn es darum geht, flexibel mit elementaren Erziehungspraktiken umzugehen. Den Eltern wird geraten, darauf zu achten, dass sie sich Wege zu einem kooperativen und partnerschaftlichen Verhältnis und zum gemeinsamen Problemlösen eröffnen oder auch verbauen können, je nachdem, wie sie mit ihren heranwachsenden Kindern umgehen. Diese Methode stärkt also die Autonomie und das Engagement der Eltern, was die Entscheidung für ihr jeweiliges elterliches Vorgehen angeht, und verringert Schuldzuweisungen und Abwehrreaktionen, die häufig die Bereitschaft zur Mitarbeit in der Behandlung schwächen.

Das Programm folgt in seinem Verlauf einem strukturierten psycho-edukativen Ansatz, der Möglichkeiten des praktischen Lernens und der Selbstreflexion bietet. Diese Struktur unterstützt die Eltern in ihren Bemühungen; es handelt sich bei den Sitzungen aber nicht um eine »stützende Gruppe« im herkömmlichen Sinn. Die Eltern sprechen in einem gewissen Umfang über die Herausforderungen, mit denen sie in ihrem Erziehungsverhalten konfrontiert sind, der Fokus liegt aber nicht auf einer tiefgehenden Erkundung privater Schwierigkeiten, sondern darauf, dass sie lernen, die Probleme ihrer Kinder auf eine neue Weise zu verstehen und auf eine neue Weise darauf einzugehen, also neue Formen der Annäherung zu erproben. Anders als Elternprogramme, die ein Verhaltensmanagement vermitteln, legt *Connect* den Akzent nicht ausschließlich auf ein solches tätiges Eingreifen. Bei *Connect* geht es vielmehr auch um die Frage, wie Eltern die Bindungsbedürfnisse ihrer Kinder wahrnehmen können und wie sie darauf eingehen sollten, es geht um das Verständnis der Beziehungsdynamik und um das Verständnis gewisser Aspekte der Entwicklung in der Adoleszenz, insgesamt also um ein Wissen, auf das Eltern in einer Vielzahl schwieriger Situationen zurückgreifen können. Die Gruppenleiter vermitteln den Teilnehmern nicht die »richtige« gegenüber der »falschen« Art des Elternverhaltens; vielmehr appellieren sie an die Wissbegier und das Reflexionsvermögen der Eltern und an deren feinfühlige Handhabung elterlicher Strategien. Schwierigkeiten werden Eltern und Kindern nicht zum Vorwurf gemacht; vielmehr handelt es sich bei *Connect* um einen Ansatz, der die Stärken der Beteiligten in Dienst nimmt und auf größere Sicherheit in der Eltern-Kind-Beziehung ausgerichtet ist.

Ein bindungsbasiertes Modell der Veränderung

Wie arbeitet *Connect* auf die Veränderung der Beziehung zwischen Eltern und ihren heranwachsenden Kindern hin? Zu Beginn des Programms setzen die Gruppenleiter einen doppelten Schwerpunkt: Zunächst regen sie die Eltern mit Rollenspielen und Reflexionsübungen dazu an, sozusagen hinter ihre emotional gefärbten Annahmen und Urteile bezüglich des problematischen Verhaltens ihrer Kinder zurückzutreten. Das setzt voraus, dass sie die Bemühungen der Eltern spürbar unterstützen, mit Enttäuschung, Ärger, Hoffnungslosigkeit und Verzweiflung angesichts ihrer schwierigen Erziehungsaufgabe fertigzuwerden. Indem die Gruppenleiter den Eltern helfen, ihre starken emotionalen Reaktionen zu erkennen, für eine Weile aber auch beiseitezuschieben, öffnen sie ihnen zugleich den Blick für die Bindungsbedürfnisse, die hinter dem Verhalten ihrer Teenager stehen. Die Eltern üben das »Zurücktreten« und den »Blick durch die Bindungsbrille« in jeder Sitzung von neuem und gelangen so kontinuierlich zu neuen Fertigkeiten und Einsichten.

Die zweite Phase der Behandlung beginnt, sobald die Eltern imstande sind, zeitweise zurückzutreten und die Bindungsbedürfnisse ihrer Kinder wahrzunehmen. An diesem Punkt konzentrieren die Gruppenleiter sich darauf, ihnen zu helfen, eine neue Partnerschaft mit ihren heranwachsenden Kindern zu entwickeln: Sie ermutigen sie, den »Kontrollposten« zu verlassen und ihn gegen eine Haltung der Verbundenheit und der wechselseitigen Partnerschaft einzutauschen. In Rollenspielen und Reflexionsübungen geht es jetzt um die Frage, wie die Eltern in der Beziehung zu ihrem heranwachsenden Kind »die Tür offen halten«, zugleich aber auf ihren unmissverständlichen Erwartungen, was sein Verhalten angeht, beharren können. Mit zunehmender Übung gelangen die Eltern zu der Erkenntnis, dass die Beziehung ihr wichtigstes Werkzeug ist, um ihr Kind sicher und sozusagen »in der Spur« zu halten.

In der dritten Phase der Behandlung wenden sie ihre neue Sicht und Behandlung der Dinge auf den Umgang mit kontroversen Situationen bzw. Konflikten, auf das Abwägen zwischen ihren eigenen Bedürfnissen und den Bedürfnissen des Kindes und auf die Bewältigung von Veränderungen an.

Diese letzte Phase der Behandlung gilt im Wesentlichen der Rückfallverhütung, der Resilienz und der Empfehlung, Rückschläge und Enttäuschungen, wie sie in der Beziehung zu heranwachsenden Kindern ja nicht ausbleiben können, eben auch einmal hinzunehmen und sich zu sagen, dass solche Geschehnisse letztlich ja auch der weiteren Stärkung der Beziehung dienen können. Am Ende sehen die

Eltern zwar nicht alle ihre Probleme gelöst, sie nehmen aber ein Instrumentarium bindungsrelevanter Fertigkeiten mit, das ihnen hilft, ihr Kind auf seinem Weg durch die Adoleszenz und in das frühe Erwachsenenalter zu begleiten. In zwei weiteren Sitzungen haben sie die Möglichkeit, ihr aus der bindungstheoretischen Perspektive gewonnenes Verständnis für ihr Kind aufzufrischen und ihre neuen Fertigkeiten zu üben und zu festigen.

Ist das »Connect«-Programm erfolgreich?

Connect ist für Kinder von neun bis zwölf Jahren (»Pre-Teens«) und für Heranwachsende von 13 bis 17 Jahren (»Teens«) evaluiert worden. Zwei Pilotstudien zur Wirksamkeit dieses Programms kamen anhand der Elternberichte zu dem Ergebnis, dass die Externalisierungs- und Internalisierungsprobleme der teilnehmenden Heranwachsenden nach Abschluss der Behandlung, verglichen mit der Zeit davor, in einem signifikanten Umfang zurückgegangen waren (siehe Moretti et al. 2004, 2009). Eine nachfolgende Wartelisten-Kontrollgruppen-Studie (Moretti & Obsuth 2009) erbrachte für die Periode der Warteliste keine signifikante Verbesserung, nach Aussage der Elternberichte aber einen spürbaren Rückgang des externalisierenden (Regelverstöße, Aggressivität) wie des internalisierenden (Ängste, Depressionen) Verhaltens in der Folge der Behandlung, mit moderaten Effektstärken. Die Eltern berichteten auch von signifikanten Verbesserungen, was die eigene Wahrnehmung ihrer elterlichen Wirksamkeit anging. Alle Verbesserungen bestanden ein Jahr nach Abschluss der Behandlung fort. Wichtig ist in diesem Zusammenhang, dass diese Wirkungen in hochbelasteten klinischen Stichproben beobachtet wurden, in denen mehr als die Hälfte der teilnehmenden Teenager gedroht hatte, sich etwas anzutun, fast die Hälfte angekündigt hatte, anderen einen Schaden zufügen zu wollen, und viele der jungen Teilnehmer sich mit ihrer Aggressivität und Drogenabhängigkeit in große Gefahr gebracht hatten.

In einer vierten Studie (Moretti & Obsuth 2009) wurde eine Evaluation des Programms vorgenommen, die 15 Standorte mit mehr als 200 Eltern – bzw. Bezugspersonen – erfasste. Die Ergebnisse bestätigten einen signifikanten Rückgang des problematischen Verhaltens und eine Zunahme sowohl der Zufriedenheit der Eltern als auch der Wirksamkeit des elterlichen Erziehungsverhaltens. *Connect* erwies sich als gleichermaßen wirksam für die Neun- bis Zwölfjährigen wie für die 13- bis 17-Jährigen; gleichermaßen wirksam war es zudem für Mädchen wie für Jungen, für Teilnehmer aus einem urbanen wie für solche aus einem ländlichen

Umfeld und schließlich für moderate wie für hochgradige Verhaltensschwierigkeiten.

Eine aktuelle Studie (Olofsson et al. 2012) nennt erste Ergebnisse eines in Schweden durchgeführten *Connect*-Programms. Das dort tätige Team rekrutierte eine Stichprobe von Dyaden (Elternperson und heranwachsendes Kind), die vor Beginn der Behandlung, nach Abschluss der Behandlung und dann noch einmal ein Jahr später begutachtet wurden. Es zeigte sich ein signifikanter Rückgang im Problemverhalten der Kinder und im Maß ihrer Unaufmerksamkeit, Hyperaktivität und trotzig-oppositionellen Haltung. Bei der Verlaufsbeobachtung ein Jahr später stellte sich heraus, dass das Problemverhalten mittlerweile weiter nachgelassen hatte.

Connect könnte auch als präventive Maßnahme zur Reduzierung riskanter Verhaltensweisen von Heranwachsenden wirksam sein. Entsprechende positive Ergebnisse wurden erst jüngst in einer Pilotstudie genannt, die über die Durchführung des *Connect*-Programms – in diesem Fall in einem quasi-randomisierten Vorher-nachher-Design – mit einer italienischen Stichprobe berichtete (Giannotta et al. 2013): Die Gruppe bestand aus 147 Müttern als Bezugspersonen und ihren heranwachsenden Kindern (die Hälfte davon Mädchen; Behandlungsgruppe $n = 44$; Kontrollgruppe $n = 82$). Es bestanden keine signifikanten Unterschiede zwischen den Gruppen, was den Bildungsstand der Mütter, ihre berufliche Tätigkeit, die Zusammensetzung der Familie oder auch Alter und Geschlecht der Heranwachsenden anging. Bei Abschluss des Programms zeigten die Mütter aus der Behandlungsgruppe sich den Kindern gegenüber etwas weniger kühl und abweisend als die Mütter aus der Kontrollgruppe, und während der 30-tägigen Verlaufsbeobachtung fielen die Teenager aus der Behandlungsgruppe, verglichen mit ihren Altersgenossen aus der Kontrollgruppe, durch einen erheblich geringeren Bier- und Weinkonsum auf, wobei mittlere Effektstärken berichtet wurden ($d = -.55$ [Bierkonsum] und $d = -.44$ [Weinkonsum]). Interessant ist dabei, dass dieser Effekt bei Probanden beobachtet wurde, die zu Beginn der Intervention noch überhaupt keinen Alkohol konsumiert hatten. Die Teenager in der Behandlungsgruppe, die sich zum Zeitpunkt des Behandlungsbeginns noch nicht an Bier versucht hatten, waren dann auch bei der Nachbeobachtung im Vergleich zu den Kontrollpersonen weniger in Gefahr, Alkohol zu konsumieren. Alles in allem stützt diese Studie den Gedanken, dass dem Initiationstrinken und dem Alkoholkonsum Jugendlicher vorgebeugt werden kann, wenn die Eltern ein *Connect*-Programm absolvieren (geringerer Alkoholkonsum der Jugendlichen angesichts der weniger kühlen und abweisenden Haltung der Eltern).

Auf einer fundamentalen Ebene kann ein bindungsbasierter Ansatz eine Veränderung in den inneren Repräsentationen begünstigen, die Eltern bezüglich ihrer heranwachsenden Kinder und bezüglich der eigenen Person haben; er kann Bewegung in das Verständnis der Eltern von ihrer elterlichen Rolle bringen und eine größere Sicherheit der Eltern-Kind-Beziehung bewirken. Mayseless und Kollegen (Mayseless 2006; Scher & Mayseless 2000) sehen in einer solchen Veränderung der inneren Repräsentationen der Eltern überhaupt die Voraussetzung dafür, dass sich deren Verhalten wandelt, was dann wiederum von Einfluss auf das Verhalten des Kindes ist. In einer jüngeren Studie gingen wir der Frage nach, wie die Repräsentationen von Eltern bezüglich ihres Kindes und der Beziehung zu ihm sich während der Laufzeit des *Connect*-Programms verändern; wir stellten fest, dass sie sich in vieler Hinsicht ganz erheblich zugunsten der Bindungssicherheit wandeln. Nach Abschluss der Behandlung berichteten die Eltern insbesondere von einer signifikanten Zunahme ihrer elterlichen Kompetenz, vom größeren Verständnis für ihr Kind und von einem insgesamt gefestigten und eher partnerschaftlich und wechselseitig geprägten Verhältnis zu ihm. Zudem ließen die Interviews erkennen, dass den Kindern parallel zur erhöhten Wachsamkeit der Eltern mehr Autonomie zugestanden wurde und die Kinder die Autorität der Eltern akzeptierten; insoweit fanden sich mittlere bis große Effektstärken (Moretti et al. 2012). Obwohl das *Connect*-Programm mit den nur zehn Sitzungen eine Kurzbehandlung darstellt, sprechen die Ergebnisse – die erhebliche Zunahme der Bindungssicherheit und der damit einhergehende merkliche Rückgang des externalisierenden Verhaltens der Kinder – doch eindeutig für seine Wirksamkeit.

Connect wurde im Blick auf Ortsunabhängigkeit und Kostenwirksamkeit konzipiert. Aus einer jüngst in Schweden durchgeführten ökonomischen Evaluation geht hervor, dass diese Vorgaben in der Tat erfüllt sind: Anhand einer randomisierten Stichprobe von 922 Elternpersonen unterzogen Zarabi, Sampaio und Feldman (2012) insgesamt vier Elternprogramme, einschließlich des *Connect*-Programms, bei Abschluss der jeweiligen Behandlung und dann noch einmal zwölf Monate später einer Kosten-Nutzen-Analyse. Zu den direkten Kosten des jeweiligen Programms zählten das anfängliche Training der Gruppenleiter (Kursgebühren, Materialien, Reisekosen, Gehälter) und die Implementierung (Gruppenzusammenstellung, Räume für die Durchführung des Programms, Zeitaufwand der Gruppenleiter und der Eltern), zur potentiellen Kostenersparnis der »Stückpreis« einer professionellen Therapiesitzung. Es zeigte sich, dass *Connect* sowohl in Bezug auf die Implementierung die niedrigsten Kosten pro Kind als auch bei der Nachbeobachtung nach zwölf Monaten die niedrigsten durchschnittlichen Nettokosten pro Kind verursachte. *Connect* war auch die kostengünstigste Maßnahme pro klinischem Fall (d.h. die von den Eltern berichteten Verhaltensprobleme der Kinder gingen ausweislich der klinischen Messungen in der Zeit zwischen dem Beginn der Behandlung, dem Abschluss der Behandlung und der zwölf Monate später erfolgten Nachbeobachtung in einem signifikanten Umfang zurück). Bemerkenswert ist zudem, dass dieses sehr kostengünstige Programm in drei weiteren Ländern in Fällen hochbelasteter Jugendlicher und ihrer Eltern gleichermaßen wirksam war. Wir empfehlen, speziell solchen Problemfamilien zusätzliche Hilfe zu leisten, in denen die Eltern auch ihrerseits psychische Schwierigkeiten haben und die Kinder durch eine Anzahl komorbider Zustände auffallen; denn manchmal gelingt es nur so, sie für das *Connect*-Programm zu erwärmen und dazu zu bringen, dass sie es durchziehen. Immerhin fanden wir auch bei der statistischen Berücksichtigung zusätzlicher anderweitiger Interventionen immer noch signifikante Verbesserungen, die jenseits dieser anderen Maßnahmen auf das Konto von *Connect* gehen (Moretti & Obsuth 2009).

Und schließlich haben wir im Rahmen aller unserer Studien – zusätzlich zur Evaluation der Wirksamkeit des *Connect*-Programms anhand der Elternberichte – auch die Beteiligung der Eltern, die Akzeptanz des Programms und seine Anwendbarkeit durch die Bezugspersonen unter die Lupe genommen. Zu ebendiesem Zweck ist *Connect* auf die fortdauernde Evaluation und auf die Rückmeldung der Eltern angelegt. Die Beteiligung ist mit 84 % der Eltern, die an mindestens 70 % der Sitzungen teilnahmen (Moretti & Obsuth 2009), gut bis hervorragend und damit ein Beleg dafür, dass es sich auszahlt, im Rahmen des Programms auf die Entfernung von Behandlungsbarrieren bzw. auf die Förderung der Behandlungsmotivation hinzuarbeiten. Die Eltern äußern so gut wie übereinstimmend die Überzeugung, dass das Programm ihnen hilft, ihr Kind besser zu verstehen und zu erziehen; in vielen Fällen wenden sie an, was sie gelernt haben, und vertrauen darauf, dass es zu positiven Veränderungen in der Beziehung zu ihrem Kind führen wird.

Abschließende Überlegungen

Kann ein kurzes bindungsbasiertes Interventionsprogramm wirkliche Verbesserungen für Eltern und ihre heranwachsenden Kinder erbringen? Aus den Studien, die wir und unsere Kollegen durchgeführt haben, geht klar hervor, dass dies durchaus möglich ist.

Und warum ist es wichtig, dem Fächer von Behandlungsoptionen, den wir den Familien Heranwachsender anbieten können, noch Kurzinterventionen hinzuzufügen? Erstens können nicht alle Familien die tatsächlichen Kosten therapeutischer Dienstleistungen aufbringen, und nicht alle haben neben ihrer Arbeit und ihren anderweitigen Verpflichtungen die Zeit, die für eine intensive Behandlung erforderlich ist. Zweitens sind intensive Interventionen nicht überall ohne weiteres zugänglich, und dass Eltern weite Entfernungen zurücklegen müssten, um die Sitzungen zu besuchen, stellt eine zusätzliche Schwierigkeit dar. Drittens: Wenn es gelingt, Fachkräfte aus dem psychiatrischen und dem pädagogisch-didaktischen Sektor in der Durchführung eines jeweils »vor Ort« anzubietenden bindungsbasierten Elternprogramms zu schulen und mit diesem Programm positive Ergebnisse zu erzielen, dann kann das ein entsprechendes Bewusstsein und die erforderlichen Kapazitäten schaffen, um Kinder und Familien jeweils dort zu unterstützen, wo sie leben. Und schließlich deuten erste Anzeichen darauf hin, dass das *Connect*-Programm dazu dienen kann, riskanten Verhaltensweisen von Teenagern vorzubeugen. Dazu sind weitere Studien notwendig; die bisherigen Resultate sind aber vielversprechend und lassen das *Connect*-Programm – als eine Leistung, die der Bevölkerung insgesamt zugänglich zu machen wäre, bevor die Probleme in den Familien eskalieren – als wertvolle gesundheitspolitische Maßnahme erscheinen. Was wir in diesem Beitrag zusammengetragen haben, weist klar darauf hin, dass ein kurzes manualisiertes Bindungsprogramm für Eltern das problematische Verhalten Heranwachsender sehr wohl bessern und die Zufriedenheit der Eltern mit dem, was sie erkennbar bewirken können, steigern kann.

Insgesamt demonstriert die Arbeit, die wir hier vorgestellt haben, dass kurze bindungsbasierte Programme für die Eltern Neun- bis Zwölfjähriger bzw. 13- bis 17-Jähriger sich in vieler Hinsicht als ebenso segensreich erweisen wie ähnliche Programme zugunsten jüngerer Kinder. Weitere Forschungen sind notwendig, um die langfristigen Wirkungen bindungsbasierter Interventionsprogramme für Teenager und ihre Familien und die neurobiologischen und sozialpsychologischen Prozesse zu erfassen, die diesen Wirkungen zugrunde liegen. Möglicherweise liegt ein besonderer Vorteil solcher Programme darin, dass sie der Weitergabe riskanter Verhaltensweisen von einer Generation an die andere entgegenarbeiten, wenn es gelingt, Selbststeuerung und Bindungssicherheit der Jugendlichen zu verbessern und es ihnen damit leichter zu machen, romantische Beziehungen einzugehen und eigene elterliche Aufgaben zu übernehmen. Geklärt werden muss auch noch, ob bindungsbasierte Programme sich für alle Eltern und ihre Kinder gleichermaßen eignen. Ihre vergleichsweise größere Wirkung haben sie vielleicht in Fällen, in denen Jugendliche nicht gut auf ein typisches Elternverhalten ansprechen, das sehr stark auf Disziplin und damit auch auf Kontrolle setzt (Frick et al. 2003; Hawes & Dadds 2005). Tatsächlich hat die jüngere Forschung gezeigt, dass Kinder, die kühl und emotionslos sind, eher ein Echo zeigen, wenn die Eltern ihnen mit Wärme und Herzlichkeit begegnen (Pasalich et al. 2011).

Es ist wichtig, solchen weitergehenden Fragen nachzugehen; die bisherigen Befunde bestätigen aber jedenfalls, dass ein kurzes bindungsbasiertes Elternprogramm wie das *Connect*-Programm sehr wohl geeignet ist, Aggressivität und begleitende psychische Störungen älterer und heranwachsender Kinder zu drosseln und die Zufriedenheit und »gefühlte« Wirksamkeit der Eltern zu steigern. Das günstige Kosten-Nutzen-Verhältnis eines bindungsbasierten Kurzprogramms und der mühelose Transfer derartiger Programme dorthin, wo es gilt, gefährdeten Familien und Jugendlichen zu Hilfe zu kommen, dürften den Klinikern wie auch den öffentlichen Haushalten willkommen sein.

Literatur

Aber, J. L., Brown, J. L. & Jones, S. M. (2003): Developmental trajectories toward violence in middle childhood: Course, demographic differences, and response to school-based intervention. *Developmental Psychology*, 39, S. 324–348.

Allen, J. P. & Land, D. (1999): Attachment in adolescence. In: J. Cassidy & P. R. Shaver (Hrsg.), *Handbook of attachment theory and research*. New York, NY (Guilford Press), S. 319–335.

Allen, J. P., Marsh, P., McFarland, C., McElhaney, K. B., Land, D. L., Jodl, K. M. et al. (2002): Attachment and autonomy as predictors of the development of social skills and delinquency during mid-adolescence. *Journal of Consulting and Clinical Psychology*, 70, S. 56–66.

Bakermans-Kranenburg, M. J., Van IJzendoorn, M. H. & Juffer, F. (2003): Less is more: Meta-analyses of sensitivity and attachment interventions in early childhood. *Psychological Bulletin*, 129, S. 195–215.

Bakermans-Kranenburg, M. J., Van IJzendoorn, M. H., Mesman, J., Alink, L. R. A. & Juffer, F. (2008): Effects of an attachment-based intervention on daily cortisol moderated by dopamine receptor D4: A randomized control trial on 1- to 3-year-olds screened for externalizing behavior. *Development and Psychopathology*, 20, S. 805–820.

Bradshaw, C. P., Schaeffer, C. M., Petras, H. & Ialongo, N. (2010): Predicting negative life outcomes from early aggressive-disruptive behavior trajectories: Gender differences in maladaptation across life domains. *Journal of Youth and Adolescence*, 39, S. 953–966.

Campa, M. I., Bradshaw, C. P., Eckenrode, J. & Zielinski, D. S. (2008): Patterns of problem behavior in relation to thriving and precocious behavior in late adolescence. *Journal of Youth and Adolescence*, 37, S. 627–640.

Cohen, M. A. (1998): The monetary value of saving a high-risk youth. *Journal of Quantitative Criminology*, 14, S. 5–33.

Cohen, M.A. & Piquero, A.R. (2009): New evidence on the monetary value of saving a high-risk youth. *Journal of Quantitative Criminology*, 25, S. 25–49.

Community Safety and Crime Prevention Council (2007): *Youth crime: Fact sheet Canada.* Im Internet vefügbar: http://www.preventingcrime.ca/documents/2007-YouthCrime.pdf oder http://www.domesticviolenceinfo.ca/upload/documents/2007-youthcrime.pdf (Zugriff: 31.1.2013).

Costello, E., Copeland, W. & Angold, A. (2011): Trends in psychopathology across the adolescent years: What changes when children become adolescents, and when adolescents become adults? *Journal Of Child Psychology & Psychiatry*, 52 (10), S. 1015–1025.

Doyle, A.B. & Moretti, M.M. (2001): Attachment to parents and adjustment to adolescence: Literature review and policy implications. Health Canada, Child and Family Division. File number 032ss.H5219-9-CYH7/001/SS.

Dozier, M., Peloso, E., Lindhiem, O., Gordon, M.K., Manni, M., Sepulveda, S. et al. (2006): Developing evidence-based interventions for foster children: An example of a randomized clinical trial with infants and toddlers. *Journal of Social Issues*, 62, S. 767–785.

Ernst, M. & Fudge, J.L. (2009): Developmental neurobiological model of motivated behavior: Anatomy, connectivity and ontogeny of the triadic nodes. *Neuroscience and Biobehavioral Reviews*, 33, S. 367–382.

Farrell, A.D., Sullivan, T.N., Esposito, L.E., Meyer, A.L. & Valois, R.F. (2005): A latent growth curve analysis of the structure of aggression, drug use, and delinquent behaviors and their interrelations over time in urban and rural adolescents. *Journal of Research on Adolescence*, 15, S. 179–204.

Farrell, A.D., Henry, D.B., Mays, S.A. & Schoeny, M.E. (2011): Parents as moderators of the impact of school norms and peer influences on aggression in middle school students. *Child Development*, 82, S. 146–161.

Fite, P.J., Raine, A., Stouthamer-Loeber, M., Loeber, R. & Pardini, D.A. (2010): Reactive and proactive aggression in adolescent males: Examining differential outcomes 10 years later in early adulthood. *Criminal Justice and Behavior*, 37, S. 141–157.

Frick, P.J., Cornell, A.H., Bodin, S.D., Dane, H.E., Barry, C.T. & Loney, B.R. (2003): Callous-unemotional traits and developmental pathways to severe conduct problems. *Developmental Psychology*, 39, S. 246–60.

Giannotta, F., Ortega, E. & Stattin, H. (2013): An attachment parenting intervention to prevent adolescents' problem behaviors: A pilot study in Italy. *Child and Youth Care Forum*, 42 (1), S. 71–85.

Greenberg, M.T., Speltz, M.L., DeKlyen, M. & Jones, K. (2001): Correlates of clinic referral for early conduct problems: Variable- and person-oriented approaches. *Development and Psychopathology*, 13, S. 255–276.

Hawes, D.J. & Dadds, M.R. (2005): The treatment of conduct problems in children with callous-unemotional traits. *Journal of Consulting and Clinical Psychology*, 73, S. 737–741.

Hoffman, K.T., Marvin, R.S., Cooper, G. & Powell, B. (2006): Changing toddlers' and preschoolers' attachment classifications: The Circle of Security intervention. *Journal of Consulting and Clinical Psychology*, 74, S. 1017–1026.

Kim-Cohen, J., Moffitt, T.E., *Caspi*, A. & Taylor, A. (2004): Genetic and environmental processes in young children's resilience and vulnerability to socioeconomic deprivation. *Child Development*, 75, S. 651–668.

Klein Velderman, M., Bakermans-Kranenburg, M.J., Juffer, F. & Van IJzendoorn, M.H. (2006): Effects of attachment-based interventions on maternal sensitivity and infant attachment: Differential susceptibility of highly reactive infants. *Journal of Family Psychology*, 20, S. 266–274.

Marvin, R., Cooper, G., Hoffman, K. & Powell, B. (2003): Das Projekt »Kreis der Sicherheit«: Bindungsgeleitete Intervention bei Eltern-Kind-Dyaden im Vorschulalter. In: H. Scheuerer-Englisch, G.J. Suess & W.-K.P. Pfeifer (Hrsg.), *Wege zur Sicherheit: Bindungswissen in Diagnostik und Intervention*. Gießen: Psychosozial-Verlag, S. 25–50.

Mayseless, O. (Hrsg.) (2006): *Parenting representations: Theory, research and clinical implications*. New York, NY (Cambridge University Press).

Miga, E., Hare, A., Allen, J. & Manning, N. (2010): The relation of insecure attachment states of mind and romantic attachment styles to adolescent aggression in romantic relationships. *Attachment & Human Development*, 12 (5), S. 463–481.

Monahan, K.C., Steinberg, L., Cauffman, E. & Mulvey, E.P. (2009): Trajectories of antisocial behavior and psychosocial maturity from adolescence to young adulthood. *Developmental Psychology*, 45, S. 1654–1668.

Moretti, M.M. & Obsuth, I. (2009): Effectiveness of an attachment-focused manualized intervention for parents of teens at risk for aggressive behaviour: The Connect Program. *Journal of Adolescence*, 32, S. 1347–1357.

Moretti, M.M. & Peled, M. (2004): Adolescent-parent attachment: Bonds that support healthy development. *Paediatrics and Child Health*, 9, S. 551–555.

Moretti, M.M., Holland, R., Moore, K. & McKay, S. (2004): An attachment based parenting program for caregivers of severely conduct-disordered adolescents: Preliminary findings. *Journal of Child and Youth Care*, 19, S. 170–179.

Moretti, M.M., Braber, K. & Obsuth, I. (2009): *Connect: An attachment focused treatment group for parents and caregivers – A principle based manual* (Adolescent Version). Burnaby, B.C.: ©Simon Fraser University.

Moretti, M.M., Obsuth, I., Mayseless, O. & Scharf, M. (2012): Shifting internal parent-child representations among caregivers of teens with serious behaviour problems: An attachment-based approach. *Journal of Adolescent Trauma*, 5, S. 191–204.

O'Donnell, D.A., Schwab-Stone, M.E. & Muyeed, A.Z. (2002): Multidimensional resilience in urban children exposed to community violence. *Child Development*, 73, S. 1265–1282.

Olofsson, S., Stattin, H., Enebrink, P. & Hansson (2012): *Randomized clinical trial of the Connect Program in Sweden*. Unveröffentl. Manuskript. University of Örebro, Karolinska Institute & Lund University, Schweden.

Pasalich, D.S., Dadds, M.R., Hawes, D.J. & Brennan, J. (2011): Do callous-unemotional traits moderate the relative importance of parental coercion versus warmth in child conduct problems? An observational study. *Journal of Child Psychology and Psychiatry*, 52 (12), S. 1308–1315.

Pilgrim, C.C., Schulenberg, J.E., O'Malley, P.M., Bachman, J.G. & Johnston, L.D. (2006): Mediators and moderators of parental involvement on substance use: A national study of adolescents. *Prevention Science*, 7, S. 75–89.

Scher, A. & Mayseless, O. (2000): Mothers of anxious/ambivalent infants: Maternal characteristics and child-care context. *Child Development*, 71 (6), S. 1629–1639.

Scott, S., Briskman, J., Woolgar, M., Humayun, S. & O'Connor, T.G. (2011): Attachment in adolescence: Overlap with parenting and unique prediction of behavioral adjustment. *Journal of Child Psychology and Psychiatry,* 52, S. 1052–1062.

Selah-Shayovits, R. (2004): School for aggression: Types of adolescent aggression in school students and school dropouts. *International Journal of Adolescence and Youth,* 11, S. 303–316.

Serbin, L. A., Cooperman, J. M., Peters, P. L., Lehoux, P. M., Stack, D. M. & Schwartzman, A. E. (1998): Intergenerational transfer of psychosocial risk in women with childhood histories of aggression, withdrawal, or aggression and withdrawal. *Developmental Psychology,* 34, S 1246–1262.

Sourander, A., Haavisto, A., Ronning, J. A., Multimaki, P., Parkkola, K., Santalahti, P. et al. (2005): Recognition of psychiatric disorders, and self-perceived problems. A follow-up study from age 8 to age 18. *Journal of Child Psychology and Psychiatry,* 46, S. 1124–1134.

Spear, L. P. (2000): The adolescent brain and age-related behavioral manifestations. *Neuroscience and Biobehavioral Reviews,* 24, S. 417–463.

Temcheff, C. E., Serbin, L. A., Martin-Storey, A., Stack, D. M., Ledingham, J. & Schwartzman, A. E. (2011): Predicting adult physical health outcomes from childhood aggression, social withdrawal and likeability: A 30-year prospective, longitudinal study. *International Journal of Behavioral Medicine,* 18 (1), S. 5–12.

Thompson, K. L. & Gullone, K. L. (2008): Prosocial and antisocial behaviors in adolescents: An investigation into associations with attachment and empathy. *Anthrozoös,* 21 (2), S. 123–137.

Timmermans, M., van Lier, P. A. C. & Koot, H. M. (2008): Which forms of child/adolescent externalizing behaviors account for late adolescent risky sexual behavior and substance use? *Journal of Child Psychology and Psychiatry,* 49, S. 386–394.

Van Zeijl, J., Mesman, J., Van IJzendoorn, M. H., Bakermans-Kranenburg, M. J., Juffer, F., Stolk, M. N. et al. (2006): Attachment-based intervention for enhancing sensitive discipline in mothers of 1- to 3-year-old children at risk for externalizing behavior problems: A randomized controlled trial. *Journal of Consulting and Clinical Psychology,* 74, S. 994–1005.

Zarabi, N., Sampaio, F. & Feldman, I. (2012): *A health economic evaluation of parent training programs for children in Sweden.* Unveröffentl. Manuskript. Uppsala, Schweden: Uppsala University.

Zimmermann, P., Mohr, C. & Spangler, G. (2009): Genetic and attachment influences on adolescents' regulation of autonomy and aggressiveness. *Journal of Child Psychology and Psychiatry,* 50 (11), S. 1339–1347.

CHRISTIANE LUTZ

Gefährdete Bindung – Adoption und die Krisenzeit der Pubertät

Drei Problembereiche bündeln sich im Thema meines Beitrags: einmal Adoption als Schicksal, das von Anfang an das Trauma des Abgegebenseins in sich schließt; zum Zweiten die Frage, wie die »normal verrückte« Zeit der Pubertät Bindung in einer Weise belastet, dass ein Scheitern droht, und schließlich, inwieweit eine auf diesem Hintergrund problematische Bindungserfahrung positiv zu verändern ist.

Adoption und das Trauma, abgegeben worden zu sein

Wenden wir uns Adoptivkindern im Allgemeinen und ihren frühen prägenden Erfahrungen zu, so steht eine zumeist hochambivalente Bindungserfahrung im Vordergrund. Diese ist die Folge zwiespältiger Gefühle der werdenden Mutter, die oft zwischen assoziativen und dissoziativen Empfindungen schwankt. Einerseits soll das Kind leben, andererseits ist die Mutter nicht in der Lage oder nicht bereit, »ja« zur Verantwortung zu sagen. So entwickelt das werdende Kind ein nur bedingtes Urvertrauen in eine gute Welt. Die Erfahrung von Halt und Geborgenheit ist eingeschränkt oder fehlt weitgehend, so dass auf spätere, selbst positive Kontaktangebote mit Misstrauen reagiert wird. Die frühe problematische Lebenssituation zeigt sich häufig in der Tendenz, bei geringen Belastungen nicht nur an der Welt, sondern auch an sich selbst zu zweifeln, weil die Überzeugung, einen Wert zu haben, nicht wirklich verinnerlicht werden konnte.

Als weitere Belastung für das innere Gleichgewicht eines Adoptivkindes muss das Trauma, abgegeben worden zu sein, wahrgenommen werden. Nicht gewollt, nicht jetzt gewollt und nicht so gewollt zu sein wird zu einer häufig lebenslangen Empfindung und Überzeugung. Selbst das Ankommen in einer neuen liebevollen Familie oder Lebensgemeinschaft kann die Angst vor einer Wiederholung des Beziehungsverlustes nur bedingt auffangen. Das subjektive Gefühl geringen

Eigenwertes lässt häufig eine positive Entwicklung stagnieren: Regressive Sehnsüchte, Wünsche nach haltenden, Geborgenheit gebenden Händen schließen die Angst vor einer Retraumatisierung ein und Nähe kann darum nicht angstfrei angenommen werden. Progression – normalerweise die Bereitschaft, sich einer Entwicklung, die naturgemäß nach vorn geht, anzuvertrauen – schließt die Befürchtung in sich, im Unbekannten der eigenen defizitären Selbstwahrnehmung zu begegnen. So erscheint ein Auf-der-Stelle-Treten, dem Erstarrungsverhalten im Tierreich vergleichbar, als die einzige Möglichkeit, die belastende Lebenssituation auszuhalten.

Hinzu kommt – vor allem bei Adoptionen aus dem nichteuropäischen Ausland – eine mehr oder minder lange belastende Heimerfahrung. Bis heute sind die Bindungserfahrungen in den Kinderheimen, in denen die Kinder untergebracht werden, hochproblematisch. Der Betreuungsschlüssel ist völlig ungenügend: Nicht selten ist eine Pflegeperson allein für mehr als zehn Säuglinge und Kleinkinder zuständig und verantwortlich. So erlebt das Kind – in einer belastenden Wiederholung seiner Primärsituation – erneut das Fehlen eines sicheren Haltes. Die emotional und häufig auch sprachlich eingeschränkte Kommunikation erlaubt eine nur ungenügende Entwicklung der Spiegelneuronen. So können sie auch später nur ungenügend »funken«, was nicht selten zur Diagnose des Autismus führt (vgl. Iacoboni 2011, S. 184 ff.).

Häufig entwickelt sich so auf der Basis der frühen Bindungsstörung zusätzlich die Neigung zu depressiv gefärbten Ängsten, die sowohl mit der Angst vor erneutem Verlust als auch mit jener vor den eigenen unterdrückten Aggressionen verbunden sind.

Aggressive Impulse und Verhaltensweisen, die auch als Angstabwehr eingesetzt werden könnten, dürfen jedoch nicht sein, um Liebesentzug zu vermeiden, der wiederum als Retraumatisierung erlebt würde. So entwickeln sich schon früh neurotische Verarbeitungen negativer Primärerfahrungen, die unter dem Begriff eines »falschen Selbst« eingeordnet werden können: Der vermeintliche Schutz vor der Angst wird gleichzeitig zur Quelle einer Angst, die dem unkontrollierbaren Ausbruch vitaler Energien gilt.

Emotionale Mangelerfahrungen erzwingen kompensatorisch eine selbstüberfordernde Anpassung an die Wunschvorstellungen der Adoptiveltern und der Umwelt. Aber, nach der Operette *Land des Lächelns* von Franz Lehar: »Wie es dort drinnen aussieht geht keinen was an«.

Ein »liebes«, funktionierendes Kind wird in unserem Erziehungssystem in der Regel als richtiges Kind angesehen. Und wollen nicht gerade Adoptivkinder »richtig« sein? Eine auffällige Unauffälligkeit verdeckt jedoch oft eine geringe Frustrationstoleranz, einen emotionalen Rückzug, der nicht selten depressiv gefärbt und mit Angst vor Nähe und Distanz verbunden ist. Zu viel Nähe könnte die mühsam aufgebaute Fassade der Angepasstheit ins Wanken bringen. Distanz bedeutet, erneut am Mangel an Halt und Geborgenheit zu leiden. Kontaktstörungen sind die zwangsläufige Folge.

Ein 26-jähriger Adoptierter erklärte in diesem Zusammenhang: »Ich fühle mich wie aus einzelnen Teilen bestehend. Ich kann Nähe nicht aushalten, ich bin dann wie auf der Flucht, und gleichzeitig ersehne ich nichts mehr als liebevolle Nähe.« Er konnte verstehen, dass Nähe – auf dem Hintergrund seiner Erfahrungen in der Schwangerschaft und in den ersten Lebensjahren – etwas Fremdes und gleichzeitig Ängstigendes ist. Seine Versuche, vor der Bedrohung durch Distanzierung zu fliehen, verstärkten die Sehnsucht nach Nähe, so dass er sich schließlich in einem Teufelskreis erlebte, den er ohne Hilfe nicht durchbrechen konnte.

Eine – zumindest fantasierte – Sicherheit in diesem Dilemma könnte mit zunehmendem Alter von der Zugehörigkeit zu einer Gruppe kommen, die Halt gibt. Hier flackern nicht selten Erinnerungsspuren an die Scheingeborgenheit in der Heimsituation auf; eine Gruppe in einem Heim mit Kindern, die vom gleichen Schicksal betroffen waren, ermöglichte ersatzweise Halt, stellvertretend für die Sicherheit haltender Hände in der Zweierbeziehung (Mutter-Kind-Dyade). Es ging damals allen gleich – so konnte man sich aneinander festhalten und den Schmerz aufgrund des Fehlens liebevoller Hände gemeinsam tragen.

Ein schönes Beispiel für diese Möglichkeit der Kompensation findet sich in dem Buch *Rasmus und der Landstreicher* von Astrid Lindgren (1957); Adoptiveltern, die das Buch lesen, können Sehnsucht und Enttäuschung, ebenso wie den Halt, den eine Gruppe bietet, besser verstehen: In einem Heim leben Waisenkinder, die dringend auf eine Adoption warten. Die Enttäuschung der Jungen, wieder nicht adoptiert zu werden, je älter sie werden, während sie sehen, dass stattdessen goldlockige kleine Mädchen adoptiert werden, schafft Halt und Bindung in Solidarität.

Doch der Halt in der Gruppe ist nur eine Notlösung. Kinder können sich wechselseitig nicht wirklich Sicherheit geben. Die gemeinsame Not schweißt sie lediglich zusammen nach dem Motto: Geteiltes Leid ist halbes Leid.

Die hochproblematische Bindungserfahrung, die Adoptivkinder in der Regel gemacht haben, erschwert ihnen auch Lösungen bei emotionalen Belastungen. Wünsche und Bedürfnisse, die schnell maßlos werden, beunruhigen und werden nicht selten über ein rigides Überich mit Ängsten vor Strafe belegt. Parallel dazu bestehen massive Ängste vor eigenen eruptiv-aggressiven Entladungen, die von einem schwachen Ich nicht zu steuern sind.

Destruktion und Autoaggression sind als Versuche zu verstehen, mit diesem innerpsychischen Konflikt fertig zu werden. Ein Jugendlicher sagte einmal in diesem Zusammenhang verzweifelt: »Lieber abgetrieben als adoptiert werden. Es gibt keine Chance für unsereins auf ein glückliches Leben.«

Welche neuen Erfahrungen müssen in der Adoptivsituation gemacht werden, damit die frühen seelischen Verletzungen, häufig noch von körperlicher Gewalt begleitet, ausgeglichen werden?

Kinder und Heranwachsende sollten in der neuen Situation das angemessene Maß an Sicherheit und Geborgenheit erleben. Gleichzeitig muss jedoch auch der Notwendigkeit, Autonomie zu entwickeln, Rechnung getragen werden. Diese Aufgabe ist für Kinder wie Eltern eine Herausforderung, der beide Teile häufig nicht entsprechen können. Das richtige Maß zu finden, weder zu umfassende Bemutterung noch eine zu frühe Konfrontation mit der Realität – das zu verwirklichen erfordert seitens der Eltern immer wieder neu den Mut zum Wagnis. Ebenso schwierig ist es für die Heranwachsenden, mit den parallel laufenden Wünschen nach Abhängigkeit wie mit den Ängsten davor zurechtzukommen. Dem gegenüber steht die gleichermaßen ängstigende wie lockende Herausforderung, autonom das eigene Leben zu gestalten. Nicht selten gleicht das Suchen nach dem richtigen Weg auf beiden Seiten einem blinden Tasten. Ein ahnendes Fühlen ist allerdings oft hilfreicher als ein sicher erscheinendes Denken. Es lohnt sich, wieder mehr auf die Kräfte der Intuition zu bauen, die den anderen erspürt, um dann angemessen zu handeln.

Hilfreich ist hier die Theorie der Spiegelneuronen, welche so etwas wie die physisch-neurologische Grundlage dafür sind, dass in der liebevollen Verbundenheit der andere wahrgenommen wird. »Es entsteht eine dynamische innere Abbildung dieses Menschen [im Gegenüber, C.L.], komponiert aus seinen lebendigen Eigenschaften: seinen Vorstellungen, Empfindungen, Körpergefühlen, Sehnsüchten und Emotionen.« (Bauer 2005, S. 86)

Unterstützung im Bemühen um Orientierung und Halt könnte die Erfahrung der Gemeinsamkeit in einem Gruppenverband geben. So begleitete ich über mehrere Jahre eine therapeutische Gruppe von Adoptivkindern aus den unterschiedlichsten Ländern. Auf der einen Seite ereignete sich in dieser Gemeinsamkeit wiederholt die Erfahrung früher Leere und eines Zunehmens an Aggression, was mich oft an den Rand der Verzweiflung brachte. Auf der anderen Seite ermöglichte diese Erfahrung den Kindern das Gefühl, kein »verstoßenes Kind« zu sein, sondern mit den anderen ein ähnliches Schicksal zu teilen. Es muss jedoch nicht immer eine therapeutische Gruppe sein. Gemeinsames Tun schafft Sicherheit in Identität und Rolle, sei es Sport als verbindendes Moment, Musizieren als Pflege von Gemüt und Gefühl oder künstlerisches Gestalten. Kreativität hat in jedem Fall heilende Funktion. Dabei entstehende rivalisierende Empfindungen können, und sei es als Kompensation, ichstärkend und identitätsstiftend sein. Eine Gruppe bietet über Identifikation Beziehung an. Eine im Jugendlichenalter erneut infrage gestellte Bindungssicherheit kann durch die Erfahrung, im Sein und Tun akzeptiert und bestätigt zu werden, den Aufbau von Selbstbewusstsein unterstützen und so ein Gegengewicht zu den negativen Introjekten ermöglichen.

Anerkennung im So-Sein statt Hinweise auf das Seinsollen ist eine beständige und sichernde Unterstützung des Selbstwertgefühls. Hierzu gehört die Ermutigung zur Authentizität, selbst wenn Äußerungen auf diesem Hintergrund bei der Umwelt nicht unbedingt ein positives Echo erzeugen. Da gerade Adoptivkinder als Antwort auf den Anpassungsdruck früher Erfahrungen gelernt haben, dort »ja« zu sagen, wo sie eigentlich »nein« fühlten, ist es eine wichtige pädagogische Aufgabe, sie zu ermutigen, »nein« und »ja« am richtigen Ort zu sagen. Zu wagen, unbequem zu sein, sich der Umwelt in seinem Ich-selbst-Sein zuzumuten, ist Voraussetzung für Eigenständigkeit.

Als intrapsychische Konfliktdimension stellt sich für jugendliche Adoptierte zunehmend bewusst die Frage, ob Triebbedürfnisse jeglicher Natur zugelassen werden dürfen. Droht erneuter Bindungsverlust, wenn man als Jugendlicher weniger »pflegeleicht« ist? Ist es legitim, auf Selbstbestimmung zu beharren und den Widerspruch sowie eine Aufsehen erregende Haltung, Unerhörtes zu wagen? Müssen als Ausdruck der Dankbarkeit hervorragende Leistungen in der Schule präsentiert werden? Sind Bindung und Beziehung wirklich belastbar oder tragen sie nur bei Wohlverhalten und einer sichtbar positiv-progressiven Entwicklungsdynamik?

Eng mit diesen Fragestellungen verwoben ist das Bedürfnis, ein positives Selbstverständnis hinsichtlich der eigenen Rolle aufzubauen. Hier haben es Kinder aus außereuropäischen Ländern, die deutlich anders aussehen als ihre Adoptiveltern, besonders schwer. Bin ich richtig mit meinem anderen Aussehen, meiner anderen Hautfarbe, einer kleineren Statur? Bin ich auch noch richtig als Mädchen oder Junge, wenn ich anders bin, als das von den Eltern vorgestellt und erwartet wurde? Ichidentität und Rollensicherheit zu entwickeln ist wichtiges Ziel auf dem Weg zum Erwachsen-Werden.

Bindung und Pubertät

Die Krisenzeit der Pubertät bedeutet eine schwer zu bewältigende Schwellensituation – für die aus ihren Kinderschuhen schlüpfenden Heranwachsenden ebenso wie für die Eltern. Naturgemäß entstehen angesichts der eigenen Veränderungen innerpsychische Konfliktsituation und Selbstzweifel, die, nach außen projiziert, Zweifel an der Sicherheit, Vertrauenswürdigkeit und Integrität der Eltern provozieren. Deren gereizte Reaktion kann die Furcht der Adoptierten zur Folge haben, doch noch weggegeben zu werden, eine Reaktivierung des Traumas des Abgegebenseins. Damit wird ihre Vorstellung unterstützt, dass schwieriges Verhalten als psycho-logische Konsequenz ein erneutes Verstoßenwerden zur Folge haben muss. Um dieser Bedrohung zuvorzukommen, wird nicht selten der Spieß umgedreht nach dem Motto: »Angriff ist die beste Verteidigung«. Die Jugendlichen stellen sich und den Eltern – als Selbstschutz – die Frage, ob die leiblichen Eltern, ihr Heimatland ein stimmigeres Dasein garantiert hätten, ob dort mehr Glück und Zufriedenheit zu erwarten gewesen wäre. Die phasenspezifische Desorientiertheit, die solchen Fragestellungen zugrunde liegt – leibliche Kinder können ihre Eltern und das Zusammenleben mit ihnen ähnlich infrage stellen –, wird von den Adoptiveltern nicht selten als undankbare und lieblose Provokation eingeordnet. Die wechselseitige Vorwurfshaltung verstärkt bei den Heranwachsenden die illusionäre Vorstellung, die Primärsituation sei die bessere gewesen, lediglich die Umstände seien für den Verlust verantwortlich zu machen. Die Adoption wird als narzisstisch gefärbtes Anliegen der Adoptiveltern eingeordnet, über Kinder ihre Sehnsucht, im Leben Spuren zu hinterlassen, zu verwirklichen.

Einsamkeit als zentrales Erleben wird nicht selten mit einem Verlassensein seitens der Umwelt gleichgesetzt. Hierdurch besteht die Gefahr einer subjektiv so erlebten Retraumatisierung, die zu unterschiedlichen Reaktionsbildungen (ver-)führen kann. Einmal erscheint es als hilfreich, dem befürchteten Verstoßenwerden dadurch zuvorzukommen, dass man die innerliche Bindung zu den Adoptiveltern aufkündigt. Die Befürchtung des Beziehungsverlustes wird zur zukünftigen Realität. Die Wiederbelebung des primären Schmerzes zu vermeiden scheint nur über Projektion und ein selbstinszeniertes Verlassen möglich zu sein.

Die Entwertung der Adoptiveltern ist eine andere Möglichkeit, das gleiche Ziel zu erreichen. Indem ihre Qualität in jeder Weise auf den Prüfstand kommt, ihre Bindungsbereitschaft infrage gestellt wird, kann man sich »heroisch« oder »cool« abwenden. Im Erwachsenenalter sind es dann häufig die »Steppenwölfe«, die im demonstrativen Alleingang ihre Bindungsproblematik vor sich und der Welt verstecken.

Eine andere Vermeidungsstrategie besteht in einem äußeren »Versumpfen«. Die innere Konfliktsituation wird externalisiert. Indem sich ein adoptierter Jugendlicher »nach unten« orientiert, die Gruppe der »Abgestürzten« und deren Umfeld zum Heimatersatz mache, kann auf den befürchteten Verlust an Geborgenheit vorsorglich verzichtet werden. Der phasenspezifisch erneut aktivierte Loyalitätskonflikt zwischen dem Herkunftsland und den leiblichen Eltern auf der einen, den Adoptiveltern auf der anderen Seite zwingt zu einer Entscheidung.

Die Flucht nach vorn scheint gerade bei adoptierten Jugendlichen eine Option, um dem ängstigenden Gefühlsdilemma zu entgehen. »Ich will so rasch wie möglich unabhängig werden, meinen eigenen Weg gehen, selbst entscheiden, zu wem ich Kontakte aufbaue« – das ist die Haltung mancher Jugendlicher, wie sie ein 16-Jähriger in Worte fasste. Damit überfordern sie sich selbst, zwingen sich in eine Autarkie, die auf schwankendem Boden steht. Die drohende Gefährdung dieser Scheinsicherheit schließt die Gefahr des Absturzes in sich. »Er ist in das Milieu zurückgekehrt, aus dem wir ihn herausgeholt haben«, sagten mir Eltern kürzlich bitter mit Blick auf ihren 24-jährigen Sohn, der zweimal im Abitur scheiterte, jede Ausbildung abgebrochen hatte und inzwischen »unter der Brücke« lebt. »Wir haben ihm ein anderes Leben, andere Werte angeboten, es war alles umsonst!«

Die introvertierte Variante ist der innere Absturz in Resignation und Depression. Man stilisiert sich zum Opfer und kann damit legitim die Adoptiveltern zu Tätern machen. Damit scheint ein, wenn auch neurotisches, Gleichgewicht hergestellt. Halt und Geborgenheit hat mir das Schicksal versagt, und so geschieht es meiner Umwelt ganz recht, dass mir nicht zu helfen ist. Diese Haltung wird durch die in dieser Entwicklungsphase charakteristische Stimmungslabilität verstärkt. Reizbarkeit und Kränkbarkeit begleiten das labile Selbstgefühl und unterstützen das Gefühl, verkannt zu sein. »Ich fühle mich als trostlose Insel, niemand erreicht mich und ich erreiche niemanden«, so eine 15-jährige Jugendliche.

Eltern haben es in der Pubertät generell schwer mit ihren Heranwachsenden. Es ist eine »normal verrückte« Zeit, voller Missverständnisse und schwer zu lösender Beziehungskonflikte. Nicht selten sind gerade auch Adoptiveltern, die ja in der Regel älter sind als leibliche Eltern, ihrerseits in den Wechseljahren, so dass sich eine doppelte Konfliktsituation oft zu einem schier unlösbaren Knäuel verschlingt: »Ich krieg die Krise!« So der verzweifelte Ruf von Adoptiveltern und ihren pubertierenden Kindern in diesen Zeiten der Wandlung und Veränderung (Lutz 2009).

Irritation und Ängste vor Beziehungsverlust auf beiden Seiten potenzieren sich, so dass Adoptiveltern in ihrer besonders entwickelten Bereitschaft zur Introspektion nicht selten in Selbstvorwürfen versinken. Es fehlt häufig der Mut, sichernde Grenzen zu setzen, aus Angst, eine Retraumatisierung zu provozieren. Der Mut zur Tat, die bei den Pubertierenden Aggression oder Depression, Provokation oder Resignation auslösen könnte, fehlt oft, und dies lähmt eine selbstbewusste Handlungsfähigkeit. Im Bedürfnis, eine Eskalation der schwelenden Konflikte zu vermeiden, und aus Angst, frühe traumatische Ereignisse zu reaktivieren, wird man zum Zauderer und gewährt Freiräume, wo das Setzen von Grenzen hilfreicher wäre. Als Konsequenz dient jetzt bei den Eltern – wie bei den Jugendlichen – die Projektion als psychische Entlastung: Selbstvorwürfe werden den Jugendlichen gegenüber zur permanenten Vorwurfshaltung, die jedoch »wie ein Bumerang« wieder auf die Eltern zurückfällt und zu erneuten Selbstvorwürfen führt. Abwendung und Rückzug aus einer sie negativ betreffenden Nähe führen zum Verlust an emotional berührender Beziehung.

Hinzu kommt, dass Jugendliche in ihren pubertären Stimmungsschwankungen eigene problematische Erfahrungen der Adoptiveltern reaktivieren. Oft geht es dabei, auch wenn sie ihrerseits leibliche Kinder sind und nicht adoptiert wurden, um das Fehlen bedingungsloser Liebe oder traumatische Verlusterfahrungen. So wird es schwer, eigenes Erleben von dem der Adoptivkinder zu trennen, wodurch sich Selbstunsicherheit verstärkt und sich die Eltern in ähnlichen Abwehrmechanismen verstricken wie ihre heranwachsenden Kinder.

Von außen wird an Eltern oft herangetragen, sie müssten unbedingt Zuversicht entwickeln, sich den Schwierigkeiten stellen, ohne dass die gute, über Jahre entwickelte positive Bindung – angesichts von problematischem Verhalten auf beiden Seiten – infrage gestellt würde. Wichtiger ist es aber, sich mit dem eigenen Bedürfnis, alles richtig machen zu wollen, auseinanderzusetzen. Gelassenheit, die sich sagen kann: »Ich habe es innerhalb meiner mir gezogenen menschlichen Grenzen gemacht, so gut es ging«, wird zur persönlichen Reifungsaufgabe. »Ich habe mich so bemüht, eine perfekte Mutter zu sein, ich habe alle Bücher über Bindung gelesen, viele Vorträge besucht, und jetzt stehe ich vor einem Scherbenhaufen und fühle mich schuldig, weil mir das nicht gelungen ist, was ich mir vorgenommen habe«, so eine Mutter.

Wichtig war es in der gemeinsamen Arbeit mit diesen Eltern eines adoptierten Pubertierenden, diesen »Überanspruch« als das eigentliche Problem zu erkennen. Der »Höhenflug«, alles können zu müssen, muss zwangsläufig zum Absturz führen. Im Anspruch, vollkommen zu sei, keine Fehler zu machen, werden Eltern unmenschlich. Das Scheitern und der täglich mögliche Neuanfang sind eine Chance, sich als Mensch in seiner subjektiven Fehlerhaftigkeit zu akzeptieren, ohne aufzugeben. Und das ist das beste Vorbild für Adoptivkinder – und nicht nur für diese.

Jugendliche Adoptierte in der Therapie

Das Geheimnis der therapeutischen Begegnung heißt nicht, sich den Jugendlichen als neues gutes Objekt anzubieten, in der Vorstellung, dass dadurch traumatische Erfahrungen gelöscht würden. Es geht vielmehr darum, auf der Basis des Vertrauens Beziehungssicherheit und Objektkonstanz zu vermitteln. Nichts verkraften Adoptivkinder wie adoptierte Jugendliche schlechter als Unzuverlässigkeit und Unregelmäßigkeiten. Bereits durch Ferien bedingte Pausen in der Therapie können schon entstandene Beziehungen gefährden: »Immer, wenn man sie braucht, sind sie nicht da«, so der Ausspruch einer 15-jährigen Adoptierten über Therapeuten. Hier zu korrigieren, sich gar zu rechtfertigen und auf die von den Jugendlichen oft erfahrene Bereitschaft, vereinbarte Stunden zuverlässig einzuhalten, hinzuweisen, würde die »Vertrauensspur«, die hinter dieser vorwurfsvollen Aussage steckt, zerstören.

Wir müssen in der analytischen Therapie zum negativen Objekt werden. In der Regel ist es der Minuspol des Archetyps der großen Mutter, der von Kindern und Jugendlichen mit ihrer defizitären Erfahrung früher Geborgenheit erfahren wurde. Und so muss ein symbolischer »Muttermord« geschehen, der gleichzeitig die Gewissheit in sich trägt, dass das gute Objekt nicht zerstörbar ist.

Die gute Erfahrung konnte eine 14-jährige adoptierte Jugendliche am Ende eines langen Entwicklungsprozesses zur Darstellung bringen. Sie litt an dem Gefühl, als die Person, die sie war, weder akzeptiert noch gar geliebt zu sein. In der Überzeugung, früher oder später verstoßen zu werden, äußerte und verhielt sie sich mir gegenüber aggressiv, entwertend und verachtend. In der Gegenübertragung erlebte und durchlitt ich meinerseits die Untiefen ihrer frühen Traumatisierung. Ich zweifelte und verzweifelte gleichermaßen an meiner therapeutischen Kompetenz, meinem Wert. Umso tiefer berührte mich ihr Bild, das sie in einer der letzten Stunden malte; es stellte eine Rose dar, neben welche die Jugendliche schrieb: »Wenn mein Herz ein Garten wäre, wärst du eine Rose darin.«

Es lohnt sich, darauf zu vertrauen, dass gute neue Erfahrungen, z. B. in der therapeutischen Begegnung, zu einem Halt gebenden Introjekt werden, das täglich neu den Mut jugendlicher Adoptierter stärkt, sich dem lebendigen Leben anzuvertrauen, zuversichtlich in die Zukunft zu schauen und Vergangenes vergangen sein zu lassen.

Ich möchte meine Ausführungen parallel setzen zu den Perspektiven der Analytischen Psychologie C.G. Jungs. Er erkannte die Bedeutung von Märchen als Niederschlag archetypischer Menschheitserfahrungen (Jung 1981). »Mir ist zum Thema »Adoptivkinder und gefährdete Bindung« ein Märchen »in die Hände gefallen«, das gemäß des Jungschen Ansatzes der Kompensation von einer geglückten Bindungs- und Beziehungsfähigkeit erzählt, trotz einer Adoptivsituation. Es ist das Märchen vom *Teufel mit den drei goldenen Haaren* (Grimm 2011):

> Eine arme Frau bringt einen Jungen auf die Welt, der von einer »Glückshaut« umgeben ist. Es wurde ihm darum geweissagt, er werde im vierzehnten Jahr die Tochter des Königs zur Frau haben.
>
> Wir dürfen in der Glückshaut ein Synonym für ein gute Bindungserfahrung in der Schwangerschaft vermuten, weshalb in der Pubertät wahrscheinlich eine Bereitschaft bestehen wird, sichere Bindungen einzugehen.
>
> Der König will diese Prophezeiung durchkreuzen und will den Eltern das Kind abkaufen. Sie weigern sich anfangs, doch dann vertrauen sie offensichtlich auf die gute Bindungserfahrung: »Es ist ein Glückskind, es wird doch zu seinem Besten ausschlagen.«
>
> Der König legt das Kind in eine Schachtel, wirft diese in den Fluss, doch die wird am Wehr einer Mühle aufgefangen. Die Müllersleute, die keine Kinder haben, nehmen das Kind mit Freude auf. Im Märchen heißt es: »Sie sprachen ›Gott hat es uns beschert.‹ Sie pflegten den Findling wohl, und er wuchs in allen Tugenden heran.«
>
> Die Adoptiveltern können die gute Bindungserfahrung des Kindes fortführen, so dass sich ein selbstverständliches Selbstwertgefühl entfalten kann. Der König, der die Mühle besucht, als der Junge gerade 14 Jahre alt ist, versucht erneut die Prophezeiung zu durchkreuzen. In einem Brief, den der Junge in den königlichen Palast tragen soll, befiehlt er der Königin, jenen sofort zu töten.
>
> Der Junge ist aufgrund seiner positiven Bindungserfahrung arglos und übernimmt den Auftrag. Er verirrt sich jedoch im Wald, was als symbolisch zu verstehende Verstrickung in den Wirrungen der Pubertät einzuordnen ist. So kommt er folgerichtig auch in eine Räuberhaus, an den Ort, der innerpsychisch die Konfrontation mit seinen aggressiven Triebimpulsen versinnbildlicht. Auf

dem Hintergrund seines belastbaren Selbstbewusstseins kann er sich jedoch unerschrocken zur Ruhe legen: »Mag kommen, wer will, ich fürchte mich nicht.«

Eine sichere Bindungserfahrung ermöglicht Mut und Zuversicht in bedrohlichen Lebenssituationen, aber auch in der Konfrontation mit den dynamischen Kräften des eigenen Unbewussten. Diese Sicherheit relativiert die gefährdende Macht der, in den Räubern personifizierten, Triebimpulse.

Ordnen wir die Begegnung mit den Räubern als innerpsychische Erfahrung ein, so erlaubt die zuversichtliche Begegnung mit den Triebimpulsen ein Wandlungsmoment: Diese verlieren ihren bedrohlichen Charakter und ermöglichen stattdessen den Zugang zum Reichtum lebendiger Gefühle, was sich auf Seiten der Räuber als Mitleid zeigt, eine sichere Basis, um soziale Kompetenz zu entwickeln.

Folgerichtig schreiben die Räuber den Brief des Königs, den sie geöffnet und gelesen haben, im Sinne der ursprünglichen Weissagung neu und geben ihn dem Jungen mit, der nicht merkt, dass er nun einen anderen Brief mit sich trägt. So verfügt das Glückskind über die notwendige Voraussetzung, der Prinzessin zu begegnen und mit ihr eine emotionale Verbindung einzugehen.

Aber der König als der Teil, der »stets das Böse will und doch das Gute schafft«, kann in seiner narzisstischen Persönlichkeit den Machtverlust nicht akzeptieren. Es folgt für das Glückskind ein erneutes Verstoßenwerden, das als eine Wiederholung des frühen Abgegebenseins und des Verlusts der Adoptiveltern verstanden werden könnte. In Verbindung mit der scheinbar unlösbaren Aufgabe, drei goldene Haare vom Kopf des Teufels zu gewinnen, könnten Resignation und Verzweiflung ausgelöst werden. Ganz anders reagiert jedoch der junge Mann: Er verliert seine Zuversicht nicht, sondern nimmt die Herausforderung an. Er ist bereit, die Hölle aufzusuchen, was eine bewusste Auseinandersetzung mit dem Dunkel seiner Herkunft versinnbildlichen könnte. Nur dort findet sich das Gold der Erkenntnis der eigenen Person in Gestalt der drei goldenen Haare des Teufels. Stationen auf dem Weg dorthin hinterfragen den Umgang mit Angst und die Tragfähigkeit seines Selbstbewusstseins. Eingeschlossen ist ein Hinterfragen der eigenen Zukunftsperspektive. Kann er als jugendlicher Adoptierter daran glauben, Probleme lösen zu können, selbst wenn der Schlüssel hierzu aktuell noch fehlt?

Auf die Fragen der Torhüter zweier Städte – einmal nach dem Versiegen eines Brunnens, aus dem sonst immer Wein fließt, dann danach, warum ein Baum, der sonst goldene Äpfel trägt, jetzt nicht einmal mehr Blätter hat – kann er zuversichtlich antworten: »Warte nur, bis ich wiederkomme«. Auch diese Haltung ist das Ergebnis einer guten Bindung und bedeutet, anzuerkennen, dass alles seine Zeit der Reife braucht. Gerade in der Pubertät folgt der Fluss der Problemlösung selten einer geraden Linie.

Ein Fährmann knüpft schließlich mit seiner Frage, warum er immer hinüber und zurück rudern muss, ohne abgelöst zu werden, an einen urmenschlichen Vorwurf an. »Warum grade ich, warum habe ich dieses Schicksal« – Fragen, die jugendliche Adoptierte immer wieder stellen. Die Bereitschaft, sich als Opfer zu fühlen und der Umwelt die Täterschaft anzulasten, ist verlockend, aber wenig hilfreich, um eine Situation zu ändern. Auch auf eine Lösung dieses schicksalhaften Rätsels kann das Glückskind mit seiner zuversichtlichen Antwort vertrauen.

Im Dunkel der Hölle ist es schwarz und rußig und die »Ellermutter«, das archetypische Bild des Mütterlichen, sitzt in ihrem Sorgenstuhl. Diese Situation kann als tiefe Regression in das Dunkel frühester Erfahrungen verstanden werden, zum Trauma des Abgegebenseins. Der junge Mann, immerhin potentieller König, wagt bewusst als hilflose kleine Ameise, in die er sich verwandeln lässt, den Schritt in die Abhängigkeit. Er liefert sich aus, verzichtet auf die noch instabile Autonomie und erfährt gerade dadurch die konfliktlösenden, heilenden Kräften des positiven Pols des archetypisch Mütterlichen.

Das Glückskind bekommt nicht nur die drei goldenen Haare, sondern auch Antwort auf seine eigenen Lebensfragen: Sich vom Opferstatus zu verabschieden und einem anderen das Ruder zu überlassen, bedeutet auch, auf einen Machtaspekt zu verzichten, der in der ständigen Wiederholung keine innere Entwicklung erlaubt.

In der Aussage des Teufels, dass eine Maus an den Wurzeln des Baumes nagt (Antwort auf die zweite Frage), liegt die Empfehlung, eine Vorwurfshaltung, die an den Wurzeln der Herkunft nagt, aufzugeben. Nur dann können wieder goldene Äpfel des Selbstwertes wachsen.

Eine Kröte, als Symbol einer wenig Halt gebenden Muttererfahrung, verhindert (siehe die erste Frage) ein selbstverständliches Fließen in uneingeschränkter Fülle. Diese Hemmung zu beseitigen, den »Stein des Anstoßes« auf die Seite zu räumen, ermuntert zu der Aufgabe pubertierender Adoptierter, sich in Aktivität selbst an den Fluss des lebendigen Lebens anzuschließen. So kann sich die Erkenntnis eigenen Wertes in Gestalt der vier goldbeladenen Esel (die er im Märchen zur Belohnung für seine Antworten von den Torhütern erhält) offenbaren.

Die Märchensprache unterstreicht in ihrer Symbolik nochmals: Eine gute Bindung in den Kinderjahren macht beziehungsfähig. Das liegt in der Prophezeiung, das Glückskinds werde mit 14 Jahren, also mitten in der Pubertät, in der Lage sein, sich von guten Eltern zu lösen und eine altersgerechte und wertentsprechende Bindung einzugehen.

Eine gute Bindungserfahrung als Adoptivkind ermöglicht es, die Konfrontation mit der eigenen Dunkelseite zu wagen, mit dem Schatten, wie sie C. G. Jung genannt hat. Sich seinen vitalen, aggressiven und gelegentlich auch destruktiven Impulsen, wie sie die Räuber symbolisieren, zu stellen, erfordert die Fähigkeit, angstfrei mit der eigenen Person in ihren polaren Seiten umzugehen.

Eine gute Bindungserfahrung ermöglicht Zuversicht, die Bereitschaft, aktiv ein Wagnis einzugehen, auch wenn der Ausgang ungewiss erscheint. Im Märchen spiegelt sich dies in der Bereitschaft des Glückskindes, den Gang in die Hölle zu wagen, um die drei goldenen Haare des Teufels zu gewinnen.

Eine gute Bindungserfahrung fördert Selbstbewusstsein. Im Märchen drückt sich diese Sicherheit in der Überzeugung des Glückskinds aus, alles zu können, als ihm die Frage nach seinen Fähigkeiten gestellt wird. Das ist nicht Anmaßung, sondern Spiegel eines selbstverständlichen inneren Selbstwertgefühls (Brisch 2009).

Und schließlich erlaubt eine gute Bindungserfahrung den Mut, sich dem archaisch Weiblich-Mütterlichen in seinem Doppelaspekt auszusetzen: Dieser umfasst Halt und Sicherheit, wie ihn die Großmutter des Teufels verkörpert, aber auch den lebensbedrohlichen verschlingenden Aspekt, den jener repräsentiert. Der Gewinn der drei goldenen Haare vom Kopf des Teufels schließlich drückt den Gewinn einer sicheren männlichen Identität aus.

Im Mythos von Perseus und der Medusa begegnet uns der gleiche Gehalt: Indem Perseus mit Hilfe einer List der alles lähmenden Medusa den Kopf abschlägt, entspringt aus ihrem Rumpf Pegasus, das geflügelte Pferd, schönstes Symbol befreiter männlicher Identität (vgl. Howatson 2006).

So möchte ich meine Ausführungen beschließen mit einem Wort Immanuel Kants: Die »Pflicht zur Zuversicht«, von der er sprach, ist, auf unseren Zusammenhang angewendet, gerade in der Pubertät für Adoptiveltern, ebenso wie für alle, die mit diesen Jugendlichen zu tun haben, das, was in dieser schwierigen Entwicklungsphase stützt und trägt.

Und schließlich: Jede Pubertät geht irgendwann zu Ende, und es besteht Hoffnung auf eine reifere Beziehungsfähigkeit, wie sie uns das gute Ende des Märchens verspricht: »Endlich langte das Glückskind daheim bei seiner Frau an, die sich herzlich freute, als sie ihn wiedersah und hörte, wie wohl ihm alles gelungen war.«

Literatur

Bauer, J. (2005): *Warum ich fühle, was du fühlst. Intuitive Kommunikation und das Geheimnis der Spiegelneurone.* Hamburg (Hoffmann und Campe).
Brisch, K. H. (2009): *Bindungsstörungen. Von der Bindungstheorie zur Therapie.* Stuttgart (Klett-Cotta).
Grimm, J. & Grimm, W. (2011): *Der Teufel mit den drei goldenen Haaren.* München (Denkimpulse-Verlag).
Howatson, M. C. (Hrsg.) (2006): *Reclams Lexikon der Antike.* Stuttgart (Reclam).
Iacoboni, M. (2011): *Woher wir wissen, was andere denken und fühlen. Das Geheimnis der Spiegelneuronen.* München (Goldmann).
Jung, C. G., von Franz, M.-L., Henderson, J. L., Jacobi, J. & Jaffé, A. (1981): *Der Mensch und seine Symbole.* 13. Aufl. Olten, Freiburg i. Br. (Walter-Verlag).
Lindgren, A. (1957): *Rasmus und der Landstreicher.* Hamburg (Oetinger).
Lutz, Christiane (2009): *Ich krieg' die Krise. Pubertät trifft Wechseljahre.* Erw. Neuaufl. Stuttgart (Opus Magnum).

Literatur zum Weiterlesen

Brisch, K. H. & Hellbrügge, T. (Hrsg.) (2006): *Kinder ohne Bindung.* Stuttgart (Klett-Cotta).
Eschenbach, U., unter Mitarbeit von Daniel, F.-K. (1978): *Das Symbol im therapeutischen Prozess bei Kindern und Jugendlichen.* Stuttgart (Bonz).
Hesse, H. (2007): *Der Steppenwolf.* Frankfurt a. M. (Suhrkamp).
Lutz, C. (1980): *Kinder und das Böse. Konfrontation und Geborgenheit.* Stuttgart u. a. (Kohlhammer).
Lutz, C. (2010): Arme Adoptivkinder. *Analytische Kinder- und Jugendlichenpsychotherapie,* 41 (145), S. 31–43.
Mörtl, A. (2011): *Lotostochter. Ich bin ein gestohlenes Kind.* München (Südwest-Verlag).
Sophokles (2007): *Ödipus auf Kolonos.* Stuttgart (Reclam).
Sophokles (2010): *König Ödipus.* Stuttgart (Reclam).

SANDRA WIELAND

Heranwachsende mit desorganisiertem Bindungsmuster verstehen und behandeln – ein Klassifizierungssystem

Die therapeutische Arbeit mit Jugendlichen kann eine Herausforderung sein. Jugendliche haben die Ausdrucksformen der Kindheit (Spiel und Gestalten) bereits weitgehend hinter sich gelassen, sind aber noch nicht vollständig in der Lage, Sprache als Mittel zur Äußerung von Emotionen, Empfindungen und Internalisierungen zu verwenden. Sie sind dabei, sich aus der Abhängigkeit von den Erwachsenen zu befreien, und betrachten Therapeuten häufig mit Misstrauen. Sie sind voll und ganz damit beschäftigt, die Aufgaben des Erwachsenwerdens zu meistern – sich von ihrer Familie zu lösen, herauszufinden, wer sie sein wollen, sich innerhalb ihrer Gruppe von Gleichaltrigen zu etablieren und neue Beziehungen aufzubauen. Hier handelt es sich um Jugendliche mit »organisierten« Bindungsmustern. Die Arbeit mit Heranwachsenden, die ein desorganisiertes/ungelöstes Bindungsmuster haben, ist noch ungleich schwieriger. Als Therapeuten geraten wir dabei häufig selbst in eine Art von Desorganisation. Zum Teil lässt sich das damit erklären, dass das Erleben des Teenagers in uns seinen Widerhall findet oder dass es sich bei unserer Reaktion sogar um unsere Gegenübertragung handelt. Wenn wir diese Erfahrung geschickt einsetzen, kann sie uns helfen, unsere Patienten zu verstehen und auf sie einzugehen. In anderen Fällen aber spiegeln unsere desorganisierten Reaktionen auf diese Jugendlichen den Umstand, dass Studien und klinische Beobachtungen zu dieser Gruppe von Jugendlichen bisher nur in begrenztem Umfang vorliegen. Bei unseren Versuchen, solche Jugendlichen zu verstehen und ihnen zu helfen, können wir als Therapeuten also leicht ins Schwimmen geraten.

Der vorliegende Beitrag befasst sich zunächst mit dem Bereich der desorganisierten Bindung – mit den Erfahrungen, die dieses Beziehungsmuster haben entstehen lassen, mit den physiologischen Veränderungen, die damit einhergehen, und mit der Frage, inwiefern dieses Muster eine Anfälligkeit für dissoziiertes Verhalten begründen kann. Wir werden die Dissoziation als eine Form der Traumabewältigung beschreiben und das häufige Vorkommen von Dissoziation bei desorganisiert gebundenen Heranwachsenden erörtern. Innerhalb dieser Gruppe werden wir je nach dem Grad der Dissoziation eine Einteilung in vier Unterkategorien vornehmen und zugleich aufzeigen, wie sich die Therapie an die für den betreffenden Jugendlichen ermittelte Klassifizierung anpassen lässt. Am Ende wird der Vorschlag stehen, die vorgestellte Einteilung in weiteren Studien auf ihre Brauchbarkeit zu überprüfen.

Desorganisierte Bindung bei Kleinkindern

In dem Bemühen, Kleinkinder zu verstehen, die sich – nachdem sie in der sogenannten Fremden Situation beobachtet wurden – nicht in die etablierten Kategorien der sicheren, unsicher-vermeidenden oder unsicher-ambivalenten Bindung einordnen ließen (Ainsworth et al., 1978), hat die frühe Forschung sich auf das widersprüchliche und oft bizarre Verhalten dieser Kinder konzentriert (Main & Solomon 1986; Main & Hesse 1990). Die Kinder streckten die Arme nach ihren Müttern aus oder rannten auf sie zu, um sich dann plötzlich wegzudrehen, nach ihnen zu schlagen, hinzufallen oder in ein leeres Starren zu verfallen (siehe dazu auch Hesse & Main, 2000). Was war es, das innerhalb einer kurzen Zeitspanne ein so widersprüchliches Verhalten des Kindes auslösen konnte, wenn die Mutter selbst sich nicht widersprüchlich verhielt? Nachdem Main und ihre Kollegen anhand von Untersuchungen und Beobachtungen bereits festgestellt hatten, dass das Verhalten von Kindern im sehr jungen wie im fortgeschrittenen Alter auf vorausgegangenen Erfahrungen mit der Mutter gründete, konzentrierten sie sich nun auf die Mütter von Kleinkindern, die ein bizarres Verhalten an den Tag legten. Wie verhielten sich diese Mütter?

Es konnte beobachtet (oder berichtet) werden, dass die Mütter Verhaltensweisen zeigten, die auf ihre Kinder beängstigend wirkten. U.a. handelte es sich dabei um unmittelbare körperliche oder sexuelle Misshandlungen, um Beschimpfungen und herabwürdigende Bemerkungen sowie um spielerische Verhaltensweisen, die allerdings furchterregend wirkten (etwa zischend auf das Kind zuzukriechen oder ihm die Hand auf die Augen oder den Mund zu legen und sie auch dann nicht wegzuziehen, wenn das Kind protestierte) (siehe Main & Hesse 1990). Das

Kind hatte die Mutter aufgrund solcher Erfahrungen als Gefahrenquelle wahrgenommen. Main und Hesse (1990) beschreiben außerdem Verhaltensweisen, von denen das Kind zwar nicht direkt betroffen war, die aber nichtsdestoweniger geeignet waren, es zu ängstigen – etwa das Mienenspiel, verbale Aussagen oder Körperbewegungen der Mutter, die Angst bei ihr selbst erkennen ließen. Diese Anzeichen auf Seiten der Mutter schienen zu besagen, dass eine Gefahr entweder gegeben war oder bevorstand, auch wenn für einen Beobachter keine Gefahr zu erkennen war.

Die natürliche Reaktion auf eine Gefahr ist die so oder so geartete Flucht (LeDoux 2003). Nach den Erkenntnissen der Bindungstheorie wird die Fluchtrichtung des Kindes immer »zur Mutter hin« sein (Bowlby 1975). Aber für diese Kleinkinder war es gerade die Mutter, von der die Gefahr ausging oder die eine Gefahr verkörperte. Damit befindet ein solches Kind sich in der paradoxen Situation, die Person zu fürchten, von der es sich Trost erhofft (Lyons-Ruth & Jacobvitz 2008), eine Situation, die Mary Main als »Furcht ohne (Er)Lösung« (»fright without solution«) beschrieben hat (Main 1995). Dies erklärt, dass und warum die Kinder sich widersprüchlich verhalten – dass sie sich der Mutter nähern, um die Furcht zu bewältigen, sie aber gleichzeitig meiden, um der Furcht zu entkommen.

Dass es die Elternperson ist, die diese Bindungsbeziehung entscheidend prägt, hat sich in Untersuchungen bestätigt, die besagen, dass ein Kind eine desorganisierte Bindung nicht notwendigerweise zu mehr als *einer* Bezugsperson erkennen lässt. Das Temperament und andere persönliche Eigenschaften des Kindes sind nach diesen Untersuchungen nicht ursächlich für eine desorganisierte Bindung (siehe Lyons-Ruth & Jacobvitz 2008). Nach der von van IJzendoorn und Kollegen (1999) durchgeführten Meta-Analyse standen Faktoren wie etwa eine Depression, die mangelnde Feinfühligkeit der Mutter oder auch eheliche Unstimmigkeiten in keinem entscheidenden Zusammenhang mit dem desorganisierten Bindungsmuster des Kindes. Wiederholt fanden sich dagegen signifikante Korrelationen zwischen schädigender Behandlung innerhalb der Familie und früher Bindungsdesorganisation (van IJzendoorn et al. 1999). Auch frühe und ungelöst gebliebene Verlust- oder traumatische Erfahrungen der Elternperson standen erkennbar in einem signifikanten Zusammenhang mit dem desorganisierten Bindungsmuster des Kindes (van IJzendoorn et al. 1999; Hesse & Main 2006); das Gleiche gilt für dissoziationsartige Symptome der Eltern (Hesse & Main 2006). Es konnte vorkommen, dass diese Eltern beim Zusammensein mit ihren Kindern Flashbacks erlebten oder doch jedenfalls in eine düstere Stimmung verfielen. Tatsächlich kann das Verhalten eines Kindes bei Eltern, die in ihrer Kindheit selbst auf irgendeine Art misshandelt wurden und diese Erfahrungen nicht angemessen verarbeitet haben, solche negativen Formen des Erlebens auslösen bzw. »triggern« (Liotti 2009). Auch hatten manche Mütter in den zwei Jahren vor der Geburt des schließlich desorganisiert gebundenen Kindes einen schweren Verlust erlitten (Lyons-Ruth & Jacobvitz 2008). Bei diesen Müttern ging man davon aus, dass sie zu sehr von ihren eigenen Erfahrungen in Anspruch genommen waren, um in schlüssiger, feinfühliger Art und Weise auf ihr kleines Kind eingehen zu können.

Desorganisierte Bindung bei älteren Kindern

In Studien hat sich herausgestellt, dass das desorganisierte Bindungsverhalten ein recht stabiles Merkmal ist und sich verlässlich messen lässt (van IJzendoorn et al. 1999). Prospektive Studien, die sich zunächst mit Kleinkindern und in der Folge mit den dann Sechsjährigen befassten, haben ergeben, dass desorganisiert gebundene Kleinkinder dann im Alter von sechs Jahren zu einem kontrollierenden Verhalten neigten (Lyons-Ruth & Jacobvitz 2008). Dieses Verhalten hatte zwei unterschiedliche Ausprägungen – es konnte 1.) aggressiv fordernd oder 2.) fürsorglich und pseudo-erwachsen sein. Beide Muster finden sich häufig bei Heranwachsenden, deren Vorgeschichte eine frühe desorganisierte Bindung nahelegt. Tatsächlich können beide bei ein und derselben Person auftreten. Da das noch junge Kind die Erfahrung gemacht hat, dass Gefahr von ebender Person ausgeht, die ihm eigentlich hätte beistehen sollen, wird es dem desorganisiert gebundenen älteren bzw. heranwachsenden Kind schwerfallen, Beistand bei einem anderen Menschen zu suchen (Liotti 2004). Wenn doch um Unterstützung gebeten wird, dann geschieht dies auf eine sehr chaotische und/oder aggressive Art, die es Lehrern, Therapeuten oder den engeren Bezugspersonen schwer macht, in positiver Weise auf das »Kind« einzugehen.

Desorganisierte Bindungsmuster kommen bei 10 bis 15 % der Mutter-Kind-Dyaden in nichtklinischen Populationen der US-amerikanischen Mittelschicht, bei 20 bis 25 % der nichtklinischen Populationen der niedrigeren Einkommensklassen und bei vollen 80 % der klinischen oder Hochrisikopopulationen vor; das heißt, es muss in diesen Familien irgendeine Form von schädigender Behandlung des Kindes gegeben haben (Carlson 1998; van IJzendoorn et al. 1999). Diese Statistik macht deutlich, welche entscheidende Rolle das schädigende Verhalten der Elternperson spielt, soweit es die widersprüchlichen, mithin also desorganisierten Reaktionen angeht, die das Kind erkennen lässt. Sie zeigt allerdings auch, dass in manchen dieser Dyaden neben der schädigenden Behandlung des Kindes noch etwas anderes im Gang gewesen sein muss. Ein frühes ungelöstes Trauma oder eine kürzer zurückliegende, ebenfalls nicht verarbeitete Verlusterfahrung der Mutter, wie wir sie oben bereits erwähnt haben, kann für die mangelnde Feinfühligkeit und das furchteinflößende Verhalten verantwortlich sein.

In ihren umfangreichen Studien zu Bindungsfragen hat Lyons-Ruth auf die wichtige Rolle der Eltern aufmerksam gemacht, die ihrem Kind helfen, zur Emotionsregulation zu gelangen (2006). Eine Mutter, die feinfühlig auf die negative Verfassung ihres Kindes eingeht und ihre eigene Gestimmtheit (den Zustand, der die innere Bedrängnis des Kindes spiegelt) dann ins Positive wendet, wobei das Kind diese Wendung mitmacht, fördert damit seine Fähigkeit zur Affektsteuerung (siehe Tronick 2004). Daniel Siegel (2006) und Alan Schore (2003) haben die Rolle der primären Bezugsperson bei der Entwicklung des kindlichen Gehirns – zumal der rechten Hirnhälfte und des limbischen Systems – herausgestellt. Schore stellt fest: »Eine optimale Bindungskommunikation wirkt sich direkt auf die Reifung 1.) des limbischen Systems, das sozial-emotionale Stimuli verarbeitet und steuert, und 2.) des autonomen Nervensystems aus, das den somatischen Aspekt von Emotion generiert« (2009, S. 110). In dem Maß, in dem diese Systeme sich entwickeln, gewinnt das Kind die Kontrolle über seine gefühlsmäßigen Reaktionen und kann zunehmend gelassener (weder hypererregt noch untererregt) mit anderen Menschen umgehen. Eine Mutter, die es nicht nur versäumt, dem Kind durch ihr eigenes Verhalten Gelassenheit zu vermitteln, sondern die es manchmal sogar selbst in beängstigende Situationen bringt, stört aktiv die Entwicklung dieser emotionalen Steuerungsfähigkeit. Schore beschreibt den plötzlichen Anstieg der Aktivität des sympathischen Nervensystems, der so heftig ist, dass es zu einer Ausschüttung neurochemischer Stoffe (vor allem von Stresshormonen) in dem noch in der Entwicklung begriffenen Gehirn kommt (siehe Schore 2009). Er stellt die Überlegung an, dass der Säugling bzw. das Kleinkind durch seine Interaktion mit der Mutter deren dysregulierte Gemütsverfassung nachvollzieht. So prägt sich dem Gehirn des Kindes ein hoher Grad an Reaktivität ein (Schore 2009).

Ist der Grad von Angst und damit von Erregung zu erheblich, dann kann das System ihn physiologisch nicht aufrechterhalten, was zu einer Aktivierung des dorsal-vagalen Systems des Parasympathicus führt; dieses wiederum deaktiviert die Körpersysteme (Porges 2011). Der Säugling bzw. das Kleinkind schließt die Informationen sowohl aus der Außenwelt als auch aus dem eigenen Inneren aus, was zu einer Situation des »Gefrierens« (Porges 2011) oder zu einem dissoziativen

Zustand (Silberg 2013) führt. Damit wird eine Fluchtmöglichkeit erlernt. Vergleichbar dem Geschehen im Zusammenhang mit der hohen Reaktivität prägt sich dem Gehirn des Säuglings oder Kleinkindes hier das »Einfrieren« oder der dissoziative Zustand ein. Haben sich solche extremen Reaktionen beim Säugling bzw. Kleinkind eingeprägt, können sie das ältere bzw. heranwachsende Kind für dissoziative Zustände prädisponieren oder diese sogar verursachen (zu Neurobiologie und Dissoziation siehe Schore 2009; Wieland 2011).

Frühe desorganisierte Bindung und ihre Folgewirkungen in der Adoleszenz

Da die Merkmale und damit auch die Klassifizierung der desorganisierten Bindung erst in den späten 1980er und frühen 1990er Jahren förmlich anerkannt wurden (Main & Solomon 1986; Main & Hesse 1990), stehen den Theoretikern und Therapeuten, die sich für Heranwachsende interessieren, bisher nur wenige Längsschnittstudien zur Verfügung. Dass es an einem Instrument zur Erfassung des desorganisierten Bindungsmusters speziell bei Heranwachsenden fehlte, stellte ein weiteres Problem dar. Weinfield et al. (2004) zogen bei ihren Interviews mit 19-Jährigen das »Adult Attachment Interview« (AAI) (Main & Goldwyn 1998) heran. Die Klassifizierung »ungelöst/desorganisiert« innerhalb des AAI mit ihren Kriterien von Inkohärenz im verbalen Bericht und widersprüchlichen Sichtweisen in Bezug auf Bindungserfahrungen in der Kindheit wird als die »erwachsene« Erscheinungsform der desorganisierten Bindung akzeptiert. Um für diese Klassifizierung (ungelöst) infrage zu kommen, mussten die Heranwachsenden irgendeine Form von Trauma erlebt haben – ein Erleben also, das unbewältigt geblieben war. Die Forscher fanden eine signifikante Korrelation zwischen desorganisierter Bindung des Kleinkindes (gemäß der »Fremden Situation«) und der Klassifizierung des älteren Heranwachsenden nach dem AAI als »ungelöst/desorganisiert gebunden« (Weinfield et al. 2004). Dies passt fraglos zu den Beobachtungen, die klinisch tätige Praktiker bei der Arbeit mit belasteten Heranwachsenden gemacht haben.

Im Zuge der Minnesota-Längsschnittstudie zur kindlichen Entwicklung (Carlson 1998; Ogawa et al. 1997), zu der auch die Messung früher Bindungsmuster gehörte, wurden Grade von Dissoziation im Heranwachsendenalter gemessen. Dabei stellte sich heraus, dass sowohl das unsicher-vermeidende als auch das desorganisierte Bindungsmuster beim Kleinkind mit großer Verlässlichkeit eine Dissoziation beim Heranwachsenden erwarten ließ. Ebenso wies das Vorhandensein traumatischer Erfahrungen auf eine Dissoziation beim Heranwachsenden voraus. Weinfield und Kollegen halten es für denkbar, dass »dissoziative Tendenzen … möglicherweise das verbindende Element zwischen früher Desorganisation, schädigender Behandlung und späterer Nichtbewältigung« darstellen (Weinfield et al. 2004, S. 89). Wenn wir das desorganisierte oder unbewältigte Bindungsmuster bei Heranwachsenden verstehen wollen, müssen wir die dissoziative Störung verstehen.

Desorganisierte Bindung und die Gefahr der Dissoziation

Ein dissoziatives Starren wurde bei Kleinkindern bzw. »jüngeren« Kindern beobachtet, die als desorganisiert gebunden identifiziert worden waren (Lyons-Ruth 2006). Längsschnittstudien haben eine signifikante Korrelation zwischen desorganisierter Bindung im Kleinkind- und Dissoziation im Kindesalter (Macdonald et al. 2008) und in der Adoleszenz ergeben (Carlson 1998; Ogawa et al. 1997; Lyons-Ruth 2003). Liotti (2004, 2009), der die Bindungsdynamik eher durch die psychodynamische als durch die physiologische Linse betrachtet, stellt die Hypothese auf, dass die hohe Korrelation zwischen einem frühen desorganisierten Bindungsmuster und späterem dissoziativem Verhalten auf die sehr unterschiedlichen Erfahrungen zurückgeht, die das Kleinkind bzw. Kind mit seiner Mutter gemacht hat. Möglicherweise hat die Mutter (welche für das Kind die »Welt« darstellt) ihr Kind misshandelt oder geängstigt bzw. selbst verängstigt gewirkt bzw. Trost gebraucht und von ihrem Kind eingefordert. Dabei erfährt das Kind als das zweite Glied der Dyade sich selbst in unvereinbaren Rollen: Opfer respektive Verfolger (das egozentrische Denken des Kindes bezieht die Angst der Mutter auf sich selbst) respektive Retter (die Interaktion mit dem Kind kann gelegentlich positive Empfindungen hervorrufen und so der mütterlichen Angst ein Ende bereiten) (Liotti 2009). Liotti bezeichnet diese »inneren Arbeitsmodelle« (IWMs), die »spezifische Erinnerungs- und Erwartungsstrukturen« enthalten (Liotti 2009, S. 53), als das ›Drama-Dreieck‹, weil sich etwa zwischen den ängstlichen und den Angst machenden sowie hilflosen, oder Hilfe einfordernden, nicht integrierten Arbeitsmodellen der Mutter extreme intrapsychische Spannungen im Sinne von unlösbaren Dramen abspielen können. Auf der Grundlage dieser fluktuierenden (desorganisierten) Bindungserfahrung formuliert das Kleinkind bzw. Kind multiple innere Arbeitsmodelle der (durch die Mutter repräsentierten) Welt und multiple innere Arbeitsmodelle seines Selbst.

In sich stellt diese Situation noch keine Dissoziation dar, aber sie schafft über die multiplen Wahrnehmungen des Selbst eine Empfänglichkeit für Dissoziation. Wenn sich dann ein traumatischer Vorfall ereignet, wird das Bindungssystem des Kindes aktiviert, und das Kind flüchtet zur Mutter (Liotti 2009). Bei diesen Müttern ist es sehr wahrscheinlich, dass sie dann aus Ärger, Angst oder Hilflosigkeit heraus reagieren werden (die Angst des Kindes und sein Bedürfnis nach einer Sicherheit/Stabilität, die sie nicht liefern können, aktiviert das Drama-Dreieck bei der Mutter), und das Kind wird wiederum verletzt, erfährt erneut, wie schlecht es ist, begreift wiederum, dass es selbst sich um andere kümmern muss. Damit werden ihm die bereits etablierten multiplen inneren Arbeitsmodelle wiederum bestätigt. Die mit dem Misshandlungsgeschehen verbundenen Modelle des Selbst werden verstärkt und nehmen nach Liotti (2009) eine als eigenständig empfundene Existenz an. Liotti identifiziert die von dissoziativ gestörten Individuen wahrgenommenen inneren Stimmen als Repräsentanten der frühen und jetzt wiederum bestätigten inneren Arbeitsmodelle: Opfer (d.h. Kind), Verfolger (d.h. das schlechte Selbst) und Retter. Ein leeres Starren, Depersonalisierung und Derealisierung können Ausdruck der Aufmerksamkeitsverzerrung sein, zu der es kommt, wenn das trostsuchende Kind (Aktivierung des Bindungsverhaltens) stattdessen auf Ablehnung, auf Ärger oder aber auf einen Menschen trifft, der selbst Hilfe und Trost braucht (Liotti 2009). In Studien hat sich bestätigt, dass Heranwachsende, zu deren Vorgeschichte sowohl eine frühe desorganisierte Bindung als auch eine traumatische Erfahrung gehören, deutlich häufiger eine Dissoziation aufweisen als Altersgenossen, die zwar eine frühe desorganisierte Bindung, aber kein nachfolgendes Trauma erlebten, und als solche, bei denen es nicht zu einem desorganisierten Bindungsverhalten kam (Ogawa et al. 1997).

Die Forschung hat auch dazu beigetragen, den Zusammenhang zwischen früher desorganisierter Bindung einerseits und einem ungelösten/desorganisierten Bindungsstatus im späteren Heranwachsendenalter (Weinfield et al. 2004), sozial abweichendem Verhalten Heranwachsender (Rich 2006) und dissoziativen Verhaltensweisen Heranwachsender (Ogawa, et al. 1997; Carlson 1998) andererseits zu klären. Studien mit Heranwachsenden fanden bei klinischen Populationen und zumal in solchen Fällen, in denen die Jugendlichen ein ernsthaftes Trauma erlebt hatten, ausnahmslos höhere Grade von Dissoziation als in nichtklinischen Populationen (Allen et al. 1996; Nilsson & Svedin 2006; Tolmunen et al. 2007; Trickett et al. 2011; Zoroglu et al. 2003). Auf Basis dieser Arbeiten und der oben erwähnten Literatur kann man vermuten, dass viele, wenn auch nicht alle Heranwachsenden, die sich mit der Erfahrung einer frühen desorganisierten Bindung an ihre primäre Bezugsperson in unseren Sprechzimmern einfinden, einen gewissen Grad von Dissoziation erleben. Bei der Durchsicht der Literatur fand sich keine Studie, die sich direkt mit dem Vorhandensein einer Dissoziation bei Heranwachsenden mit ungelösten/desorganisierten Bindungsmustern befasste. Für diejenigen von uns, die als klinisch tätige Praktiker mit Heranwachsenden arbeiten, von denen viele ein desorganisiertes Bindungsverhalten zeigen, wären einschlägige Informationen sehr hilfreich. Die therapeutische Arbeit mit dissoziativ gestörten Kindern und Heranwachsenden hat gezeigt, dass die jungen Patienten kaum hoffen können, dass sich langfristig etwas an ihrer inneren Bedrängnis oder ihrem äußeren Verhalten ändern wird, wenn die Störung nicht behandelt wird (Wieland & Silberg, im Druck).

Dissoziationsmodelle

Um mit Heranwachsenden arbeiten zu können, die an einer Dissoziation leiden, müssen wir zunächst, selbst wenn es sich nur um milde dissoziative Symptome handelt, die Dissoziation verstehen. Es sind zahlreiche Begriffsmodelle entwickelt worden, um die bei Kindern und Heranwachsenden auftretende dissoziative Störung zu erklären (siehe Wieland 2011). Watkins und Watkins (1993) vertreten ein »Ego-State«-Modell, dem zufolge das Individuum Ich-Anteile (»ego states«) besitzt, die seine eigenen unterschiedlichen Arten, »in der Welt zu sein« (selbstsicher, ängstlich, wütend), die internalisierten »Seinsweisen« seiner Bezugspersonen (freundlich, grausam, gleichgültig) und seine traumatischen Erfahrungen repräsentieren. Auf eine traumatische Erfahrung und die verstärkte Aktivierung des verängstigten oder wütenden Ich-Anteils hin flüchtet das Kind sich zur Bindungsperson (Bowlby 1975), um Hilfe bei der Verarbeitung des Schreckens zu erhalten. Erfährt es Trost und Unterstützung, ist das Kind in der Lage, die Verbindung mit seinem gesunden, zuversichtlichen Selbst aufrechtzuerhalten. Erhält es diesen Beistand nicht, werden die Abgrenzungen zwischen dem selbstsicheren Selbst, dem verängstigten Selbst und dem wütenden Selbst ausgeprägter, und weitere traumatische Erfahrungen können sie so undurchdringlich werden lassen, dass kein Aspekt des Selbst sich der anderen Selbst-Aspekte noch bewusst ist. Dieses Modell hat einige Ähnlichkeit mit Liottis Modell der frakturierten inneren Arbeitsmodelle des Selbst und der Welt, die sich im Fall einer desorganisierten Bindung herausbilden und sich verfestigen, wenn traumatische Erfahrungen unverarbeitet bleiben.

Putnams »Discrete Behavioral State Model« (1997) der Dissoziation postuliert, dass das traumatische Erlebnis die normale Entwicklung eines gefestigten Selbst in mehr als einer Hinsicht unterbricht. Die Fähigkeit zum Brückenschlag zwischen den frühen unterschiedlichen Daseinszuständen (Schlafen, inaktives Wachsein, Weinen, Nahrungsaufnahme) wird gestört; moderierte Zustände, die das Beschwichtigen der zu starken und das Stimulieren der zu geringen Erregung durch die Mutter reflektieren, entwickeln sich nicht. Diese Aufsplitterung des integrierten Selbst hinterlässt bei dem betroffenen Kind unverbundene Zustände und damit eine Anfälligkeit für Dissoziation. Eine solche Dissoziaton – die Unfähigkeit, sich zwischen emotionalen Zuständen zu bewegen, und das Fehlen moderater funktioneller Zustände – entspricht dem Mangel an gesunder emotionaler Interaktion, den das in einem desorganisierten Beziehungsmuster gefangene Kind, und schließlich der Heranwachsende, erfährt. Wenn es zu einer traumatischen Erfahrung kommt, bilden sich neue Zustände der Furcht, der Wut und der Hilflosigkeit, und das Kind bzw. der Heranwachsende erlebt Dissoziation und eine desorganisierte Bindung.

Das von van der Hart, Nijenhuis und Steele (2008) vertretene Modell der Strukturellen Dissoziation beschreibt das Bindungssystem als dasjenige Handlungssystem des Menschen, das »unabdingbare Voraussetzung für die Entwicklung und die Kohäsivität anderer Handlungssysteme« darstellt (van der Hart et al. 2008, S. 109). Innerhalb dieses Modells bestehen zwei Grundkategorien von Handlungssystemen – diejenigen, die es dem Individuum ermöglichen, sich dem Leben anzupassen, und diejenigen, die es gegen Bedrohungen verteidigen. Angesichts eines allzu beängstigenden Geschehens können die beiden Gruppen von Systemen nicht mehr zusammenarbeiten. Das mit der Angst befasste Handlungssystem spaltet sich ab und wird zum emotionalen Persönlichkeitsteil (EP), während das verbleibende System als der anscheinend normale Persönlichkeitsteil (ANP) bezeichnet wird. Nach dem Modell der Strukturellen Dissoziation wird der Konflikt zwischen Annäherung und Vermeidung, der beim desorganisierten Bindungsmuster herrscht, eine primäre strukturelle Dissoziation hervorrufen, und zwar zwischen den durch die Bindung (Bewegung hin zur Bindungsperson) ausgelösten Handlungstendenzen (Verhaltensweisen) und denjenigen Tendenzen, die durch das Abwehrsystem ausgelöst werden (Bewegung weg von der Bindungsperson). Unterschiedliche Teile des Systems (der anscheinend normale Persönlichkeitsteil ANP und diverse emotionale Persönlichkeitsteile EP) können dabei sehr unterschiedliche Muster der Bindung an die Elternperson enthalten: So kann etwa der ANP den Eindruck einer sicheren Bindung erwecken, während verschiedene EP möglicherweise mit aggressiven, verängstigten oder überfürsorglichen Verhaltensweisen verbunden sind. Wenn über die frühe desorganisierte Bindung hinaus traumatische Erfahrungen eintreten, kann es zur sekundären und tertiären Dissoziation kommen (van der Hart et al. 2008).

Ein jüngst entwickeltes Modell der Dissoziation, die Affektvermeidungstheorie (Silberg 2013), befasst sich mit der Wirkung der überwältigenden Affekte, die mit traumatischen Erfahrungen einhergehen und in der Folge gemieden werden. Die durch das Trauma ausgelöste Übererregung überfordert das Affektsteuerungssystem (siehe oben), und um überleben zu können, trennt das Kind die aufkommenden Gefühle, Empfindungen und kognitiven Reaktionen ab. Die Situation ähnelt der des Kleinkindes in der Fremden Situation, das sich beim Fortgehen der Mutter ängstigt und sich ihr trostsuchend nähert, wenn sie zurückkommt – nur um zu erleben, dass sein System gewissermaßen in den Überlastungsmodus schaltet, weil es die Mutter selbst ist, die eine Gefahr darstellt. Das Kleinkind, das sich der Mutter entwindet, das hinfällt oder in ausdrucksloses Starren verfällt, erlebt damit eine physiologische Reaktion, die es vor einem Zustand destruktiver Übererregung schützt. So repräsentiert gerade der typische Ablauf des desorganisierten Bindungsmusters ein frühes physiologisches Muster der Dissoziation. Bei weiteren oder anhaltenden traumatischen Erfahrungen wird das Kind dazu konditioniert, affektive Erregung und die vielen Stimuli zu vermeiden, die es an sein traumatisches Erleben erinnern würden. Dissoziative Reaktionen lassen sich demnach als die Initiierung automatischer Vermeidungsprogramme im Bereich von Verhalten, Identität und Affektivität verstehen, die, sobald das Kind einer Erinnerung an frühere Traumata ausgesetzt ist, die Kontrolle übernehmen, ohne dass das Kind dessen gewahr wird (Silberg 2013).

Grade der Dissoziation

Mit Bezug auf die Entstehung dissoziativer Störungen berücksichtigt jedes dieser Modelle zum einen die Rolle einer unzulänglichen oder inkohärenten elterlichen Fürsorge (die das Entstehen eines desorganisierten Bindungsmusters wahrscheinlich macht) und zum anderen die Rolle traumatischer Erfahrungen. Mit Ausnahme des Modells der Strukturellen Dissoziation gehen sie zudem davon aus, dass das Individuum ein desorganisiertes Bindungsmuster erleben kann, ohne dass es zur störenden oder pathologischen Dissoziation kommt. Das Modell der Strukturellen Dissoziation begreift die desorganisierte Bindung dagegen bereits als primäre Dissoziation (van der Hart et al. 2008). Alle Modelle besagen, dass die desorganisiert gebundene Person (das ganz kleine oder ältere Kind/der Heranwachsende/der Erwachsene), die ein Trauma erlebt, Brüche im Bereich der Aufmerksamkeit, der Kognitionen, Empfindungen und Erinnerungen erfährt, die zu Episoden der pathologischen Dissoziation führen. Wenn das Trauma begrenzt ist oder das Kind ein gewisses Maß an Unterstützung erfährt, kann es bei milden Erscheinungsformen der Dissoziation bleiben – »Wegdriften«, abrupter Umschwung in den Gefühlen und im Verhalten, Perioden eingeschränkten Gewahrseins und verminderter Kontrolle, was das eigene Verhalten angeht. Bei einem solchen Kind würden wir von dissoziativen Symptomen sprechen (siehe Wieland 2011; ISSTD). In Fällen eines ernsthafteren oder anhaltenden Traumas, in denen keinerlei Unterstützung gegeben wird, dürfte das betroffene Kind eine moderate Dissoziation erleiden – ein Abstumpfen der Emotionen oder der körperlichen Empfindungen, Depersonalisierung, Derealisierung oder Verhaltensänderungen (oft kontrollierender oder aggressiver Natur), die nicht mit dem üblichen »Auftreten« des Kindes übereinstimmen. Zur extremen Dissoziation kommt es, wenn ein Kind, in dessen Erfahrungswelt es an jeder Sicherheit fehlt, Emotionen, körperliche Empfindungen und zurückliegende Erfahrungen gänzlich von seiner bewussten Wahrnehmung abtrennt. Diese Emotionen, Empfindungen und Erinnerungen werden dann in Persönlichkeitsanteilen oder -zuständen aufbewahrt. Auch wenn die Erinnerung an Gedanken oder Verhaltensweisen der einzelnen Persönlichkeitsanteile in den übrigen Anteilen begrenzt sein dürfte, ist sich ein solches Kind letztlich dieser anderen Zustände bewusst. Unter diesen Umständen würde nach dem DSM IV-TR (APA 2000) eine »nicht näher bezeichnete dissoziative Störung« (DDNOS) diagnostiziert werden, oder der Fall würde nach der Internationalen statistischen Klassifikation der Krankheiten und verwandter Gesundheitsprobleme (ICD-10, WHO 2010) als »sonstige dissoziative Störung« (F44.88) eingeordnet.

Die extremste Form der Dissoziation tritt auf, wenn diese anderen Persönlichkeitszustände sich der Funktionsweise des Kindes bemächtigen, anstatt »mittels« des Kindes zu wirken. Wenn das Kind sich in *einem* dieser seiner diversen Zustände befindet, ist ihm die Existenz der anderen Persönlichkeitsanteile nicht bewusst, und dementsprechend hat es wenig oder gar keine Kontrolle über sie. Der Wechsel von einem Zustand zu einem anderen kann einigermaßen unvermittelt eintreten und auf andere Menschen ausgesprochen verwirrend wirken. Dies würde nach dem DSM IV-TR (APA 2000) als dissoziative Identitätsstörung (DID), nach der ICD-10 (WHO 2010) als multiple Persönlichkeitsstörung

(F44.81) diagnostiziert werden (zu weiteren, detaillierteren Beschreibungen dissoziativer Störungen bei Kindern und Heranwachsenden siehe Wieland 1998, 2011 und Silberg 1996a).

Klassifizierung innerhalb des desorganisierten Bindungsmusters

Für unsere Arbeit mit desorganisiert gebundenen Kindern und Heranwachsenden kann es nur hilfreich sein, wenn wir die unterschiedlichen Grade von Dissoziation bei diesen Patienten feststellen können. Mit diesem Bezugssystem können wir die inneren Erfahrungen des betreffenden Heranwachsenden und damit auch seine therapeutischen Bedürfnisse erkennen. Nach meiner Beobachtung zeigen sich desorganisiert gebundene Heranwachsende als entweder

1. übertrieben kontrollierend bzw. sehr destruktiv in ihrer primären (sowie späteren intimen) Bindungsbeziehung, aber frei von pathologischer Dissoziation; oder
2. übertrieben kontrollierend bzw. sehr destruktiv in ihrer primären Bindungsbeziehung bei dissoziativer Symptomatik (milde Dissoziation); oder
3. übertrieben kontrollierend bzw. sehr destruktiv in ihrer primären Bindungsbeziehung bei moderater Dissoziation (z. B. Depersonalisierung, Derealisierung, Taubheit der Emotionen und Empfindungen, widersprüchliche Verhaltensreaktionen, dissoziative Amnesie); oder
4. übertrieben kontrollierend bzw. sehr destruktiv in ihrer primären Bindungsbeziehung bei extremer Dissoziation (DDNOS oder DID).

Um diese Unterscheidung noch weiter zu verdeutlichen, sollen hier vier Heranwachsende vorgestellt werden, die sich in ihrer desorganisierten Bindung (DB) unterscheiden:

> *DB Grad 1:* Die 18-jährige Mary wird beschuldigt, der neuen Freundin ihres Ex-Freundes gegenüber gewalttätig geworden zu sein. Die zweijährige Beziehung war von verbalen Beschimpfungen, gelegentlich auch körperlicher Gewalt auf Seiten beider Beteiligten geprägt; dazu kamen Abhängigkeit und, wie Mary es ausdrückt, das Gefühl, »ohne ihn« nicht leben zu können. Die Tränen steigen ihr in die Augen, während sie erzählt, dass sie als kleines Kind vernachlässigt wurde, dann in mehreren Pflegefamilien lebte und nach ihrer

Adoption eine entwürdigende und gefühllose Behandlung durch ihre Adoptivmutter erfuhr.

DB Grad 2: Der 16-jährige Tom erzählt der Therapeutin, dass er nicht gern mit unbekannten Menschen spricht. Er ist sich im Klaren darüber, warum ihm die Therapie verschrieben wurde – er hat das Schlafzimmer seiner Mutter betreten, ihr Kleidungsstücke gestohlen und sie zerschnitten –, kann aber die Überlegungen nicht mehr rekonstruieren, die zu diesem Verhalten geführt haben. Während er über sein zerstörerisches Verhalten spricht, sackt sein Körper in sich zusammen, und seine Stimme nimmt einen feindseligen Tonfall an. Nichtsdestoweniger lässt er sich auf das Gespräch mit der Therapeutin ein und bedankt sich am Ende dafür, dass sie ihm zugehört hat. Seine Mutter berichtet, dass Tom sich zu Hause gehässig, übertrieben kontrollierend und streitsüchtig verhält.

DB Grad 3: Der 15-jährige Sam wurde in die Therapie überwiesen, nachdem er mit einer Überdosis Drogen ins Krankenhaus eingeliefert worden war. Beim Aufwachen hatte Sam weder seine Eltern erkannt noch sich an die Erfahrungen seiner Teenagerzeit erinnert. Seine Gehirnscans legen keinerlei Schädigungen durch die Überdosis Drogen nahe. Sam kann lesen, erinnert sich aber nicht an das in der Schule erworbene Faktenwissen. Interessanterweise geben seine Zeichnungen und die zugehörigen Geschichten eine Dynamik in der Familie und eine Selbsteinschätzung wieder, die sehr genau den Schilderungen seiner Eltern entsprechen.

DB Grad 4: Die 14-jährige Jan kommt widerwillig in Begleitung ihres Vaters zur Therapie und weigert sich, ihren Vater aus dem Zimmer gehen zu lassen. Die Therapeutin versucht Jan in ein Gespräch zu verwickeln, aber sie wendet sich stattdessen an ihren Vater, der die Fragen für sie beantworten soll. Als die Therapeutin sich erkundigt, welches Geschehen Jan denn überhaupt in die Therapie gebracht hat, werden deren Augen schmal, ihr Gesicht nimmt einen gehässigen Ausdruck an, und ihr Körper versteift sich. Jetzt wendet sie sich nicht mehr an ihren Vater, sondern starrt der Therapeutin geradewegs und wortlos ins Gesicht.

Einordnung Heranwachsender mit desorganisiertem Bindungsmuster

Die Fremde Situation (Ainsworth et al. 1978) zur Ermittlung des Bindungsmusters in Kleinkind-Mutter-Dyaden ist allgemein bekannt und gut validiert. Diverse Methoden sind auch eigens entwickelt oder abgewandelt worden, um die Bindungsmuster von Schulkindern zu erfassen (siehe Kerns 2008). So werden die Kinder z. B. aufgefordert, Geschichten zu Zeichnungen zu erzählen, die so geartet sind, dass sie das Bindungsmuster des betreffenden Kindes aktivieren; die Eltern werden gebeten, Fragebögen zum Verhalten ihrer Kinder auszufüllen. Weniger Aufmerksamkeit ist bisher darauf verwandt worden, das Bindungsmuster Heranwachsender zu erfassen. Weinfield und Kollegen (2004) zogen bei ihrer Längsschnittstudie mit 19-Jährigen das Adult Attachment Interview (AAI: Main & Goldwyn 1998) heran. Dieses Interview ordnet Patienten, die 1.) traumatische Erfahrungen gemacht haben und 2.) in ihren Antworten auf Fragen zu bindungsspezifischen Erfahrungen nicht mehr rational und folgerichtig bleiben können, in die Kategorie »ungelöst/desorganisiert« ein. Patienten, die zwar traumatische Erfahrungen gemacht haben, aber keine Inkohärenz im Denken oder im Ausdruck erkennen lassen, werden in eine der »organisierten« Kategorien eingeordnet (autonom, distanziert-beziehungsabweisend, präokkupiert). Das AAI ist zeitaufwendig, und seine Auswertung erfordert eine eigene Ausbildung; zur direkten Unterstützung des klinisch tätigen Praktikers ist es damit in der Regel nicht geeignet. Die Forschungsarbeit, die zum Thema der (im AAI zutage tretenden) inkohärenten Ausdrucksweise und mangelnden Folgerichtigkeit geleistet wurde, kann ihn aber auf Anzeichen für eine Desorganisation im Bindungsmuster des Heranwachsenden aufmerksam machen. Wenn ein Heranwachsender über traumatische oder Bindungserfahrungen spricht, wird der Bericht auf die eine oder andere Art inkohärent. Häufig wechselt er dann nämlich die Zeitform oder sogar das Thema, oder er beschreibt widersprüchliche Gedanken und Erinnerungen.

Weitere Aspekte, die Hinweise auf das Bindungsmuster bei Heranwachsenden geben können, sind:

1. die frühe Geschichte des Heranwachsenden (was war der Bindungsstatus der primären Bezugsperson, als der betreffende Jugendliche noch ein Säugling war, wie sah die Dynamik der Bindungsbeziehung zu jener Zeit aus?),
2. eine Geschichte von traumatischen oder Verlusterfahrungen während der Kindheit,

3. die Unterstützung, die dem Kind wie auch der Mutter zur Verfügung stand,
4. die Fähigkeit, andere um Unterstützung zu bitten – Heranwachsende mit desorganisiertem Bindungsmuster haben gelernt, dass es zu Verletzungen führen kann, wenn sie um Beistand bitten (Liotti 2004),
5. die gegenwärtige Einstellung zur primären Bindungsperson.

Jugendliche mit desorganisiertem Bindungsmuster geben sich in der Therapie zwar oft entweder feindselig und kontrollierend oder überfürsorglich, wobei beide Verhaltensweisen auf ein desorganisiertes Bindungsmuster in der frühen Kindheit zurückgehen (Lyons-Ruth & Jacobvitz 2008), sie können sich aber auf konstruktive Art und Weise auf ihre Therapeuten einlassen (Shemmings & Shemmings 2011). Um das zugrunde liegende Bindungsmuster zu ermitteln, müssen Therapeuten sich die Beziehung zwischen den Jugendlichen und ihren primären Bezugspersonen ansehen.

Um den Grad der Dissoziation bei Heranwachsenden zu bestimmen, wurden mehrere Instrumente entwickelt. Die Skala für dissoziative Erfahrungen von Jugendlichen (Adolescent Dissociative Experience Scale, A-DES; Armstrong et al. 1997) ist in mehrere Sprachen übersetzt worden. Auch das A-MID (Adolescent-Multidimensional Inventory for Dissociation; Ruths et al. 2002) ist sowohl in der Forschung als auch bei der klinischen Diagnose dissoziativer Störungen eingesetzt worden. Diese Instrumente stehen zur Verfügung und sind oft hilfreich, sollten aber mit Vorsicht eingesetzt werden. Heranwachsende können recht feindselig und gereizt reagieren, wenn man sie zum Ausfüllen von Fragebögen auffordert, vor allem wenn dies gleich bei der ersten Begegnung geschieht. Gesprächsführungsqualitäten (Silberg 1996b) und sorgfältiges Beobachten liefern oft die beste Einschätzung der dissoziativen Symptomatik von Jugendlichen.

DB Grad 1: Marys Bericht über ihre frühe Verlusterfahrung, ihre intensive Wut auf ihre Adoptivmutter und das Muster wechselseitiger Misshandlung in der zu Ende gegangenen Beziehung lassen auf ein internalisiertes desorganisiertes Bindungsmuster schließen. Ihre Tränen und die Bereitwilligkeit, mit der sie über ihr eigenes gewalttätiges Verhalten spricht, legen nahe, dass die erlebte Dissoziation allenfalls geringfügig ist. Aus dem von Mary ausgefüllten A-DES-Bogen lässt sich kein ungewöhnlicher Grad von Dissoziation ablesen.

DB Grad 2: Zu Toms Vorgeschichte bis zum Beginn seiner Therapie, wie sie von seiner Mutter dargestellt wird, gehört, dass er zu früh geboren wurde, dass er früh von seinem leiblichen Vater verlassen wurde und dass seine Mutter Beziehungen zu gewalttätigen Männern hatte. Während seiner gesamten Kindheit hat seine Mutter ihn nicht vor diesen böswilligen und aggressiven Männern geschützt. In den Therapiesitzungen wirkt Tom höflich und angenehm, aber seine Mutter beschreibt sein Verhalten zu Hause als kontrollierend und beleidigend. Tom weigert sich, über seine mögliche Wut auf seine Mutter zu sprechen. Die Veränderungen in seiner Körperhaltung und in seinem Tonfall sowie die Schwierigkeiten, die es ihm bereitet, die Überlegungen zu rekonstruieren, die seinem Zerstörungsakt vorangingen, legen ein gewisses Maß an Dissoziation nahe. Die Ergebnisse seines A-DES-Bogens liegen unterhalb dessen, was wir bei Heranwachsenden mit DB Grad 2 normalerweise zu sehen bekommen, was Toms »Abschneiden« als etwas zweifelhaft erscheinen lässt.

DB Grad 3: Im Gespräch wirkt Sams Mutter selbst recht dissoziativ. Ihrer Schilderung zufolge gibt es über ihr Familienleben nichts Unerfreuliches zu berichten – das Gegenteil dessen, was Mitarbeiter der zuständigen Einrichtungen dort vorgefunden haben. Der Vater hat erhebliche gesundheitliche Probleme, und Sam ist weitgehend zum Betreuer der Familie geworden. Seine Amnesie macht es ihm unmöglich, die Fragen seines A-DES-Bogens zu beantworten. Er fühlt sich nach seiner eigenen Aussage keineswegs bedrückt oder bedrängt und hat keine Ahnung, warum er die Überdosis genommen hat. Die Diagnose lautete auf eine dissoziative Amnesie.

DB Grad 4: Jan ist in ihrer Kindheit schlecht behandelt worden und hat ihr Aufwachsen zwischen Mutter und Stiefvater als sehr entwürdigend erlebt; sie ist erst vor kurzem zu ihrem leiblichen Vater gezogen. Dieser berichtet, dass ihr Verhalten von extremen Schwankungen geprägt sei und dass Jan oft keine Erinnerung an ihr eigenes Tun habe. Zu deutlichen Schwankungen kommt es auch im Verlauf der therapeutischen Sitzung. Jan ist nicht bereit, den A-DES-Bogen vollständig auszufüllen; diagnostiziert wird schließlich eine nicht näher bezeichnete dissoziative Störung, möglicherweise eine dissoziative Identitätsstörung.

Die Behandlung Heranwachsender mit desorganisiertem Bindungsmuster

Das ursprünglich von Judith Herman (1993) entwickelte dreiphasige Behandlungsmodell für komplexe Traumata ist seither sowohl durch die Forschung als auch durch klinische Berichte (Courtois & Ford 2011) validiert worden. Ein komplexes Trauma entwickelt sich, wenn Kinder oder Heranwachsende, die bereits mit einer schädigenden oder selbst verängstigten Bezugsperson zusammenleben, eine traumatische Erfahrung machen (eine Erfahrung also, die ihre Fähigkeit überfordert, das Erlebnis zu verarbeiten). Während komplexe Traumata streng genommen nur bei den hier vorgestellten Graden 2, 3 und 4 des desorganisierten Bindungsmusters von Heranwachsenden vorliegen (es muss ein spezifisches traumatisierendes Ereignis vorgefallen sein), eignet sich dieses dreiphasige Modell für alle Heranwachsenden mit desorganisiertem Bindungsmuster. In Phase 1 geht es um Sicherheit, Stabilisierung und Stärkung, in Phase 2 um die Traumaverarbeitung und in Phase 3 um den »Wiederanschluss« an die Welt (Herman 1993).

Phase 1: Sicherheit, Stabilisierung und Stärkung

SICHERHEIT Zu Beginn der Therapie muss nicht nur klargestellt werden, dass der Heranwachsende sich in einer sicheren Umgebung befindet; es muss auch dafür gesorgt werden, dass er sich tatsächlich sicher fühlt und, was das Wichtigste ist, dass er sich bei einigen der Menschen, die in seiner Welt eine Rolle spielen, erwünscht fühlt. Zu den Aufgaben des Therapeuten gehört, dass er sich die zurückliegenden und gegenwärtigen Beziehungen seines Patienten ansieht und dafür sorgt, dass dieser sich aller positiven Erfahrungen zunehmend bewusst wird und bewusst bleibt. Wichtig ist im Zusammenhang mit den Graden 2, 3 und 4 des desorganisierten Bindungsmusters, dass das Gefühl der Sicherheit und des Erwünschtseins sowie die positiven Erfahrungen auch an die zuvor dissoziierten Gefühle, Erfahrungen oder Selbstanteile weitergegeben werden. Dieser Teil der Arbeit muss möglicherweise ohne Einbeziehung der Eltern geleistet werden, da Heranwachsende es häufig nicht zulassen wollen, dass der Therapeut mit ihren Eltern spricht. Tatsächlich kann die Aufgabe, als sichere Bezugsperson zu dienen, dem Therapeuten selbst zufallen – einem misstrauischen Teenager gegenüber oft kein einfaches Unterfangen.

DB Grad 1: Mary berichtet, dass es in ihrem Zuhause nicht zu aktiven Misshandlungen kommt. Aus dem, was sie über ihre Angehörigen berichtet, geht hervor, dass sie einen großen Familienclan hat. Die Erstellung eines Genogramms (Wieland 1998) führt ihr die Anzahl von Menschen vor Augen, mit denen sie gute Erfahrungen gemacht hat. Sie berichtet von einem »warmen« Gefühl, wenn sie sich das Genogramm ansieht. Die Therapeutin und Mary entdecken daraufhin positive Charakterzüge an Mary selbst, die zu diesem Erleben beigetragen haben. Die Therapeutin setzt die EMDR-Methode (Eye Movement Desensitization and Reprocessing; Shapiro 1998) ein, um das Wissen um diese positiven Züge zu verankern und einen »sicheren inneren Ort« zu etablieren.

DB Grad 2: Tom ist verblüfft, als seine Therapeutin ihn fragt, ob er sich zu Hause sicher fühle. Obwohl die entwürdigenden und schädigenden Vorfälle mit dem Auszug seines Stiefvaters aufgehört haben, hat Tom das Gefühl, dass seine Mutter sich kontrollierend verhält und ihn nicht mag. Er hat keinerlei inneres Sicherheitsgefühl. Im Gespräch darüber wird Tom allmählich klar, dass seine Mutter auch das Jugendamt oder die Polizei hätte rufen und ihn abholen lassen können. Die Therapeutin fordert ihn auf, sich positive Situationen mit seiner Mutter ins Gedächtnis zu rufen und denjenigen Teil seines Selbst, der ihre Kleidungsstücke genommen und zerschnitten hat, von diesen Erlebnissen wissen zu lassen.

Tom kann einen Lehrer nennen, den er Jahre zuvor einmal hatte und der ihn unterstützt hat. Er und die Therapeutin sprechen über die positiven Eigenschaften, die der Lehrer bei ihm gesehen hat. Die Therapeutin fragt Tom, ob derjenige Teil von ihm, der sich so entmutigt fühlt, von den Eigenschaften weiß, die der Lehrer damals an ihm schätzte.

DB Grad 3: Sam wurde in einer Pflegefamilie untergebracht und wird kunsttherapeutisch betreut, so dass die Therapie trotz der Behinderung durch seine dissoziative Amnesie weitergeführt werden kann. Mit der Zeit verraten seine Bilder eine zunehmende innere Bedrängnis. Die Therapeutin ermutigt ihn, darüber zu sprechen, wie diese Bedrängnis sich denn anfühlt und was geschehen müsste, damit Sam sich sicherer fühlen kann. Sie schlägt ihm vor, all jene Erinnerungen, zu denen er keinen Zugang mehr hat, wissen zu lassen, dass er sich in seiner Pflegefamilie sicher fühlt und dass er in Entscheidungen, die seine Zukunft betreffen, einbezogen wird.

DB Grad 4: Jans hochgradige Dissoziation hat es mit sich gebracht, dass die wütenden Anteile ihrer Person, die sich im Zusammenleben mit ihrer Mutter gebildet haben, nicht notwendigerweise von ihrer jetzigen Lebenssituation »wissen«. Die Therapie ermutigt sie dazu, einen inneren Dialog über das zu führen, was sie im Augenblick gerade tut; die wütenden Anteile können durch Jans Augen verfolgen , wie sie ihren Tag verbringt – in der Schule wie auch im Haushalt ihres Vaters. Es bedarf detaillierter Erklärungen über die Natur der Dissoziation (siehe unten), bevor Jan in der Lage ist, dies zu tun.

STABILISIERUNG Ein weiterer wichtiger Schritt der ersten Therapiephase besteht darin, dem Heranwachsenden zur besseren Emotionsregulation zu verhelfen. Im Rahmen des SMART-Programms (Sensory Motor Arousal Regulation Treatment), das zurzeit im Trauma Center (Justice Resource Institute, Brookline, Massachusetts) entwickelt wird, arbeiten Kinder und Heranwachsende mit Gymnastikbällen, kleinen Trampolinen und großen Matten, um ein Gefühl der Kontrolle über ihre inneren physiologischen Vorgänge zu gewinnen, um also bei Über- wie bei Untererregung gegensteuern zu können (Warner et al. 2011). Wenn sie lernen, langsam zu atmen, und sich allmählich der sich wandelnden Empfindungen im eigenen Körper bewusst werden, verlangsamt der Körper die Funktionen des vegetativen Nervensystems und ermöglicht damit einen Zuwachs an Achtsamkeit. Achtsamkeit, ein Wissen darum, wohin der eigene Geist sich soeben bewegt und dass es sich dabei in der Tat um eine Aktivität des Bewusstseins und nicht notwendig um tatsächlich Gegebenes handelt, verbessert erwiesenermaßen die Emotionsregulation (Siegel 2012).

DB Grad 1: Die Therapeutin schlägt vor, Mary solle sich während des Gesprächs auf einen großen Gymnastikball setzen, und setzt sich auch selbst auf einen solchen Ball. Zunächst sorgt dies für große Erheiterung. Die Therapeutin rät Mary, auf die Veränderungen in ihrem Körper zu achten, und fragt sie dann, welche Veränderungen sie an sich bemerkt hat, als das Verhältnis zu ihrem Freund in die Brüche ging oder als sie seine neue Freundin sah – und was diese körperlichen Empfindungen ihr möglicherweise mitgeteilt haben. Mary entspannt sich zunehmend, während sie spricht.

DB Grad 2: Tom macht es Spaß, die Videospiele zu beschreiben, die er spielt. Seine Therapeutin fragt ihn, was er, während er diese Spiele spielt, an seinem Körper beobachtet. Hat seine frühere Art, mit anderen (z. B. fluchend) zu sprechen, sich vielleicht verändert? Was bemerkt er an seiner Sprechweise und seinem Atem? Wie verhält es sich mit seinem Tonfall und seiner Ausdrucksweise, wenn er mit seiner Mutter redet? Und wäre er bereit, der Therapeutin eine Demonstration zu liefern? Tom ist außerstande, irgendwelche Emotionen mit seiner Sprechweise zu assoziieren, und reagiert sehr skeptisch, als die Therapeutin emotionale Veränderungen in seiner Stimme bemerkt. Seine Aufmerksamkeit auf unterschiedliche emotionale Zustände zu lenken, ob er sie nun anerkennt oder nicht, ist ein erster Schritt hin zu einem Erkennen (Re-Assoziieren) dieser Zustände.

DB Grad 3: Im Rahmen der Kunsttherapie soll Sam unterschiedliche Emotionen malen und dann beschreiben, was ein Mensch, der diese Emotionen erlebt, möglicherweise fühlt. Er ist nicht in der Lage, Aussagen über die Emotionen zu machen, kann aber Figuren aus Fernsehsendungen nennen, die »so sind«. Die Therapeutin ermutigt ihn daraufhin, auf Emotionen bei anderen Menschen zu achten und sich darüber klarzuwerden, was in ihm selbst vor sich geht, wenn er diese Emotionen bemerkt. Sie bestärkt Sam darin, diese Empfindungen – sowohl die angenehmen als auch die verstörenden – als positiv zu betrachten. Auch regt sie ihn dazu an, seine Hand und den Pinsel in ihrer gemeinsamen Bewegung zu beobachten und sich zu überlegen, was in seinem Inneren vorgeht, während er malt.

DB Grad 4: Während Jan die hinter ihr liegende Woche schildert, fällt der Therapeutin auf, dass anscheinend immer wieder unterschiedliche Anteile der Patientin die Kontrolle übernehmen. Sie möchte wissen, was in solchen Augenblicken des Wechsels wohl in Jans Körper vor sich geht. Jan reagiert empfindlich, und die Therapeutin fragt sich, ob hier der Teil zu Wort kommt, der Angst davor hat, zu viel zu fühlen. Sie schlägt vor, versuchsweise über sehr kleine Verlagerungen im Fühlen zu sprechen und herauszufinden, ob Jan sie wahrnehmen kann, ohne zu dissoziieren. Hinzu kommen Grounding-Übungen, die Jan helfen sollen, anwesend zu bleiben.

Auch innerhalb des familiären (vor allem elterlichen) sowie des schulischen Systems ist eine Stabilisierung vonnöten. Tatsächlich ist es sehr wahrscheinlich, dass Therapeuten in den leiblichen Eltern desorganisiert gebundener Heranwachsender auf Menschen treffen werden, die selbst ein unverarbeitetes Trauma mit sich »herumtragen«. Pflege- und Adoptiveltern zeigen vielleicht gesündere Beziehungsmuster, aber auch sie werden frühe negative Erfahrungen gemacht haben, die im Gegenüber mit diesen Heranwachsenden wieder»belebt« werden. Das Zusammenleben mit einem desorganisiert gebundenen und möglicherweise dissoziativ gestörten Teenager kann die Eltern leicht aus dem Gleis werfen. Wo es möglich ist, kann auch den Eltern eine Therapie empfohlen werden. Ist dies nicht möglich, sollten die Therapeuten solchen leiblichen, Pflege- oder Adoptiveltern gegenüber anerkennen und aussprechen, dass sie mit ihrer Rolle als Eltern »dieses« Heranwachsenden eine gigantische Aufgabe auf sich nehmen. Es hat sich herausgestellt, dass zwischen inkonsistenter elterlicher Fürsorge (plötzlichen, nicht vorhersehbaren Veränderungen im Verhalten der Eltern) und desorganisierter Bindung eine Wechselwirkung besteht (Lyons-Ruth & Jacobvitz 2008); aus diesem Grund sollte man den Eltern empfehlen, mit ihren heranwachsenden Kindern zu sprechen, bevor sie die in der Familie geltenden Regeln oder auch ihre eigenen Gewohnheiten und Vorgehensweisen ändern.

Therapeuten sollten darauf vorbereitet sein, dass eine bisher kooperative Mutter sich plötzlich feindselig und oppositionell zeigt. Den Eltern das Gefühl eines verlässlichen Miteinanders zu geben und ihre Erfahrungen mit dem heranwachsenden Kind nachzuvollziehen ist ein wichtiger Aspekt der therapeutischen Arbeit. Wenn die Eltern über dissoziative Störungen unterrichtet worden sind, können sie sich die Reaktionen ihres Kindes eher erklären und möglicherweise auch ihr eigenes Erleben verstehen.

Schulpsychologen oder Vertrauenslehrer können informiert werden, wenn der Jugendliche sein Einverständnis dazu gibt. Lehrern kann man erklären, dass der Heranwachsende innerlich damit rechnet, von Menschen, die ihm eigentlich helfen sollten, verletzt zu werden (Liotti 2004), und dass er Lehrer dementsprechend vermutlich als ihm feindlich gesinnt empfinden wird. Auf Basis dieser Information wird der Lehrer das Verhalten eines solchen Jugendlichen eher nicht als Angriff auffassen, sondern ihm mit Verständnis und im Einklang mit dem eigenen Verhalten begegnen. In Fällen einer hochgradigen Dissoziation wird man einen Plan entwickeln müssen, um stimmig auf Verhaltensänderungen reagieren zu können. Der betreffende Jugendliche sollte davon im Voraus unterrichtet werden.

DB Grad 1: Mary lebt zurzeit bei ihrem Adoptivvater (die Adoptiveltern haben sich vor kurzem getrennt), möchte aber nicht, dass er in ihre Therapie mit einbezogen wird. Die Therapeutin fordert sie auf, über ihre Reaktionen auf sein Verhalten zu sprechen, vor allem über ihre Verzweiflung, wenn er anfängt zu trinken. Sie ermutigt Mary dazu, ihre Enttäuschung über beide Eltern in Worte zu fassen, und beglückwünscht sie, weil Mary zunehmend lernt, das Verhalten ihrer Eltern getrennt von sich selbst zu sehen. Mary und die Therapeutin überlegen, wie Mary ihre Gefühle und Reaktionen in Schach halten kann, wenn der Vater sich gehen lässt.

DB Grad 2: Toms Mutter hält den Kontakt zu seiner Therapeutin über E-Mails aufrecht. Die Therapeutin ermutigt sie, mit Tom über bestimmte Regeln in der Familie zu sprechen, diese Regeln und die Folgen von Regelverstößen schriftlich festzuhalten und das entsprechende Plakat aufzuhängen. Auch soll die Mutter ein Schloss an der Tür ihres Schlafzimmers anbringen (es »verschwinden« immer noch Gegenstände). Die Mutter willigt ein, findet aber immer wieder eine Entschuldigung dafür, dass sie es dann doch nicht tut. Die Therapeutin kümmert sich um eine Einzeltherapie für sie.

DB Grad 3: Beim Jugendamt wird beschlossen, Sam in einer anderen Pflegefamilie unterzubringen, in der bereits Heranwachsende leben. Die Therapeutin wendet sich an die zuständige Stelle, um zu erklären, dass es für Sam, dem ein desorganisiertes Bindungsmuster und eine moderate Dissoziation bescheinigt werden, ganz entscheidend auf Stabilität ankommt – Stabilität sowohl in Bezug auf die Platzierung als auch in Bezug auf die Elternfiguren. Das Vorhaben wird ausgesetzt, und die Therapeutin spricht auch mit Sams Pflegeeltern darüber, wie wichtig gleichbleibende Abläufe in der Familie sind und dass alle Veränderungen sorgfältig erklärt werden sollten.

DB Grad 4: Die Therapeutin trifft sich mit Jans Vater und ihrer Stiefmutter. Sie informiert sie in Bezug auf dissoziative Störungen und empfiehlt ihnen, alles, was Jan in einem gegebenen Moment erkennen lässt (etwa Ärger, Furcht, »Taubheit«), zu akzeptieren, auch wenn das jeweilige Gefühl in ihren Augen keinen Sinn ergibt; auch sollen sie Jan daran erinnern, dass sie jetzt in ihrem Haus in Sicherheit ist, und ihr ins Gedächtnis rufen, was geschehen ist. Die Therapeutin empfiehlt den Eltern auch, Jans Aktivitäten außerhalb des Hauses einzuschränken, bis sie eher das Gefühl hat, sich unter Kontrolle zu haben.

WISSEN ZUM THEMA DISSOZIATION VERMITTELN Während der gesamten ersten Phase der Therapie müssen Therapeuten sowohl ihren jugendlichen Patienten als auch deren Eltern (leiblichen, Pflege- oder Adoptiveltern) Informationen zum Thema »Dissoziation« liefern. Dabei muss betont werden, dass eine Dissoziation keine psychische Krankheit, sondern ein Schutzmechanismus ist. Therapeuten können erklären, dass ein Kind, dem etwas Furchterregendes zustößt, nicht die ganze Furcht bewältigen kann und dieses Gefühl deshalb von sich abtrennen muss. Diese Furcht und die weiteren Gefühle – etwa Wut, Kummer, das Gefühl, hintergangen worden zu sein oder nicht geliebt zu werden – mussten »weggesperrt« werden, weil sie das Kind sonst überwältigt hätten; sie haben deshalb aber nicht aufgehört zu existieren, sondern werden lediglich außerhalb des Alltagsgewahrseins gehalten. Werden sie dann durch irgendein Geschehen von diesem Ort aus wieder »aufgerufen«, übernehmen sie die Herrschaft, ohne durch das übliche Denken gemildert zu werden. Reiner Kummer und reine Wut führen zu extremen Überlegungen und Verhaltensweisen, die nicht nur die Eltern verwirren, sondern auch den Heranwachsenden selbst. Die Erklärung kann an die Erfahrungen des betreffenden Heranwachsenden angepasst werden; auch Diagramme der Vorgänge im Gehirn können hier hilfreich sein (Wieland 2011).

In Fällen einer moderaten Dissoziation kann es vorkommen, dass der Jugendliche Stimmen hört, die ihm raten, Dinge zu tun, die er normalerweise nicht tun würde; er kann das Gefühl haben, sich selbst bei seinem Tun zuzusehen, er erkennt möglicherweise nicht, wo er ist, selbst wenn es sich um einen Ort aus seinem alltäglichen Leben handelt, und erinnert sich vielleicht nicht an die eigene Geschichte. In Fällen extremer Dissoziation kann es vorkommen, dass der Heranwachsende sich nicht darüber im Klaren ist, was er gerade getan hat, und wenig oder gar keine Kontrolle über sein eigenes Verhalten hat. Die Eltern müssen zur Kenntnis nehmen, dass ihr heranwachsendes Kind zwar vielleicht das Gefühl hat, keinerlei Kontrolle über sein Verhalten gehabt zu haben, dass es aber nichtsdestoweniger für alles, was es getan hat, verantwortlich gemacht werden muss. Der Heranwachsende mag bei unterschiedlichen Gelegenheiten sehr unterschiedlich wirken, die Eltern müssen ihn aber immer als eine einzige, vollständige Person behandeln.

In Fällen einer extremen Dissoziation (DDNOS, DID) kann der Therapeut dem Patienten helfen, seine unterschiedlichen Selbstzustände oder Selbstanteile zu erkennen, sich zu sagen, dass diese Zustände oder Anteile ihm über das Trauma oder die Nachwirkungen des Traumas hinweggeholfen haben, zu begreifen, dass diese Unterstützung dank der nun gegebenen Sicherheit nicht mehr gebraucht wird, und eine neue Aufgabe für den jeweiligen Selbst-Zustand oder Selbst-Anteil im Zusammengehen mit dem ganzen Selbst zu finden. Was sich in dieser Zusammenfassung so einfach anhört, ist ein größeres Unterfangen, dessen Umsetzung Monate oder Jahre dauern kann. Das hochgradige Misstrauen, das mit einem desorganisierten Bindungsmuster einhergeht, und die oft verborgene Natur des Traumas bewirken, dass die Therapie kaum je kurzfristig ausfällt. Vor dem Hintergrund der für Heranwachsende typischen Ungeduld, sich wieder ins Leben zu stürzen, kann sie sich intermittierend gestalten. Therapeuten sollten sich in ihrem Bemühen, ihren desorganisiert gebundenen jungen Patienten eine verlässliche Beziehung, ein positiveres Selbstgefühl und ein besseres Verständnis des eigenen inneren Aufruhrs zu vermitteln, auf jeden kleinen Schritt konzentrieren – jede kleine Veränderung ist von Bedeutung.

DB Grad 1: Als Mary und ihre Therapeutin beginnen, über ihr Verhältnis zu ihrem Exfreund zu sprechen, stellt die Therapeutin fest, dass Marys Reaktionen sich hier doch sehr deutlich von ihren Reaktionen auf andere Menschen in ihrem Leben unterscheiden. Sie sprechen darüber, dass Mary ihren Freund als einen Menschen empfunden hat, bei dem sie Liebe und Fürsorge fand, der sie aber zugleich auch verletzte, und dass auch sie ihm sowohl Nähe bot als auch Verletzungen zufügte. Die Therapeutin stellt eine Verbindung zu den Erfahrungen her, die Mary zuvor bereits gemacht hatte – zuerst mit ihren leiblichen Eltern und dann mit ihrer Adoptivmutter. Sie stellt auch fest, dass Mary eine ganz andere Beziehung zu ihrer adoptierten Halbschwester hat, und erkundigt sich danach, woran es liegen könnte, dass diese Beziehung so gut ist.

DB Grad 2: Die Therapeutin bemerkt sowohl die Veränderung in Toms Stimme, wenn er seine Mutter erwähnt, als auch den Umstand, dass er die Wut auf seine Mutter leugnet. Sie fragt sich, wo der ganz normale Ärger geblieben ist, der sich während all der Jahre aufgestaut haben muss, in denen Toms Mutter ihren Sohn nicht vor seinem gewalttätigen Stiefvater schützte. Sie erklärt, dass der menschliche Geist imstande ist, starke Gefühle wie etwa Wut abzutrennen, und dass solche Gefühle, wenn man sie nicht unter die Lupe nimmt, plötzlich die Kontrolle über Gedanken und Verhaltensweisen an sich reißen können. Vielleicht war es das, was passierte, als Tom sich Kleidungsstücke seiner Mutter nahm und sie zerschnitt? Tom sagt dazu, er habe damit aufgehört – es sei aus und vorbei. Die Therapeutin erklärt, dass man sich seiner Wut stellen und sie akzeptieren muss, um sicher zu sein, dass sie nicht wieder die Oberhand gewinnt.

DB Grad 3: Sam spricht der Therapeutin gegenüber allmählich davon, wie seltsam es ist, sich an nichts erinnern zu können. Die Therapeutin erklärt, dass das Gehirn in Situationen, die für den Menschen überwältigend sind, die Möglichkeit hat, diesen Teil seines Erlebens abzutrennen. Die Tatsache, dass Sam eine Überdosis genommen hatte, sagt der Therapeutin und Sam, dass die Situation überwältigend gewesen sein muss; die Tatsache, dass er eine dissoziative Amnesie hat, verrät ihnen, dass sein Gehirn ihn vor Gefühlen und Erfahrungen schützt, die er lieber nicht erlebt hätte. Sie könnten für den Anfang vielleicht versuchen, kleine »Dosen« von Gefühlen oder körperlichen Empfindungen zur Kenntnis zu nehmen. Wenn sie diese gemeinsam akzeptieren könnten und wenn Sam weitere Menschen auf der Welt fände, denen er vertrauen kann, dann würde er vermutlich feststellen, dass seine Erinnerungen allmählich wiederkommen. Sie würden diese Erfahrungen dann so erfassen und erörtern können, dass es ihm möglich würde, in Kontakt zu ihnen zu treten, ohne von ihnen überwältigt zu werden.

DB Grad 4: Jan, ihre Eltern und ihre Therapeutin sprechen auch weiterhin über Dissoziation und darüber, wie klug es von Jan gewesen ist, in der unerträglichen Situation mit ihrer leiblichen Mutter ebendiese Bewältigungsmethode zu entwickeln. Sie identifizieren diejenigen Anteile ihrer Person, die hervorbrechen und die Dinge an sich reißen, ohne dass Jan es bewusst steuern kann. Manche davon wirken sehr jung und ängstlich. Andere sind sogar älter als Jan selbst und sehr bösartig. Ihr Vater bemerkt einen spielerischen Teil, der sich zeigt, wenn sie mit den Haustieren spielt, und einen starrköpfigen Teil, der auftaucht, wenn man Jan bittet, Hausaufgaben zu machen oder im Haushalt zu helfen. Jan und die Therapeutin zeichnen Diagramme, um die verschiedenen Anteile darzustellen. Jeder einzelne von ihnen wird akzeptiert, und jedem einzelnen wird mitgeteilt, dass Jan jetzt in Sicherheit ist. Jedem wird für seine Hilfe gedankt, und jeder wird gebeten, mit Jan zusammen ihre neue Welt aus Freundschaften und Beziehungen aufzubauen.

Phase 2 – Traumabewältigung

Die erste Phase, in der es um Sicherheit, Stabilisierung und Stärkung geht, setzt sich während der gesamten Therapie fort; Therapeut und Patient müssen aber irgendwann entscheiden, wann mit der Verarbeitung des Traumas begonnen werden kann. Der junge Patient muss ein Gefühl von Sicherheit und Vertrauen verinnerlicht haben und in der Lage sein, seine Emotionen so weit zu steuern, dass eine Auseinandersetzung mit dem Trauma ihn nicht erneut traumatisiert. Die eigentliche Arbeit am Trauma kann in unterschiedlicher Weise ablaufen (siehe Courtois & Ford, im Druck). Sehr wichtig ist, dass desorganisiert gebundene Heranwachsende begreifen, dass das Trauma ein Resultat der Welt war, in der sie seinerzeit lebten – nicht etwa eine Konsequenz ihrer eigenen Persönlichkeit. Die Welt, in der sie jetzt leben, ist anders als diejenige, in der das Trauma entstand.

Da viele desorganisiert gebundenen Heranwachsenden eine hochgradige Dissoziation aufweisen, ist es wichtig, sich mit allen Gefühlen, Empfindungen und Kognitionen rund um das Trauma zu befassen. Bleibt ein Teil von ihnen unberücksichtigt, dann besteht die Gefahr, dass der eine oder andere dissoziierte Aspekt der Persönlichkeit des Patienten unakzeptiert, also nach wie vor dissoziiert bleibt.

DB Grad 1: Nachdem die Therapeutin bei Mary schon einmal erfolgreich mit der EMDR-Methode gearbeitet hat, beschließt sie, diese Methode nun auch zur Bewältigung der frühen Traumata von Vernachlässigung, Verlust (Trennung von den leiblichen Eltern) und emotionaler Misshandlung einzusetzen. Sie erkundigt sich bei Mary nach dem Bild, das das jeweilige Trauma repräsentiert, nach den mit diesem Bild einhergehenden negativen Kognitionen, nach den positiven Kognitionen, die Mary lieber damit verbunden hätte, nach der Validität dieser Kognitionen, nach den Gefühlen, die sich mit den negativen Kognitionen einstellen, nach der Stärke dieses Gefühls und nach seinem »Sitz« im Körper (Shapiro 1998). Anschließend beginnt die Therapeutin mit der bilateralen Stimulierung im Kontext der EMDR-Behandlung. Im Mittelpunkt der Arbeit steht der Gedanke, dass Mary sich als eine Person erkennen soll, die es verdient, rücksichts- und respektvoll behandelt zu werden, und die jetzt als Heranwachsende bzw. junge Frau in der Lage ist, Situationen hinter sich zu lassen, in denen dies nicht der Fall war.

DB Grad 2: Tom und die Therapeutin sprechen allmählich über die emotionale Misshandlung, die Tom von seinem Stiefvater erfahren hat. Tom erinnert sich daran, dass er weglief und sich versteckte und dass er den starken Wunsch hatte, sich dem Stiefvater gegenüber zu behaupten. Sie erörtern auch die Möglichkeiten, die ein Kind einem größeren und einschüchternden Erwachsenen gegenüber hat. Nachdem Tom angefangen hat, sich zu seiner Wut auf seine Mutter zu bekennen, spricht er jetzt auch darüber, dass er sich von ihr im Stich gelassen und ungeliebt fühlte – und dass sie sich jedes Mal abwandte, wenn er zu ihr gerannt kam. Die EMDR-Methode wird auch eingesetzt, um an seinen negativen inneren Aussagen über die eigene Person zu arbeiten.

DB Grad 3: Sam setzt auch weiterhin die Malerei als ein Mittel ein, um die frühen Erfahrungen zu verarbeiten, die soeben dabei sind, sich in seinem Geist wieder zusammenzufügen. Manche seiner Bilder sind sehr symbolisch, andere eher darstellender Natur. Stück um Stück gelingt es ihm zu beschreiben, was seiner Ansicht nach vorgefallen ist und welche Gefühle und Empfindungen damit verbunden waren.

DB Grad 4: In diesem Stadium der Therapie merkt Jan es selbst, wenn starke Gefühle in ihr aufsteigen; sie notiert sie in ihrem Tagebuch oder sucht sich einen verlässlichen Gesprächspartner, um über das zu sprechen, was in ihr vorgeht. Mit ihrer Therapeutin erörtert sie diese Gefühle. Die Therapeutin fordert sie auf, den betreffenden fühlenden Anteil ihrer selbst wissen zu lassen, dass ihre Welt jetzt ungefährlich ist, und ihn zu fragen, was genau er weggeschlossen hält. Während der Sitzungen kommen Erinnerungen daran wieder, das Jan geschlagen und ihr Verbrennungen zugefügt wurden. Wenn solche Erinnerungen außerhalb der therapeutischen Sitzungen aufsteigen, schreibt Jan sie auf und gibt das Tagebuch dann ihrem Vater, der es bis zur nächsten Sitzung aufbewahrt. So braucht sie die Erinnerungen in ihrem Alltag nicht mit sich herumzutragen.

Phase 3 – Wiederanschluss an die Welt

Sowohl für Kinder als auch für Heranwachsende ist es sehr wichtig, das eigene Leben wieder in Gang zu bringen – etwa indem neue soziale Fertigkeiten erlernt oder neue Interessen entwickelt werden. Dazu können auch Nachhilfeunterricht und andere Maßnahmen gehören, um in der Schule wieder Anschluss zu finden. In jedem Fall müssen neue Methoden der Stressbewältigung erlernt werden. Die Jugendlichen werden in Situationen geraten, in denen andere sich gehässig oder ablehnend verhalten, sie werden nicht immer und bei allem Erfolg haben, und sie werden den Verlockungen und der Kameraderie der Drogenszene begegnen. Wie werden sie mit solchen Situationen umgehen? Wie werden sie handeln, wenn Gefühle der Unzulänglichkeit, der Wut oder der Furcht in ihnen aufsteigen? Auch die Fähigkeit, über die eigenen Gefühle und Gedanken wie über die Gefühle und

Gedanken anderer Menschen zu reflektieren, muss geübt werden (Shemmings & Shemmings 2011).

Zu den Aufgaben mancher Heranwachsender mag es gehören, wieder eine Beziehung zu denjenigen zu finden, die in ihrem Leben eine Rolle spielen, und insoweit auch Zukunftspläne zu entwickeln: Was wünschen sie sich in Zukunft für ihre Beziehungen? Wie möchten sie selbst als Eltern sein? In der Therapie wird die Zeit nicht ausreichen, um über jeden einzelnen Punkt zu sprechen. Aber die Therapie wird ihnen immerhin die Erfahrung einer stabilen Beziehung vermittelt haben – keiner Beziehung, in der sie selbst und der Therapeut immer der gleichen Meinung waren, aber einer Beziehung, in der sie respektiert wurden und in der man ihnen geholfen hat, sich selbst und alle Aspekte ihrer selbst (einschließlich derjenigen, die sie abgetrennt hatten) zu akzeptieren. Häufig dürften die Therapeuten dabei selbst ein Gefühl der Desorganisation erfahren haben; das nämlich tritt ein, wenn man mit desorganisiert gebundenen Patienten arbeitet. Tatsächlich kann die Entdeckung, dass das eigene Denken gegen alle Gewohnheit desorganisiert und verwirrt ist, uns Therapeuten dabei helfen, ein desorganisiertes Bindungsmuster bei Heranwachsenden zu erkennen. Therapeuten müssen also nicht nur ihre jungen Patienten, sondern auch ihre eigenen Schwierigkeiten während der Therapie akzeptieren.

Bei höheren Graden der Dissoziation kann die Therapie recht langwierig sein. Wichtig ist, dass wir als Therapeuten uns nicht entmutigen lassen. Jugendliche mit einer desorganisierten Bindungsgeschichte sind darauf angewiesen, dass ihr Therapeut unerschütterlich an sie glaubt.

DB Grad 1: Mary spricht über die Jahre, die an der Highschool noch vor ihr liegen. Sie und ihr Vater haben eine Liste von Regeln und Privilegien (Dinge, worauf sie ein Recht hat) für Mary erstellt. Sie hat angefangen, sich wieder mit Jungen zu treffen, lässt sich von ihren Freunden aber kein entwürdigendes Benehmen gefallen. Nach wie vor stellt sie fest, dass plötzlich Wut in ihr aufflammen kann, aber sie ist jetzt imstande, sie zu reflektieren, bevor sie ihr nachgibt.

DB Grad 2: Toms Beziehung zu seiner Mutter hat sich gebessert, aber er nimmt es nach wie vor übel, wenn sie etwas von ihm verlangt. Er beginnt zu überlegen, welche Möglichkeiten es gibt, von zu Hause auszuziehen. Mit der Therapeutin hat er darüber gesprochen, wie er seine Zeit mit noch anderen Dingen als mit Videospielen verbringen könnte.

DB Grad 3: Sam macht inzwischen kurze Besuche bei seinen Eltern. Es gilt die Abmachung, dass er gehen kann, wenn seine nach wie vor hochgradig dissoziativ gestörte Mutter allzu unberechenbar wird. In der Therapie liegt das Augenmerk jetzt eher darauf, seine Selbstachtung und sein Gefühl der Selbstwirksamkeit zu stärken.

DB Grad 4: Jan praktiziert auch weiterhin eine Anzahl von Grounding-Übungen. Sie konzentriert sich auf ihren Atem, trägt die Armbanduhr, die ihr Vater ihr gegeben hat, und berührt sie, wann immer Angstgefühle oder das Gefühl, wieder sehr klein zu sein, in ihr aufsteigen; sie führt Tagebuch, wenn sie unglücklich ist. In den Sitzungen gehen sie und die Therapeutin allen unerwarteten Gefühlen oder Empfindungen nach, die sich die Woche über bemerkbar gemacht haben. Sie sprechen auch über andere Dinge, die Jan zu interessieren beginnen – den Biologieunterricht, Geländelauf, Jungen.

Fazit

Leider wissen wir inzwischen, dass die desorganisierte Bindung über Jahre hinweg ein recht stabiles Interaktionsmuster darstellen kann. Heranwachsenden, bei denen sich dieses Muster von Annäherung und Vermeidung frühzeitig etabliert hat, fällt es schwer, gesunde und positive Beziehungen zu Gleichaltrigen, zu Erwachsenen und vor allem zu Partnern aufzubauen. Ihre innere Verfassung gerät leicht aus dem Ruder. Diejenigen unter ihnen, die zusätzlich traumatischen Erfahrungen ausgesetzt waren, haben bei der Verarbeitung und Bewältigung dieser Erfahrungen möglicherweise wenig Unterstützung erhalten. In vielen Fällen haben sie dissoziative Symptome entwickelt, um so sowohl ihr Trauma als auch die frühen Störungen in der Interaktion mit der primären Bezugsperson zu bewältigen.

Es sind diese desorganisiert gebundenen und möglicherweise traumageschädigten Heranwachsenden, die einen beträchtlichen Prozentsatz unserer jungen – stationären und ambulanten – Patienten bilden. Für uns Therapeuten ist es eine erhebliche Herausforderung, in unserem Denken wie auch im Umgang mit diesen Jugendlichen klar und »organisiert« zu bleiben. Ihr desorganisiertes Reaktivitätsmuster wirkt sich auf die therapeutische Interaktion aus und beeinträchtigt allzu oft die Fähigkeit des Therapeuten, das augenblickliche Geschehen zu verarbeiten und zu überdenken, welche Vorgehensweise angebracht ist. Ich schlage vor, diese

Gruppe Heranwachsender auf der Grundlage des von ihnen erfahrenen Grades von Dissoziation in vier Untergruppen aufzuteilen:

1. übermäßig kontrollierend oder stark destruktiv in der primären Bindungsbeziehung, aber frei von pathologischer Dissoziation;
2. übermäßig kontrollierend oder stark destruktiv in der primären Bindungsbeziehung bei dissoziativer Symptomatik (milde Dissoziation);
3. übermäßig kontrollierend oder stark destruktiv in der primären Bindungsbeziehung bei moderater Dissoziation;
4. übermäßig kontrollierend oder stark destruktiv in der primären Bindungsbeziehung bei extremer Dissoziation.

Dies hilft uns Therapeuten, selbst organisiert zu bleiben und im Gedächtnis zu behalten, dass wir uns mit den inneren dissoziativen Mechanismen auseinandersetzen müssen. Das dreiphasige Modell der Traumatherapie wurde als für alle vier Grade geeignet beschrieben; dissoziationsspezifische Interventionen sind bei Vorliegen der Grade 2, 3 und 4 Bestandteil der Behandlung.

In den vergangenen Jahrzehnten sind viele Untersuchungen zu Fragen der Bindung durchgeführt worden; soweit es Heranwachsende betrifft, steht die Forschung aber noch am Anfang. Weitere Untersuchungen sind nötig, um die Validität des hier vorgeschlagenen Klassifikationssystems zu erhärten. Wenn dieses System sich als praktikabel erweist, sollte der nächste Schritt darin bestehen, die Wirksamkeit einer dissoziationsspezifischen Behandlung zu untersuchen, die auf die unterschiedlichen Grade der desorganisierten Bindung Heranwachsender abhebt.

Literatur

Ainsworth, M., Blehar, S., Water, E. & Wall, S. (1978): *Patterns of attachment.* Hillsdale, NJ (Erlbaum).

Allen, J. P., Hauser, S. T. & Borman-Spurrell, E. (1996): Attachment insecurity and related sequelae of severe adolescent psychopathology: An eleven-year follow-up study. *Journal of Consulting and Clinical Psychology*, 64, S. 254–263.

American Psychiatric Association [APA] (2000): *Diagnostic and Statistical Manual of Mental Disorder,* 4. Aufl., Text Revision. Washington, DC (American Psychiatric Association). Dt.: *Diagnostisches und statistisches Manual psychischer Störungen: Textrevision – DSM-IV-TR.* Deutsche Bearbeitung und Einführung von H. Saß, H.-U. Wittchen, M. Zaudig & M. Houben. Göttingen u. a. 2003 (Hogrefe).

Armstrong, J., Putnam, F. W., Carlson, E., Libero, D. & Smith, S. (1997): Development and validation of a measure of adolescent dissociation: The Adolescent Dissociative Experience Scale. *Journal of Nervous and Mental Disease,* 185, S. 491–497.
Bowlby, J. (1975): *Bindung.* München (Kindler).
Carlson, E. A. (1998): A prospective longitudinal study of disorganized/disoriented attachment. *Child Development,* 69, S. 1970–1979.
Courtois, C. & Ford, J. (Hrsg.) (2011): *Komplexe traumatische Belastungsstörungen und ihre Behandlung. Eine evidenzbasierte Anleitung.* Paderborn (Junfermann).
Courtois, C. & Ford, J. (Hrsg.) (im Druck): *Treating complex traumatic stress disorders in children and adolescents.* New York (Guilford Press).
Herman, J. L. (1993): *Die Narben der Gewalt. Traumatische Erfahrungen verstehen und überwinden.* München (Kindler).
Hesse, E. & Main, M. (2000): Disorganized infant, child, and adult attachment: Collapse in behavioral and attentional strategies. *Journal of the American Psychoanalytic Association,* 48, S. 1097–1127.
Hesse, E. & Main, M. (2006): Frightened, threatening, and dissociative parental behavior in low-risk samples: Description, discussion, and interpretations. *Development and Psychopathology,* 18 (2), S. 309–43.
Hofmann, A. (2014). *EMDR in der Therapie psychotraumatischer Belastungssyndrome.* 2. Aufl. Stuttgart (Thieme).
International Society for the Study of Trauma and Dissociation (ISSTD): Child/adolescent FAQ's [frequently asked questions]. http://www.isst-d.org/default.asp?contentID=100 (Zugriff: 10.6.2013).
Kerns, K. (2008): Attachment in middle childhood. In: J. Cassidy & P. R. Shaver (Hrsg.), *Handbook of attachment,* 2. Aufl. New York (Guilford Press), S. 366–382.
LeDoux, J. (2003): *Das Netz der Persönlichkeit. Wie unser Selbst entsteht.* Düsseldorf, Zürich: Walter Verlag.
Liotti, G. (2004): Trauma, dissociation, and disorganized attachment: Three strands of a single braid. *Psychotherapy,* 41, S. 472–86.
Liotti, G. (2009): Attachment and dissociation. In: P. F. Dell & J. O'Neill (Hrsg.), *Dissociation: DSM-V and beyond.* New York (Routledge Press), S. 53–66.
Lyons-Ruth, K. (2003): Dissociation and the parent-infant dialogue: A longitudinal perspective from attachment research. *Journal of the American Psychoanalytic Association,* 51 (3), S. 883–911.
Lyons-Ruth, K. (2006): The interface between attachment and intersubjectivity: Perspective from the longitudinal study of disorganized attachment. *Psychoanalytic Inquiry,* 26, S. 595–616.
Lyons-Ruth, K. & Jacobvitz, D. (2008): Attachment disorganization: Genetic foctors, parenting contexts, and developmental transformation from infancy to adulthood. In: J. Cassidy & P. R. Shaver (Hrsg.), *Handbook of attachment,* 2. Aufl. New York (Guilford Press), S. 666–697.
Macdonald, H., Beeghly, M., Grant-Knight, W., Augustyn, M., Woods, R., Cabral, H., Rose-Jacobs, R., Saxe, G. & Frank, D. (2008): Longitudinal association between infant disorganized attachment and childhood posttraumatic stress symptoms. *Development and Psychopathology,* 20, S. 493–508.

Main, M. (1995): Recent studies in attachment: Overview, with selected implications for clinical work. In: S. Goldberg, R. Muir & J. Kerr (Hrsg.), *Attachment theory: Social developmental and clinical perspectives.*Hillsdale, NJ (Analytic Press), S. 407–74.

Main, M. & Goldwyn, R. (1998). *Adult attachment scoring and classification systems, Version 6.2.* Unveröffentl. Manuskript, University of California, Berkeley.

Main, M. & Hesse, E. (1990): Parents' unresolved traumatic experiences are related to infant disorganized attachment status: Is frightened and/or frightening parental behavior the linking mechanism? In: M. Greenberg, D. Cicchetti & E. M. Cummings (Hrsg.), *Attachment in the preschool years: Theory, research and intervention.* Chicago (University of Chicago Press), S. 161–184.

Main, M. & Solomon, J. (1986): Discovery of an insecure-disorganized/disoriented attachment pattern: Procedures, findings and implications for the classification of behavior. In: T. B. Brazelton & M. W. Yogman (Hrsg.), *Affective development in infancy.* Norwood, NJ (Ablex), S. 95–124.

Nilsson, D. & Svedin, C. G. (2006): Evaluation of the Swedish version of Dissociation Questionnaire (DIS-Q), Dis-Q-Sweden, among adolescents. *Journal of Trauma & Dissociation,* 7, S. 65–89.

Ogawa, J. R., Sroufe, L. A., Weinfield, N. S., Carlson, E. A. & Egeland, B. (1997): Development and the fragmented self: Longitudinal study of dissociative symptomatology in a nonclinical sample. *Developmental Psychopathology,* 9, S. 855–877.

Porges, S. (2011): *The polyvagal theory. Neurophysiological foundations of emotions, attachment, communication, and self-regulation.* New York (Norton).

Putnam, F. (1997): *Dissociation in children and adolescents: A developmental perspective.* New York (Guilford Press).

Rich, P. (2006): *Attachment and sexual offending: Understanding and applying attachment theory to the treatment of juvenile sexual offenders.* West Sussex, England (Wiley & Sons).

Ruths, S., Silberg, J., Dell, P. & Jenkins, C. (2002): Adolescent DID: An elucidation of symptomatology and validation of the MID. Paper, vorgelegt beim 19. Meeting der International Society for the Study of Dissociation, Baltimore, MD, November 2002.

Schore, A. (2003): *Affect dysregulation and disorders of the self.* New York (Norton).

Schore, A. (2009): Attachment trauma and the developing right brain: Origins of pathological dissociation. In: P. F. Dell & J. O'Neill (Hrsg.): *Dissociation: DSM-V and beyond.* New York (Routledge), S. 107–141.

Shapiro, F. (1998): *EMDR – Grundlagen und Praxis: Handbuch zur Behandlung traumatisierter Menschen.* Paderborn (Junfermann).

Shemmings, D. & Shemmings, Y. (2011): *Understanding disorganized attachment: Theory and practice for working with children and adults.* London, Philadelphia, PA (Jessica Kingsley).

Siegel, D. (2006): *Wie wir werden, die wir sind. Neurobiologische Grundlagen subjektiven Erlebens und die Entwicklung des Menschen in Beziehungen.* Paderborn (Junfermann).

Siegel, D. (2012): *Mindsight: Die neue Wissenschaft der persönlichen Transformation.* München (Goldmann).

Silberg, J. (Hrsg.) (1996 a): *The dissociative child: Diagnosis, treatment and management.* Lutherville, Maryland (Sidran).

Silberg, J (1996 b): Interviewing strategies for assessing dissociative disorder in children and adolescents. In: J. Silberg (Hrsg.), *The dissociative child. Diagnosis, treatment and management.* Lutherville, Maryland (Sidran), S. 47–68.

Silberg, J. (2013): *The child survivor: Healing developmental trauma and dissociation.* New York u. a. (Routledge).

Tolmunen, T., Maaranen, P., Hintikka, J., Kylmä, J., Rissanen, M. L., Honkalampi, K., Haukijärvi, T. & Laukkanen, E. (2007): Dissociation in a general population of Finnish adolescents. *The Journal of Nervous and Mental Disease*, 195, S. 614–617.

Trickett, P., Noll, J. & Putnam, F. (2011): The impact of sexual abuse on female development: Lessons from a multigenerational, longitudinal research study. *Development and Psychopathology*, 23, S. 453–476.

Tronick, E. (2004): Why is connection with others so critical? Dyadic meaning making, messiness and complexity governed selective processes which co-create and expand individuals' states of consciousness. In: J. Nadel & D. Muir (Hrsg.), *Emotional development.* New York (Oxford University Press).

van der Hart, O., Nijenhuis, E. & Steele, K. (2008): *Das verfolgte Selbst. Strukturelle Dissoziation und die Behandlung chronischer Traumatisierung.* Paderborn (Junfermann).

Van IJzendoorn, M., Schuengel, C. & Bakermans-Kranenburg, M. (1999): Disorganized attachment in early childhood: Meta-analysis of precursors, concomitants, and sequelae. *Development and Psychopathology*, 11, S. 225–249.

Warner, E., Cook, A., Westcott, A. & Koomar, J. (2011): *SMART: Sensory Motor Arousal Regulation Treatment. A manual for therapists working with children and adolescents: A »bottom up« approach to treatment of complex trauma.* Brookline, Mass. (Trauma Center at Justice Resource Institute).

Watkins, J. G. & Watkins, H. H. (1993): Ego-state therapy in the treatment of dissociative disorders. In: R. P. Kluft & C. G. Fine (Hrsg.), *Clinical perspectives on multiple personality disorder.* Washington, D. C. (American Psychiatric Press).

Weinfield, N. S., Whaley, G. & Egeland, B. (2004): Continuity, discontinuity, and coherence in attachment from infancy to late adolescence: Sequelae of organization and disorganization. *Attachment & Human Development*, 6, S. 73–97.

Wieland, S. (1998): *Techniques and issues in abuse-focused work with children & adolescents. Addressing the internal trauma.* Thousand Oaks u. a. (Sage).

Wieland, S. (Hrsg.) (2011): *Dissociation in traumatized children and adolescents: Theory and clinical interventions.* New York (Routledge).

Wieland, S. & Silberg, J. (im Druck): Dissociation-focused therapy. In: C. Courtois & J. Ford (Hrsg.), *Treating complex traumatic stress disorders in children and adolescents.* New York (Guilford Press).

World Health Organization (2010): *International Statistical Classification of Diseases and Health Related Problems – 2010* Geneva (WHO Press). Dt.: ICD-10 : *Internationale statistische Klassifikation der Krankheiten und verwandter Gesundheitsprobleme*, 10. Revision. Hrsg. vom Deutschen Institut für Medizinische Dokumentation und Information, DIMDI, im Auftr. des Bundesministeriums für Gesundheit. Gesamtausgabe. Bern u. a. (Huber), 2000.

Zoroglu, S. S., Tuzun, U., Sar, V., Tutkun, H., Savaçs, H. A., Ozturk, M., Alyanak, B. & Kora, M. (2003): Suicide attempt and self-mutilation among Turkish high school students in relation with abuse, neglect and dissociation. *Psychiatry and Clinical Neurosciences*, 57, S. 119–26.

RAIJA-LEENA PUNAMÄKI

Bindungsstil und Traumabewältigung: Zur Frage der Intervention in Fällen junger Kriegsteilnehmer

Ein möglicherweise paradoxer Aspekt der traumatischen Erfahrung ist die Bandbreite der individuellen und kollektiven Reaktionen, die sie auslöst. Dies widerspricht der stereotypen Vorstellung von traumatisierten Menschen als besiegten, unglücklichen, »unsichtbaren« Opfern. Beobachtungen verweisen auf große individuelle und kulturelle Unterschiede in der Art, wie sich Leidensdruck äußert, im Umgang mit Lebensgefahr und in der Inanspruchnahme sozialer Ressourcen nach dem traumatischen Erlebnis – ein klarer Gegensatz zu den evolutionär vorgegebenen Alternativen von Kampf oder Flucht. Das durch die frühe Elternbeziehung geschaffene und durch andere wichtige soziale Erfahrungen aufrechterhaltene Bindungsmuster kann die Unterschiede in der Emotionsregulation, den kognitiven Vorgängen und der psychischen Anpassung der Traumageschädigten ein Stück weit erklären (Bowlby 1975; Mikulincer & Shaver 2003). Im Verhältnis zu seinen ersten Bezugspersonen lernt der Mensch die ihm eigenen Methoden, angesichts von Bedrohungen Schutz zu suchen und seine missliche Situation zu regulieren. Im späteren Leben wird das Bindungsverhalten ausgelöst, wenn der Mensch sich Gefahren, Herausforderungen oder traumatischem Stress gegenübersieht. Dieser Beitrag geht den bindungsspezifischen emotionalen und kognitiven Verarbeitungsstrategien und den sozialen Ressourcen von Traumapatienten nach. Für die Erarbeitung traumatherapeutischer Interventionen ist es von entscheidender Bedeutung, dass wir die je individuellen bindungsspezifischen Stärken und Schwächen unserer Patienten verstehen.

Trauma und psychische Gesundheit

Der Begriff Trauma bezieht sich auf lebensbedrohliche Ereignisse, Schreckensszenen und Verletzungen, die eine Gefahr für die körperliche und geistige Integrität der unmittelbar Betroffenen oder ihrer Angehörigen darstellen (APA 2000). Die Wahrscheinlichkeit, traumatische Erfahrungen zu machen, hängt von Alter, Geschlecht und Schichtzugehörigkeit ab (bezogen auf die Lebenszeit liegt sie bei 40 bis 75 % in der westlichen Welt; Kessler et al. 1995). Die Adoleszenz gilt als eine gefährliche Phase. So haben in den Vereinigten Staaten etwa zwei Drittel (68 %) der 16-Jährigen bereits schwere traumatische Erfahrungen gemacht (Copeland et al. 2007), in Europa gilt dies für 14 bis 43 % der Heranwachsenden (Perkonigg et al. 2005). Typische Traumata, denen Heranwachsende in Friedenszeiten ausgesetzt sein können, sind Unfälle (vor allem Verkehrsunfälle), körperliche und sexuelle Gewalt und Selbsttötungen im Bekanntenkreis. Statistiken besagen, dass das Risiko, bei Verkehrsunfällen verletzt zu werden oder ums Leben zu kommen, für 18- bis 20-Jährige dreimal so hoch ist wie für die Angehörigen anderer Altersgruppen (Copeland et al. 2007). Heranwachsende, die in Kriegsgebieten oder in Systemen leben, die aus politischen Gründen Gewalt ausüben, sind ganz spezifischen und multiplen Traumata ausgesetzt – Gewaltszenen, lebensbedrohlichen Situationen, Verlusterfahrungen und verschiedenen Schreckensszenarien. So erwähnt z. B. ein Dokument des Office for the Coordination of Humanitarian Affairs (OCHA 2010, S. 8), dass 48 % der irakischen Bevölkerung – einschließlich Kindern und Jugendlichen – schwerwiegende traumatische Ereignisse erlebt haben; solche sind Selbstmordanschläge, Explosionen, Bombardements oder der Verlust von Angehörigen. Eine Studie mit ruandischen Jugendlichen kam zu dem Ergebnis, dass 84 % von ihnen Überfälle oder Plünderungen miterlebt hatten; fast alle hatten Leichen oder verstümmelte Körper zu sehen bekommen (Schaal & Elbert 2006).

Traumatische Erlebnisse bewirken bei den meisten Menschen das Gefühl der Hilflosigkeit und bedeuten eine schwere psychische Belastung (Distress); viele leiden danach unter intensiven Ängsten, Reizbarkeit, Verwirrung und emotionaler Taubheit, die als normale kurzfristige Reaktionen gelten (APA 2000). Bei manchen Betroffenen halten die Symptome länger an, wiegen schwerer und können die Funktionsfähigkeit im Alltag und die zwischenmenschlichen Beziehungen ernsthaft beeinträchtigen. Bei Opfern, deren Bewältigungsversuche erfolglos geblieben sind, werden häufig posttraumatische Belastungsstörungen (PTBS), Dissoziation und depressive Symptome diagnostiziert. Traumatische Erinnerungen sind beängstigend, verstörend und überwältigend; sie überlasten die normalen kognitiven und emotionalen Verarbeitungsprozesse und übersteigen die Fähigkeit, sich anderen mitzuteilen. Posttraumatische Symptome geben in prägnanter Weise die verzweifelten Bemühungen der Psyche wieder, die exzessiven visuellen und kinästhetischen Erinnerungen zu verarbeiten, und führen zum Schwanken zwischen intensiver Reaktivierung der traumatischen Szenen und dem Rückzug ins Vergessen und in die emotionale Taubheit (Horowitz 1986).

Zur posttraumatischen Belastungsstörung kommt es, wenn diese Rekonstruktionsversuche scheitern oder sich als nicht konstruktiv erweisen. Sie ist durch drei Hauptgruppen von Symptomen charakterisiert: Zu den intrusiven, also sich aufdrängenden Symptomen gehört ein unfreiwilliges Wiedererleben des erlittenen Traumas und seiner Schrecken in Flashbacks, Alpträumen und fürchterlichen Bildern. Vermeidungssymptome äußern sich in einem Meiden von Umständen, die an das Trauma erinnern könnten, in emotionaler Abstumpfung und sozialem Rückzug. Zu den Erregungssymptomen schließlich gehören ständige Wachsamkeit gegenüber Gefahren, Reizbarkeit, Schlaf- und Konzentrationsstörungen sowie Hypervigilanz und erhöhte Schreckhaftigkeit. Die Prävalenz oder Auftretenshäufigkeit posttraumatischer Belastungsstörungen hängt von der Natur des Traumas, den Begleitumständen der Genesung und den Eigenschaften der betroffenen Personen ab; den Angaben zufolge reicht sie von 20 % bei traumatisierten Zivilisten (Kessler et al. 1995) über 46 % (gemittelt) bei kriegsgeschädigten Kindern und Jugendlichen weltweit (Attanayakea et al. 2009) bis zu 68 % unter Kindern, die kriegsbedingte Gewalttätigkeiten im Mittleren Osten erlebt hatten (Khamis 2005; Thabet et al. 2008).

Bedrohung aktiviert das Bindungsmuster

Im Mittelpunkt der Bindungstheorie steht die Beobachtung, dass Kinder unterschiedliche Arten des Bindungsverhaltens an den Tag legen, um Nähe und Schutz zu suchen, wenn sie sich mit Bedrohungen und inneren Belastungen konfrontiert sehen. Die Suche nach Nähe ist eine angeborene Methode der Affektsteuerung, und wenn das Bemühen um ein Gefühl der Sicherheit erfolglos bleibt, bilden sich charakteristische sekundäre Steuerungsstrategien heraus, die sich in unsicher-vermeidenden und ängstlichen (präokkupierten) Bindungsorientierungen äußern (Bowlby 1975; Mikulincer et al. 2006). Sicher gebundene Kinder haben Bindungspersonen, die verfügbar sind und angemessen reagieren, wenn sie als Beschützer gebraucht werden; solche Kinder werden dementsprechend erwarten und darauf vertrauen, dass andere Menschen ihnen helfen werden, wenn eine Gefahr besteht. Die Bezugspersonen unsicher-vermeidend gebundener Kinder stehen emotional nicht zur Verfügung oder sind gleichgültig, und die Kinder lernen, sich allein auf sich selbst zu verlassen, wenn sie verängstigt oder unglücklich sind. Kinder mit unsicher-präokkupiertem Bindungsmuster haben in der Regel Bindungspersonen, deren Unterstützung willkürlich und unberechenbar ausfällt und die das Kind nicht verlässlich beschützen. In Gefahrensituationen neigen präokkupiert gebundene Kinder dazu, ihre Bemühungen um ein Gefühl der Sicherheit zu verstärken, indem sie sich an die Eltern klammern, und verlassen sich in einem unangemessenen Maß auf die Unterstützung durch andere – nur um häufig enttäuscht zu werden (Crittenden 2000; Sroufe 2005).

Die Traumaforschung geht davon aus, dass die sichere Bindung eine Schutzfunktion hat und die unsichere einen Risikofaktor darstellt, und Untersuchungen bestätigen den Zusammenhang zwischen einem unsicheren Bindungsmuster und einem höheren Grad der posttraumatischen Belastungsstörung sowohl bei erwachsenen (Ein-Dor et al. 2010) als auch bei jüngeren Trauma-Überlebenden (O'Connor & Elklit 2008). Sinnvoll und »stimmig« im Sinne der Theorie wäre es aber auch zu fragen, welche Muster und Arbeitsmodelle bei den unterschiedlich (sicher, vermeidend, präokkupiert) gebundenen Traumapatienten durch die Bedrohungen und Verletzungen aktiviert werden. Traumatische Erfahrungen aktivieren das bindungsspezifische Verhalten der Suche nach Nähe und Sicherheit aus der Kindheit, und entsprechend zeigen auch unterschiedlich gebundene Erwachsene jeweils spezifische Strategien, wenn es darum geht, die verfügbaren Ressourcen einzuschätzen, eine Bedeutung im Geschehenen zu suchen und die durch das Trauma hervorgerufenen Emotionen mitzuteilen. Ein Trauma ist eine »seismische« Erfahrung, die einen erheblichen Einsatz der betroffenen Person verlangt, um wieder zu Wohlbefinden und innerem Gleichgewicht zu gelangen. Die erfolgreiche Bearbeitung und Bewältigung des Traumas auf der kognitiven, emotionalen, sozialen und psychophysiologischen Ebene ist entscheidend für die Gesundung.

Die Traumaforschung liefert uns zunehmend Informationen über dysfunktionale, also nicht konstruktive Verarbeitungsstrategien, die das Risiko einer posttraumatischen Belastungsstörung und anderer Schwierigkeiten bergen, ignoriert aber häufig die individuellen Unterschiede. Übereinstimmend heißt es, dass solchen Erkrankungen eine negative, nicht zu Ende geführte oder verzerrte Verarbeitung der traumatischen Erinnerungen – oder deren völliges Fehlen – zugrunde liegt (Bryant & Guthrie 2007; Ehlers & Clark 2000).

Das Bindungsmuster, frühzeitig zur Wahrung der Sicherheit entstanden, könnte eine geeignete Erklärung für die generellen Unterschiede liefern, wie sie in der emotionalen Steuerung, in den kognitiven Prozessen und in der psychischen Anpassung von Traumapatienten beobachtet wurden (Bowlby 1975; Mikulincer et al. 2006). Unsere These lautet, dass die traumabedingte Aktivierung des Bindungsmusters die unterschiedlichen »Stile« und Tendenzen bei der Verarbeitung der traumatischen Erfahrung erklärt – und nicht nur das Risiko der Symptombildung. In Tabelle 1 (S. 210 f.) sind Beispiele für bindungsspezifische Strategien der Traumabewältigung auf unterschiedlichen Ebenen dargestellt.

Trauma und emotionale Steuerung

Emotionen regeln das funktionale Verhalten und die Motivation, und ihre ausgleichende Rolle bei der Regulierung überwältigender und schmerzhafter Empfindungen ist angesichts traumatischer und lebensbedrohlicher Situationen besonders wichtig. Emotionen wirken auf den unterschiedlichsten Ebenen. Auf der physiologischen Ebene äußern sie sich im Herzschlag und in hormonellen Reaktionen; auf der Ebene des Verhaltens äußern sie sich als Drang zum Handeln, also zum Flüchten oder zum »Zuschlagen«, und auf der kognitiven Ebene wirken sie im Sinne der Einschätzung der Situation als kontrollierbar und zu bewältigen (Fridja 1986; Gross & John 2003). Die wichtigste Entwicklungsaufgabe des ersten Lebensjahres besteht darin, ein Bindungsmuster auszubilden und die eigenen Emotionen ausdrücken und steuern zu können. Individuen zeigen daher je nach ihrem Bindungsmuster eine jeweils ganz eigene Art, innere Belastung zum Ausdruck zu bringen, und wenden, wenn sie sich bedroht fühlen, ihre jeweils eigene Strategie der Emotionsregulation an. Sicher gebundene Kinder sind in der Lage, sowohl ihre inneren Arbeitsmodelle der Sicherheit gewährenden Bezugspersonen als auch äußere Ressourcen zu mobilisieren. Später lassen sie sowohl negative als auch positive Emotionen erkennen, können ihre Emotionen auf vielfältige Weise regulieren und tun dies in einem moderaten, ausgeglichenen und angemessenen Maß. Unsicher-vermeidend gebundene Kinder neigen dazu, ihre Angst und ihr Bedürfnis nach Unterstützung zu verharmlosen oder zu leugnen, weil »symbolische« schutzgewährende Bindungspersonen nicht zur Verfügung stehen; mit anderen Worten, sie deaktivieren ihre Bewältigungsstrategien. Später dann zeigen sie ein übertriebenes Maß an Emotionsregulation bei fehlenden oder abgestumpften Gefühlen. Unsicher-ambivalent gebundene Kinder geben sich hyperaktiv, um mit den durch das Trauma hervorgerufenen Emotionen fertig zu werden, und sind

TAB. 1: Bindungsstil und Traumabewältigung auf unterschiedlichen Ebenen

Verarbeitungsebene/Bindungsstil	Emotionale Ebene	Kognitive Ebene	Soziale Ebene
Sicher: ausgeglichen/ autonom	■ Repertoire der emotionalen Äußerung ■ Zugang sowohl zu negativen als auch zu positiven Gefühlen ■ Vielfältige Strategien zur Einstimmung auf das Umfeld ■ Gleichgewicht zwischen beruhigenden und erregenden Emotionen	■ Kognitive Einordnung und Rekonstruktion der schmerzlichen Erfahrung ■ Zugang zu mehreren Gedächtnissystemen – dem episodischen, dem semantischen und dem prozeduralen Gedächtnis ■ Kohärentes Denken und Kommunizieren: prägnante, relevante und adäquate Informationen	■ Empfangen und Geben von Hilfe, Empathie und Unterstützung ■ Moderate emotionale Äußerung ■ Das Mitteilen traumatischer Erfahrungen stärkt das soziale Miteinander ■ Ausformung des Weltbildes durch Kommunikation ■ Moderates Verantwortungsgefühl für andere ■ Empathie: tiefes Verständnis für schmerzliche Erfahrungen
Unsicher: vermeidend/ abweisend	■ Begrenztes Gefühlsrepertoire ■ Negatives oder zynisches Gefühlsmuster ■ Abgestumpfte und überregulierte Gefühle ■ Starker Distress infolge der Schwierigkeit, die eigenen Emotionen und die Emotionen der anderen zu erkennen ■ Diskrepanz zwischen hochgradiger physiologischer Erregung und Verhalten ■ Das Erkennen komplexer Emotionen fällt schwer	■ Selbstsicher ■ Das semantische Gedächtnis dominiert ■ Aufmerksamkeit richtet sich unverhältnismäßig stark auf die Bedrohung ■ Generalisierte negative Einschätzungen ■ Beeinträchtigung des kohärenten Denkens und Redens: dürftige Informationen, Idealisierungen, Verzerrungen ■ Spaltung zwischen Emotion und Kognition	■ Autark, kein Vertrauen auf die Hilfe anderer ■ Mitteilung von Emotionen fällt schwer ■ Isolation vs. Aggression ■ Symptome werden als Zeichen von Schwäche angesehen ■ Kritisch in Bezug auf das Verhalten anderer

TAB. 1 (Fortsetzung): Bindungsstil und Traumabewältigung auf unterschiedlichen Ebenen

Verarbeitungs-ebene/Bindungsstil	Emotionale Ebene	Kognitive Ebene	Soziale Ebene
Unsicher: ambivalent/ präokkupiert	■ Intensive Äußerung negativer Gefühle, insbesondere von Enttäuschung ■ Unkontrollierbare und »unter«regulierte Gefühle ■ Gefühl von Hilflosigkeit, Scham und Schuld ■ Es fällt schwer, Emotionen »herunterzufahren« und einzuordnen ■ Wut wird unschwer erkannt	■ Erkundung wird nicht gewagt ■ Fragmentiertes und automatisiertes Denken ■ Das prozedurale Gedächtnis dominiert → schwaches episodisches Gedächtnis ■ Beeinträchtigung des kohärenten Denkens und Redens ■ Unfähig zur Zukunftsplanung	■ Anklammern an andere ■ Unzufrieden mit der vorhandenen Hilfe und Unterstützung ■ Obsessive Verlust- und Vernachlässigungsängste ■ Schwarzsehen bezüglich der Reaktionen anderer ■ Furcht vor dem Ansteckungspotential der Symptome ■ Starkes Verantwortungsgefühl
Desorganisiert Ungelöst	■ Kein klares Reaktionsmuster ■ Impulsivität, schwankende Gefühle	■ Dissoziation ■ Inkohärente Erinnerungen in zeitlichen Sequenzen	■ Schwanken zwischen Anklammern und Rückzug

ihren Gefühlen später hilflos ausgeliefert. Sie haben kein Gefühl der Kontrolle und zeigen nur minimale oder gar keine Emotionsregulation. Es besteht Einigkeit darüber, dass Individuen mit vermeidend/beziehungsabweisender Bindungseinstellung zur übermäßigen und solche mit ambivalent/präokkupierten Bindungsmustern zur eher mangelnden Kontrolle ihrer Emotionen neigen, während sicher gebundene und ausgeglichene Personen vielfältige und dabei moderate Emotionen zeigen (Crittenden 1997; Horowitz 1990).

Es gibt wenig empirische Untersuchungen zu bindungsspezifischen emotionalen Anpassungsstrategien bei Traumapatienten. Mikulincer und seine Kollegen (1993, 1999; Mikulincer & Orbach 1995) haben jeweils charakteristische bindungsspezifische Reaktionen auf traumatischen Stress im Zusammenhang mit den Kriegen im Mittleren Osten festgestellt. Intrusive und Wachsamkeitssymptome einer posttraumatischen Belastungsstörung waren charakteristisch für präokkupiert (ängstlich) gebundene Trauma-Überlebende, Rückzugssymptome und kognitive Bewältigungsstrategien für solche mit vermeidendem Bindungsstil. Diese Symptome und Bewältigungsmuster wurden darüber hinaus aktiviert, wenn die Betroffenen einem schweren »combat trauma« (Mikulincer et al. 1993) bzw. lebensbedrohlichen Situationen (Mikulincer et al. 1999) ausgesetzt waren. Wie bereits vermutet, neigten vermeidend gebundene Personen dazu, problemlösende Bewältigungsstrategien einzusetzen, während präokkupiert Gebundene eher emotionale Strategien anwandten.

Die gleiche Forschergruppe ging in einem 21-tägigen intensiven Forschungsdesign den bindungsspezifischen Traumabewältigungstechniken von Golfkriegsteilnehmern in einer akuten Gefahrensituation nach (Mikulincer et al. 2006): Dabei berichteten die 51 israelischen Probanden über ihre PTBS-Symptome und über den Zuspruch, die Unterstützung und die Verbundenheit, die sie erfuhren. Die Ergebnisse verweisen auf eine Wechselwirkung zwischen der Fähigkeit, sicherheitsgewährende Bindungspersonen zu mobilisieren, und der Intensität der traumabezogenen Symptome: In ihrem Gefühl von Bindungssicherheit schwankten die sicher gebundenen Probanden während der gesamten Nachbeobachtungsphase weniger stark als die unsicher gebundenen. Der »Zugang« zu ihren Bindungsfiguren schützte sie auch vor den negativen Folgewirkungen des Traumas.

Eine Studie mit palästinensischen politischen Gefangenen ermittelte bindungsspezifische Muster der Verarbeitung von Emotionen (Kanninen et al. 2003). Die Teilnehmer wurden aufgefordert, sich ihre Gefängniserfahrungen ins Gedächtnis zu rufen und sie zu beschreiben; die entsprechenden Fragen bezogen sich auf ihre Gefühle, Einschätzungen, Gedanken und die Antriebe ihres Handelns. Die Ergebnisse entsprachen den bindungstheoretischen Hypothesen. Vermeidend gebundene Teilnehmer zeigten auf der kognitiven Ebene überwiegend negative (z.B. analytische, kognitiv formulierte und abgestumpfte) Emotionen, während präokkupiert gebundene Teilnehmer intensive negative Gefühlszustände (z.B. Furcht, Wut, Traurigkeit, Abscheu, Enttäuschung) zum Ausdruck brachten. Ein starkes Handlungsbedürfnis (z.B. impulsives Gebaren, der Wunsch, jemanden zu schlagen) bestand interessanterweise generell bei den ehemaligen Gefangenen mit unsicher-präokkupiertem Bindungsmuster und ganz besonders in Fällen, in denen der Betreffende gefoltert worden war. Sicher gebundene Teilnehmer hatten Zugang zu ganz unterschiedlichen Emotionen und zeigten eine moderate emotionale Intensität; die Auswirkungen schwerer Folter waren bei ihnen geringer als bei unsicher gebundenen Teilnehmern.

Es besteht Einigkeit darüber, dass unsicher-vermeidend gebundene Personen zur Anwendung deaktivierender Strategien neigen, um ihre emotionale Erregung zu steuern bzw. zu dämpfen, während präokkuppiert gebundene Individuen ihre emotionale Beteiligung eher noch ausweiten, indem sie sich bei ihren Regulierungsbemühungen an andere klammern (Crittenden 1997; Mikulincer et al. 2006). Man kann also folgern, dass vermeidend gebundene Trauma-Überlebende vorwiegend dazu tendieren, die Kontrolle zu verstärken, während präokkuppiert Gebundene sich mit Blick auf ihre emotionale Steuerung auf andere Personen verlassen; die Ersteren verringern also in der Regel ihre emotionale Beteiligung, während die Letzteren sie ausweiten. Eine Studie mit 480 Kindern und Jugendlichen ging dieser Rolle des Bindungsmusters bei der emotionalen Steuerung in einer Nachkriegssituation – nach dem Gaza-Krieg von 2009 – nach (Punamäki et al., eingereicht). Die Ergebnisse bestätigten, dass unsicher-vermeidend gebundene Teilnehmer überwiegend kontrollbetonte Strategien einsetzten, während präokkupiert gebundene sich bei ihrer emotionalen Steuerung stark auf andere Menschen verließen; bezeichnenderweise setzten sie, wie die weitere Beobachtung zeigte, ihre jeweils charakteristischen Strategien auch dann noch ein, als die Kriegsgefahr und die unmittelbare Bedrohung ihres Lebens nicht mehr gegeben waren. Sicher gebundene Jugendliche dagegen erwiesen sich als flexibler darin, sich an Veränderungen in einem bedrohlichen Umfeld anzupassen, und zeigten vielfältigere und ausgeglichene Regulierungsstrategien, zu denen auch ein gewisses Maß an emotionaler Kontrolle sowie die Fähigkeit gehörten, bei anderen Menschen Hilfe und Trost zu suchen. Die Herausbildung bindungsspezifischer Muster der Emotionsregulation in der Folge schwerer Kriegstraumata fand sich allerdings nur bei präokkupiert gebundenen Kindern, die wenig Kontrolle und dabei ein hohes Maß an solchen Regulierungsstrategien erkennen ließen, die auf die Unterstützung durch andere Menschen setzten, vor allem dann, wenn sie schwer traumatisiert waren.

Die Ergebnisse zeigen, wie Jugendliche ihre Entwicklungsmöglichkeiten in Kriegszeiten einschätzen. Auch wenn die Strategien des vermeidenden Typs die »starke« Schutzfassade des Überlebenden aufrechterhalten können, versperren sie den Betroffenen oft den Zugang zu vielfältigeren Emotionen und lassen unterdrückten Distress unverarbeitet. Dies kann vor allem unter Kriegsbedingungen geschehen, wenn distanziert-sachliche und heroische Verhaltensweisen besonders gewürdigt werden (Kerestes 2006; Punamäki 2006). Aber auch die dem präokkupierten Bindungstyp eigenen emotionalen Strategien können die Fähigkeit zum Lösen von Problemen, Annehmen von Herausforderungen und Meistern von Entwicklungsaufgaben einschränken, alles Anforderungen, die ein Mehr an eigenverantwortlichen und regulativen Fähigkeiten verlangen. Unter Kriegsbedingungen kann es problematisch sein, sich bei der Regulation schmerzlicher Emotionen ganz auf die Hilfe anderer zu verlassen; auch Angehörige und Freunde können unter diesen Umständen unter traumatischen Erfahrungen leiden und sind möglicherweise nicht in der Lage, bei ihrem eigenen überwältigenden Schmerz noch emotionale Feinfühligkeit, Trost und Mitgefühl aufzubringen (Peltonen et al. 2010). Augenscheinlich sind also beide Vertreter des unsicheren Bindungstyps in Fällen von Kriegs- und traumatischem Stress gefährdet, wenn auch auf je eigene und unterschiedliche Weise.

Kognitive Traumabewältigung

Ein Trauma ist eine aufreibende Erfahrung, die Denken, Weltbild und Kognitionen der betroffenen Person von Grund auf verändern kann und dramatische Auswirkungen auf Aufmerksamkeit und Erinnerung hat. Traumabezogene kognitive Vorgänge können eine Anfälligkeit für psychische Schwierigkeiten begründen, etwa für eine posttraumatische Belastungsstörung; sie können den Betroffenen aber auch helfen, ihr Leben wieder aufzubauen, Erklärungen und Trost zu suchen und zu positiven Lösungen zu kommen (Tedeschi & Calhoun 2004). Kognitive Prozesse sind vielfach hilfreich, wenn es darum geht, nach neuen Bedeutungen zu suchen; oft verhindern aber Wahrnehmungs-, Aufmerksamkeits- und Erinnerungsfehler die vollständige Wiederherstellung. Drei zentrale Beispiele für solche fehlgeschlagenen Prozesse sind ein durch negative Einschätzungen der Situation genährtes Gefühl ständiger Bedrohung, ein verzerrtes Gefühl für Zeit und die eigene Geschichte sowie fragmentierte, quälende Erinnerungen an das Trauma.

Traumaforscher nehmen an, dass in Fällen, bei denen die traumatische Erfahrung zu einem ständigen Gefühl schwerer und andauernder Bedrohung geführt hat, das Risiko einer chronischen PTBS besonders ausgeprägt ist (Ehlers & Clark 2000; Foa & Rauch 2004). Zu den dysfunktionalen, also nichtkonstruktiven Interpretationen Betroffener gehört die Vorstellung, dass die traumatische Erfahrung das Selbst dauerhaft und zum Schlechteren verändert hat und dass sie nach wie vor eine Bedrohung für die körperliche und geistige Unversehrtheit und das Wohlergehen der Person darstellt. Weitere typische Fehleinschätzungen sind etwa ein unbegründetes Gefühl ständig drohender Gefahr und die Neigung, die Wahrscheinlichkeit weiterer katastrophaler Ereignisse – selbst in der nach außen hin sicheren posttraumatischen Umgebung – zu überschätzen. Die traumatisierte Person empfindet sich selbst als ein hilfloses, schwaches Wesen in einer riesigen, unverständlichen und unberechenbaren Welt. Diese Empfindungen erinnern an das magische Denken des Kleinkindes: Das traumatisierte Individuum kann Ursachen, Auswirkungen und zeitliche Abfolgen innerhalb der traumatischen Erfahrung nicht auf der bewussten und rationalen Ebene analysieren, sondern glaubt, zum Unheil bestimmt zu sein, Katastrophen heraufzubeschwören und die Verantwortung für Fehlschläge zu tragen (Punamäki 2006).

Es gibt zahlreiche Hinweise darauf, dass eine »dysfunktionale« Einschätzung traumatischer Erfahrungen das Risiko für Kinder wie für Erwachsene erhöht, dass es zu einer unter Umständen anhaltenden posttraumatischen Belastungsstörung kommt (Ehlers et al. 2003; Karl et al. 2009). Zu solchen negativen Interpretationen gehören Überzeugungen wie »Ich werde verrückt«, »Ich werde nie wieder gesund« oder »Wenn ich über den Vorfall nachdenke, bekomme ich einen Nervenzusammenbruch«. Dysfunktionale Einschätzungen des Traumas gehen mit spezifischen negativen Emotionen einher, die ihrerseits zu weiteren Voreingenommenheiten führen können (Ehlers & Clark 2000). So führt beispielsweise eine übertriebene Neigung, Gefahren zu sehen, zu Gefühlen von Furcht und Hilflosigkeit und zu der Ansicht, dass es für die Überlebenden des Traumas keinen sicheren Ort gibt. Andere Menschen als ungerecht oder Helfer als inkompetent zu betrachten kann Ärger und Groll sowie die Erwartung hervorrufen, man werde auch weiterhin enttäuscht werden. Studien haben ergeben, dass Schuldgefühle, Scham, Selbstanklagen und das Beschuldigen anderer Menschen eine wirkliche Gesundung in besonderem Maß gefährden (Ehlers et al. 2003; Foa & Rauch 2004).

Allerdings gibt es kaum Untersuchungen über individuelle Unterschiede in den traumabezogenen kognitiven Reaktionen und in der Anfälligkeit für nichtkonstruktive Einschätzungen. Einer verbreiteten bindungstheoretisch fundierten Ansicht zufolge können sicher gebundene Patienten angesichts von traumatischem Stress konstruktive, flexible und realitätsbezogene Bewältigungsmechanismen einsetzen und sind bei ihren Abwehrmechanismen nicht auf eine verzerrte Wahrnehmung der Realität und eine verengte und verzerrte Aufmerksamkeitsleistung »angewiesen« (Crittenden 2000; Mikulincer & Shaver 2003). Untersuchungsergebnisse aus den Kriegsgebieten des Mittleren Ostens bestätigen, dass sicher gebundene Personen sich vorzugsweise auf konstruktive Bewältigungsmethoden verließen, also auf die Problemlösung und die aktive Suche nach Unterstützung (Mikulincer & Florian 1998); auch erkundeten sie ihre bedrohliche Umgebung in ausreichendem Maß, um sich ein Gefühl von Sicherheit zu bewahren, und konnten ihren bestehenden Wissensstand flexibel an die Anforderungen der neuen Situation anpassen (Mikulincer & Arad 1999). Dagegen zeigten ängstlich gebundene Trauma-Überlebende eher kontraproduktive Reaktionen, nämlich starke negative Gefühle und eine Neigung zum Grübeln (Mikulincer & Florian 1998). Auch riefen diese Betroffenen sich ihre schmerzlichen Erinnerungen aktiv ins Gedächtnis und übertrugen die diesbezüglichen negativen Emotionen noch dazu auf andere Gedächtnisinhalte (Mikulincer & Orbach 1995).

Traumatische Erfahrungen beeinträchtigen die Selbstachtung, die Identität und die persönliche Geschichte; sie führen zu Diskrepanzen, Dissoziationen sowie widersprüchlichen und negativen Einstellungen. Die Traumaforscher vertreten die These, dass es die Diskrepanz zwischen den Erfahrungen aus dem zurückliegenden sicheren Leben und der gegenwärtigen, durch das Trauma erschütterten Realität ist, die den Kern der Konflikte und Risiken ausmacht. Nach Horowitz (1990) passen verstörende und erschreckende Bilder (etwa entstellte Leichen, durch die Kriegsereignisse gedemütigte Eltern) und vergleichbare Erinnerungen (die Schreie von Verletzten) nicht zu den vorhandenen sensorisch-kognitiv-emotionalen Schemata, und deshalb kann das Trauma nicht als Teil der persönlichen Geschichte integriert werden. Die Diskrepanz überfordert den normalen Prozess der kognitiven Informationsverarbeitung, und die Folge ist, dass Fragmente traumatischer Szenen und Erinnerungen unkontrolliert ins Bewusstsein eindringen. Andere Experten sehen in der Diskrepanz zwischen der positiven prätraumatischen und der negativen posttraumatischen Einstellung zur eigenen Person, zu anderen Menschen und zur Welt den entscheidenden Faktor, der zu Problemen wie etwa einer posttraumatischen Belastungsstörung führt (Janoff-Bulman 1992; Power & Dalgleish 2008).

Dass es schwierig ist, neue und diskrepante Informationen in die vorhandenen Muster zu integrieren, zeigt sich z. B. daran, dass Gewalttätigkeit, die das Individuum von einem Mitmenschen erdulden muss, als eine besonders fürchterliche traumatische Erfahrung empfunden wird: Sie bedeutet Demütigung und bedroht ein System von Überzeugungen, dem zufolge die Welt sicher, das Individuum kompetent und der Mitmensch wohlwollend ist (Janoff-Bulman 1992). Aus der Sicht der Bindungstheorie müssten die sicher gebundenen Traumapatienten dann allerdings auch diejenigen sein, die bei traumatischen Erfahrungen am stärksten irritierbar sind. Janoff-Bulmans (1992) Schemamodell beschreibt implizit die Erfahrungen einer sicher gebundenen Person mit sich selbst, mit anderen und mit der Welt. Die unsicher-präokkupiert gebundene Person z. B. hält sich selbst für nicht kompetent und nicht liebens- und schutzwürdig, während Menschen mit abweisend-vermeidendem Bindungsmuster von anderen weder Hilfe noch Sicherheit erwarten, sich selbst aber als kompetent genug einschätzen, um zurechtzukommen.

Die unvollendete oder nicht bewältigte Traumaverarbeitung ist damit allgemein als eine der Ursachen psychopathologischer Reaktionen anerkannt. Einige der nichtkonstruktiven kognitiv-emotionalen Merkmale gelten allerdings als für die unmittelbare posttraumatische Phase normal; sie weisen auf einen normalen Prozess der Selbstheilung und auf intensive Bemühungen hin, eine »erschütternde« Erfahrung einzuordnen und zu verarbeiten. Nach traumatischen Erlebnissen zeigen die Betroffenen ein Muster aus immer wieder unterbrochenen Bewältigungsbemühungen; so kann es sein, dass sie ständig zwischen Phasen des Rückzugs und der emotionalen Taubheit einerseits und Phasen des sich aufdrängenden Wiedererlebens und der intensiven Präsenz der traumatischen Momente andererseits schwanken (Horowitz 1986, 1990). Diese intermittierende Bewältigung in kleinen Schritten erleichtert die natürliche Gesundung; erst später und nur dann, wenn der Prozess fehlschlägt, können die Patienten dazu angehalten werden, systematisch über das Trauma nachzudenken und zu sprechen (Ehlers & Clark 2000).

Trauma und Erinnerungsvermögen

Das Erinnerungsvermögen scheint einem Trauma gegenüber besonders anfällig zu sein. Dies steht einer gesunden Erholung im Weg, denn die Verfügbarkeit eines großen Vorrats an Erinnerungen und der Zugang zu multiplen Gedächtnissystemen kommen der psychosozialen Anpassung ganz allgemein und insbesondere der Erholung von traumatischen Erfahrungen zugute (Rubin et al. 2008; van der Kolk & Fisler 1995). Die vom Trauma betroffenen Erinnerungen unterscheiden sich in mehrerer Hinsicht von neutralen Erinnerungen. Normalerweise werden Erinnerungen gemeinsam mit anderen Menschen rekonstruiert – durch den verbalen Austausch und durch die wechselseitige Komplettierung des Erinnerten. Traumatische Erinnerungen dagegen sind als einzelne visuelle Details bzw. fragmentierte Sinneseindrücke abgelegt und damit zur Verbalisierung und Mitteilung nicht verfügbar. Neutrale Erinnerungen können gezielt abgerufen und zur Unterstützung des Funktionierens im Alltag eingesetzt werden; traumatische Erinnerungen dagegen sind charakteristischerweise entweder intrusiv und unkontrollierbar oder auf merkwürdige Art abwesend. Neutrale Erinnerungen können ihrer Natur nach sowohl semantisch (Allgemeinwissen und grundlegende Informationen, kausale Zusammenhänge und Überzeugungen) als auch episodisch (Abläufe, Geschichten und Witze) sein. Traumatische Erinnerungen erscheinen oft im prozeduralen (Körper-)Gedächtnis oder in einer automatisierten sensomotorischen Form, etwa als blitzartiger kinästhetischer, olfaktorischer oder akustischer Eindruck. Die charakteristischen Verzerrungen der Erinnerung nach traumatischen Erfahrungen stellen ein erhebliches Risiko für die psychische Gesundheit dar (Rubin et al. 2008).

Untersuchungen anhand des Adult Attachment Interview (AAI) liefern theoretische Analysen und ermöglichen die Erfassung der vielfältigen und tiefgreifenden Auswirkungen früher traumatischer Erfahrungen auf den bindungsrelevanten Diskurs. Schwere ungelöste und unterdrückte Traumata, die das Kind erlebte – emotionale und körperliche Misshandlung, Vernachlässigung, Verlusterfahrungen –, können zur ungelösten Bindung des Erwachsenen führen (Hesse & Main 2006). Die Klassifizierung »ungelöst« des AAI unterscheidet sich vom desorganisierten Bindungstyp bei Kindern. Sie betrifft nur die Aussagen der betroffenen Person über ihre traumatischen Erfahrungen und wird der Klassifizierung als sicher, unsicher-vermeidend oder unsicher-präokkupiert nur als zusätzliche Kennzeichnung beigegeben.

Auf der Grundlage von Diskurs, Gedächtnissystemen und semiotischer Analyse zeigt das AAI auf, dass unverarbeitete oder nicht vollständig verarbeitete frühe Traumata zu inkohärenter Rede, dissoziativer Erinnerung und fragmentierter Kommunikation führen. Das unverarbeitete Trauma ist damit auf den unterschiedlichsten Ebenen der persönlichen Entwicklung und des narrativen Stils präsent, außerdem in der Qualität und Verfügbarkeit des semantischen, episodischen und prozeduralen Gedächtnisses und in den Repräsentationen persönlicher Beziehungen. Identifizierte Widersprüche und Ungereimtheiten verweisen auf parallel operierende Gedächtnissysteme und auf die Dissoziation schmerzlicher Affekte und Gedanken. Inkohärente traumatische Erinnerungen äußern sich in einem desorientierten Erzählstil, einem Mangel an Wahrhaftigkeit und Faktentreue sowie darin, dass irrelevante oder abschweifende Informationen geliefert werden. Nicht vollständig verarbeitete Traumata verraten sich im Verlust des Gespürs für zeitliche Abfolgen und im Vermischen von Gegenwart und Vergangenheit. Wenn ein Betroffener über seine traumatischen Erfahrungen spricht, kann sich seine Verfassung abrupt ändern, sein Bericht büßt an Zusammenhang ein, und möglicherweise erfolgt eine Regression auf frühere Entwicklungsstadien in Form von magischem Denken (Main & Hesse 1990).

Akute dissoziative Zustände während des AAI sind sehr üblich, wenn die Patienten sich an ein Kindheitstrauma erinnern; in ihnen äußert sich der Bruch zwischen Denken und Fühlen, Vergangenheit und Gegenwart. Schwer traumatisierte Personen haben das Gefühl, mit unzureichenden Mitteln extreme Erregungszustände bewältigen zu müssen, um wieder zu Selbstregulation und innerem Gleichgewicht zurückzufinden. Reaktionen, in denen sich ein unangebrachtes, dissoziatives »Springen« der Aufmerksamkeit und ein schneller Wechsel der inneren Verfassung äußern, deuten auf innere Schmerzen und Konflikte, die für desorganisiert gebundene Kinder und ungelöst gebundene Erwachsene charakteristisch sind (Main & Hesse 1990).

Solche unkontrollierbaren »Aussetzer« im Gespräch über das Trauma – plötzliches Verstummen oder intensives, repetitives Geschichtenerzählen im Präsens – lassen sich mit der Dualen Repräsentationstheorie von Brewin, Dalgleish and Joseph (1996) erklären. Sie postuliert zwei verschiedene Arten der Repräsentation traumatischer Erfahrungen, die entweder als verbal verfügbare Erinnerungen (Verbally Accessible Memories, VAM) oder als situativ verfügbare Erinnerungen (Situationally Accessible Memories, SAM) gespeichert werden. Zur ersten Gruppe gehören detaillierte und hochgradig selektive autobiographische Erinnerungen, die von der betroffenen Person willentlich und der Reihe nach aufgerufen, bearbeitet und aktualisiert werden können; die zweite enthält sensorische und physiologische Aspekte der traumatischen Erinnerung. Traumatische Ereignisse werden in beiden Kategorien von Erinnerungen abgelegt, und beide Kategorien können verzerrte Gedanken, dissoziative Lücken und negativ gefärbte Übergeneralisierungen hervorbringen. Allerdings machen unfreiwillig ausgelöste, sich aufdrängende Erinnerungen an das traumatische Ereignis es dem Patienten schwer, gezielt nach akkuraten und vollständigen episodischen Erinnerungen mit relevanten Details zu suchen (Horowitz 1986; Ehlers & Clark 2000). Traumatische Erinnerungen sind vielfach fragmentiert und chaotisch, und häufig gelingt es den Betroffenen nicht, sie schlüssig in die eigene Biographie zu integrieren.

Trauma und soziale Beziehungen

Die klassischen Studien zur Kommunikation in traumageschädigten Familien, vor allem bei Holocaust-Überlebenden, haben ergeben, dass hier das Schweigen die Oberhand hat und kein Austausch von Geschichten zwischen den Generationen stattfindet. Traumatisierte Eltern suchen ihre Kinder vor den Bildern des entsetzlichen und beschämenden Traumas aus ihrer Vergangenheit zu schützen, und im Gegenzug beschützen auch die Kinder ihre Eltern vor deren Erinnerungen, indem sie vorgeben, nichts von dem Trauma zu wissen. Dieses Phänomen ist als »Verschwörung des Schweigens« und als »Wissen und zugleich nicht wissen« beschrieben worden (Danieli 1989; Last & Klein 1984). Das Schweigen rund um das Trauma kann auch kognitiv-emotionale Veränderungen spiegeln, die das Teilen schmerzlicher Erinnerungen mit anderen Menschen verhindern. Traumata zeigen sich charakteristischerweise in den sensorischen und prozeduralen Gedächtnissystemen und weniger in den verbalen und episodischen Systemen (Rubin et al. 2008). Den Betroffenen fällt es schwer, von verstörenden und erschreckenden Szenen zu erzählen, weil es zu deren Beschreibung ganz einfach keine passenden Worte gibt. Die Erinnerungen stehen nicht in verbaler Form zur Verfügung, lassen sich also nicht in einen Bericht fassen und werden folglich in den Familien der Opfer nicht besprochen.

Intensive traumabezogene Emotionen und verzerrte Kognitionen tragen also zum Schweigen und zur sozialen Isolation der Betroffenen bei. Die Isolation und die negativen Emotionen wiederum verhindern eine Genesung. Es gibt Hinweise darauf, dass gerade nicht mitgeteilte und nicht regulierte Scham- und Schuldgefühle besonders zerstörerisch wirken und im Verein mit Wut und Rachsucht die betroffene Person davon abhalten, Unterstützung bei anderen Menschen zu suchen (Vázquez Valverde 2005). Es gibt keine empirischen Hinweise auf bindungsspezifische Muster des sozialen Austauschs, aus AAI-Protokollen geht aber hervor, dass es bei präokkupiert gebundenen Traumapatienten rasch zu Gefühlen von Hass, Wut und Enttäuschung kommt , während abweisend Gebundene dazu neigen, Schamgefühle nicht mitzuteilen, sondern eher zu verdrängen (Kanninen et al. 2003).

Wenn es an sozialer Unterstützung fehlt, dann oft deshalb, weil andere Menschen, auch Verwandte und Freunde, manchmal unentschlossen und unsicher sind, wie sie sich einer traumatisierten Person gegenüber verhalten sollen. Sie können übervorsichtig sein und jede Erwähnung des traumatischen Vorfalls vermeiden, oder sie können die Person überfordern, indem sie alle möglichen Hilfeleistungen und ständige Aufmerksamkeit anbieten; beide Verhaltensweisen erscheinen aber auch ihnen selbst als gekünstelt. Betroffene wiederum werten das Schweigen unter Umständen als ein Zeichen dafür, dass die anderen sich nicht für ihr Leiden interessieren oder sie als selbst für ihr Trauma verantwortlich bzw. als selbst daran schuld betrachten; eine allzu wohlmeinende praktische Unterstützung schließlich kann die traumatisierte Person daran hindern, zum Verständnis ihrer selbst zu gelangen und das Erlebte schlüssig und sinnvoll einzuordnen.

Soziale Unterstützung verhindert nach übereinstimmender Meinung die Entstehung einer posttraumatischen Belastungsstörung, und stützende und ermutigende menschliche Beziehungen sind ein entscheidender Schutzfaktor in Krieg und lebensbedrohlichen Situationen (Ozer et al. 2003; Punamäki 2006). Die heilende Kraft einer ausreichenden und adäquaten Unterstützung durch andere Menschen liegt in drei zentralen Aspekten: in der kathartischen Erfahrung, schmerzliche Emotionen zum Ausdruck zu bringen und mit anderen zu teilen, in der vielfach wiederholten narrativen Wiedergabe des Traumas und in dem erhöhten Sicherheitsgefühl, das sich aus dem »Zusammenrücken« mit anderen Menschen ergibt. Die Offenlegung des Traumas mildert nach allgemeiner Überzeugung den Distress, also die innere Bedrängnis, und fördert das persönliche Wachstum und das Gefühl des Bewältigenkönnens. Das wiederum stärkt das Resilienzvermögen und trägt zur Wiederherstellung des bedrohten Weltbildes bei (Müller et al. 2009; Pennebaker 1999).

Allerdings liegen die Untersuchungsergebnisse im Hinblick auf die heilsame Wirkung des Offenlegens und Erörterns traumatischer Erfahrungen, etwa durch schriftliche oder verbale Beschreibung, weit auseinander. Wohl führt das Offenlegen bei bestimmten Gruppen, etwa bei feindseligen, misstrauischen oder vollkommen hilflosen Traumageschädigten, zu einem Nachlassen der Symptome; das Aussprechen und Erörtern von Emotionen ist aber allein noch nicht heilsam, sondern kann das schädliche Grübeln sogar verstärken (Littrell 2009). Das Mitteilen von Emotionen kann das Trauma für die betroffene Person besser kontrollierbar und weniger belastend machen und sie befähigen, die Konsequenzen anders zu betrachten. Der emotionale Austausch mit anderen kann dazu beitragen, die traumatischen Erfahrungen in einem anderen Zusammenhang zu sehen und sie in die eigene Geschichte zu integrieren, um auf diese Weise eine grundsätzliche und wohltuende Erleichterung zu erfahren (Pennebaker & Chung 2007). Dementsprechend besteht Einigkeit darüber, dass das »Hervorlocken« von Emotionen in einem therapeutischen Kontext Schaden anrichten kann, wenn man der betroffenen Person nicht gleichzeitig hilft, die traumatische Erfahrung neu zu bewerten und zu rekonstruieren. Die Neuorganisation der traumatischen Erinnerungen zu einem schlüssigen Narrativ gilt als entscheidend dafür, dass es zum Rückgang der Symptome und zur Erholung kommt.

Allerdings zeigt die Forschung, dass traumatische Kriegserlebnisse die Qualität der Familien-, Peer- und Freundschaftsbeziehungen schwer beeinträchtigen (Barber & Schluterman 2008; Peltonen et al. 2010). Entfremdung von den Gleichaltrigen, Isolierung und sozialer Rückzug sind gerade im Heranwachsendenalter, wenn Peerbeziehungen und intime Freundschaften eine so zentrale Rolle spielen, besonders verheerend. Dass die sozialen Beziehungen eine Beeinträchtigung erfahren, mag daran liegen, dass traumatisierte Heranwachsende leicht zu erschrecken, impulsiv und wütend sind und einen überwältigenden Schmerz schwer kontrollieren können, so dass Gleichaltrige sich unter Umständen vor ihnen fürchten. Auch ziehen sie sich unter Umständen aus ihren sozialen Kontakten zurück und fühlen sich isoliert und alleingelassen, weil schmerzliche und schambeladene Geschehnisse den Gleichaltrigen schwer nahezubringen sind. Der Verlust der Unterstützung durch die Familie und die Gleichaltrigen und der Wegfall der sozialen Kommunikation wirken damit wie eine Falle für die Entwicklung des Jugendlichen.

Die Bindungsforschung erklärt, dass und warum die Unterstützung von Seiten anderer Menschen bei Traumapatienten zu ganz unterschiedlichen Wirkungen führt. Sicher gebundene Personen gelten als fähig, Hilfe, Mitgefühl und Unterstützung sowohl zu geben als auch – wenn sie sich bedrängt oder bedroht fühlen – selbst anzunehmen. Traumatisierte mit unsicher-vermeidendem Bindungsmuster dagegen vertrauen allein sich selbst und misstrauen anderen, wenn sie Hilfe brauchen, und präokkupiert Gebundene klammern sich an andere, äußern ein exzessives Bedürfnis nach Hilfe, Unterstützung und Zuspruch, wenn sie sich bedroht fühlen, und sind allzu bereit, ihre schmerzlichen Emotionen auszusprechen und mitzuteilen (Crittenden 1997). Gewisse bindungsspezifische Reaktionen sind empirisch belegt: Sicher gebundene Erwachsene z.B. bringen bedrängten Mitmenschen gegenüber vergleichsweise mehr Empathie auf (Mikulincer et al. 2006); sicher gebundene Heranwachsende sind zufriedener in ihren intimen Freundschaften und Peer-Beziehungen und weniger aggressiv und streitbar in ihren sozialen Kontakten (Bowlby 1944). Stroebe und Kollegen (2006) haben die bindungsspezifische Dynamik im Zusammenhang mit der Offenlegung traumatischer Erfahrungen untersucht; sie kommen zu dem Schluss, dass sicher gebundene Traumapatienten keinen Nutzen daraus ziehen, dass sie ihre Emotionen mitteilen, während es für unsicher-vermeidend Gebundene von Vorteil sein kann – dann nämlich, wenn es ihnen hilft, ihr negatives Bild von anderen Menschen ins Positivere zu wenden. Und eine Studie unter palästinensischen politischen Gefangenen hat ergeben, dass die Elemente einer Therapie sich nach dem jeweiligen Bindungstyp richten sollten: Unsicher-abweisend gebundene Patienten müssen ermutigt werden, ihre Emotionen zu äußern und mitzuteilen, während den unsicher-präokkupiert gebundenen Traumageschädigten eher mit dem systematischen Ausformulieren, Kontrollieren und Einordnen ihrer Emotionen gedient wäre (Kanninen et al. 2000). Und vermeidend-abweisende Patienten sollten nicht schon zu Beginn der Therapie zu Enthüllungen gedrängt werden, die nicht ihrer persönlichen Art entsprechen; vielmehr sollte man ihnen helfen, den Anschluss an andere und soziale Teilhabe zu erlernen. Auch das exzessive emotionale Mitteilungsbedürfnis und das »Klammern« präokkupiert gebundener Patienten sollte zu Beginn der Therapie respektiert werden; später wird man sie allmählich anhalten, ihre Emotionen selbstständig besser zu regulieren und ihr Trauma aktiv in der Therapie zu verarbeiten.

Schlussfolgerungen für die Traumatherapie

Abschließend ist festzuhalten, dass sicher gebundene Traumapatienten sich von solchen mit unsicheren Bindungsmustern unterscheiden – in ihren vielfältigen Methoden, Emotionen zu handhaben und zu äußern, in der treffenden und adäquaten Einschätzung ihres posttraumatischen Umfeldes sowie im mühelosen Abruf episodischer Narrative: Sie besitzen die Fähigkeit, Unterstützung sowohl anzunehmen als auch selbst zu bieten, und sind offen für die innere Repräsentation sicherheitsgewährender Personen. Es könnte damit so aussehen, als brauchten sicher gebundene Traumageschädigte weder Behandlung noch Therapie, weil ihre emotional-kognitiv-sozialen Bewältigungsstrategien so gut mit der »natürlichen Selbstheilung« und den Prozessen der Wiederherstellung des inneren Gleichgewichts übereinstimmen, die eine gesunde Psyche nach Bedrohungen und Verstörungen einsetzt. Das allerdings ist nicht der Fall. Alle Traumageschädigten dürften professionelle Hilfe brauchen, wobei es jeweils ganz spezifische therapeu-

TAB. 2: Bindungstheoretische Elemente im Dienst der psychosozialen Traumabehandlung

Psychologische Aufarbeitung	Folgewirkungen des Traumas	Psychosoziale Behandlungselemente	Bindungstheoretische Elemente
Kognitiv			
Einschätzungen, Aufmerksamkeit	■ Äußerste Wachsamkeit in Bezug auf Gefahr und Bedrohung ■ Automatische Aktivierung ohne kognitive Rückmeldung ■ Generalisierung des Gefühls des Bedrohtseins	■ Einüben eines Gespürs für die eigenen automatisierten Prozesse ■ Vertrautwerden mit den eigenen Formen der Reaktion auf bedrohliche Stichworte ■ Allmähliches Ertragen und Neutralisieren der durch die Bedrohung ausgelösten Gedanken ■ Positive statt negativer Einschätzungen	■ Welche Stichworte rufen das Trauma in der sicheren therapeutischen Interaktion wieder auf? ■ Erfahrungsbasiertes Unterscheiden: Sicherheit vs. Nicht-Sicherheit
Gedächtnis	■ Trauma-Bild bleibt lebhaft und real, verschwindet nicht ■ Intensive Erinnerung an das Geschehen, so als spielte es sich hier und jetzt ab ■ Dominanz des sensorischen, kinästhetischen, behavioralen Gedächtnisses ■ Ungewolltes Wiederaufrufen, bewirkt durch beliebige Stichworte ■ Kein verbaler Zugang, Mitteilung schwierig	■ Arbeit an den – verbalen, kinästhetischen und sensorischen – Erinnerungen an das Trauma ■ Geschichten »kommen lassen« durch Spiel, Theater, Bibliotherapie, Soziodrama ■ Zeitliche Sequenzierung der Erinnerungen ■ Vergangenheit und Gegenwart trennen	■ Einen sicheren Ort schaffen ■ Den Bindungsmerkmalen der therapeutischen Allianz nachgehen ■ Die Integration der semantischen, episodischen und prozeduralen Erinnerungen üben
Zuschreibungs- und Erklärungsmodelle	■ Erwartung: Menschen sind böse und tun mir Schaden an ■ Umgebung wird als generell unsicher wahrgenommen ■ Externe Ursachen; Hilflosigkeit ■ Weltsicht schwarz-weiß	■ Den Zusammenhang zwischen Zuschreibungen und traumatischen Symptomen herausstellen, Hoffnung an die Stelle negativer Zuschreibungen setzen ■ Selbstkompetenz, Selbstbestimmung, Handlungsfähigkeit stärken	■ Bewusstheit hinsichtlich der »Genese« der Zusammenhanglosigkeit von Gefühlen, Gedanken und Verhaltensweisen ■ Emotionsgeladene Themen der »kognitiven Triade« aus Selbstwertgefühl, Vertrauen in andere und Sicherheit der Welt

TAB. 2 (Fortsetzung): Bindungstheoretische Elemente im Dienst der psychosozialen Traumabehandlung

Psychologische Aufarbeitung	Folgewirkungen des Traumas	Psychosoziale Behandlungselemente	Bindungstheoretische Elemente
Kognitiv			
Problemlösung	▪ Der Fächer der Alternativen wird schmaler ▪ Angesichts der wahrgenommenen Gefahr nimmt die Flexibilität ab ▪ Konzentrationsschwierigkeiten	▪ »Aufbauen«, kreative Aufgaben ▪ Andere Themen einführen, Problemlösungen, Rollenwechsel	▪ Informationen geben über die Aktivierung früherer Trauma-Schemata und Arbeitsmodelle
Emotionen			
Äußerung von Emotionen	▪ Keine Synchronie zwischen Gefühlszuständen, Verhalten und der Physiologie der Emotionen ▪ Handlungsdrang dominiert gegenüber der Reflexion	▪ Geschichten erzählen, Emotionen mitteilen ▪ Einüben der körperlichen Äußerung von Emotionen	▪ Übertragen von Sicherheit und positiven Emotionen ▪ Erkunden vielfältiger Emotionen im Bewusstsein, an einen sicheren Ort zurückzukehren
Erkennen von Emotionen	▪ Emotionale Zustände sind schwer zu benennen ▪ Negative »verfolgende« Themen ▪ Fragmentierte und »nicht-narrative« Schilderungen	▪ Integration der kognitiven und der emotionalen Domäne ▪ Affektive Identifizierung und Modulation ▪ Identifizierung eines breiten Fächers von Gefühlen	▪ Erkennen der Folgewirkungen des Traumas für die emotionale Äußerung
Regulierung von Emotionen	▪ Dürftiges Gefühlsrepertoire ▪ Gefühle von Hilflosigkeit, Scham und Schuld ▪ Komplexe Emotionen werden schwer als solche erkannt	▪ Mitteilen von Emotionen ▪ Einüben alternativer und kompensatorischer Gefühlszustände ▪ Steigerung der emotionalen Äußerung ▪ Entspannung, Fertigkeiten der »Geist-Körper-Integration«	▪ Soziale Unterstützung in Anspruch nehmen ▪ Bewusstmachen der bindungsspezifischen Strategien zur Emotionsregulation; Beachten und Ausdehnen dieser Strategien

tische Elemente sind, die den einzelnen Bindungstypen auf ihrem Weg zu Gesundung und Integration dienlich sind.

Die evidenzbasierte Medizin empfiehlt kognitiv-behaviorale Behandlungsformen als die wirksamsten Mittel der Traumatherapie (Bisson & Andrew 2007). Die Behandlungspläne basieren auf der Feststellung, dass die Einschätzungen und Interpretationen traumatisierter Personen, ihre Aufmerksamkeit und ihre Erinnerung an das Trauma in aller Regel verzerrt, voreingenommen und nichtkonstruktiv sind. Dabei sind die Therapeuten sich darüber einig, dass ein aktuelles Trauma häufig eine zurückliegende, »schlummernde« traumatische Erfahrung wieder aufruft; das erklärt die erheblichen Unterschiede im Erfolg der Behandlung und in den Methoden der Traumabewältigung. Bindungsspezifische Überlegungen können dementsprechend zur Erarbeitung wirksamer Behandlungsformen beitragen. Tabelle 2 (S. 224 f.) zeigt den Einsatz psychosozialer Behandungselemente zur Korrektur der durch das Trauma beeinträchtigten kognitiven und emotionalen Prozesse. Sie verweist des Weiteren auf die bindungstheoretischen Überlegungen, die in die Traumatherapie eingegangen sind.

Nach der Bindungstheorie (Bowlby 2008) nutzen Kinder ihre Bindungsbeziehung als eine sichere Basis, wo sie sich sowohl geschützt als auch hinreichend selbstsicher fühlen, um ihre Umgebung zu erkunden. Die Psychotherapie ist eine vergleichbare sichere Basis, die den Patienten ein Gefühl der Sicherheit und die Möglichkeit bietet, zu neuen Perspektiven zu gelangen und ihre durch das Trauma zerstörte Weltsicht sowie ihre Beziehungen wieder aufzubauen. Die sichere therapeutische Atmosphäre ermöglicht es den Betroffenen, eine »zweite Bindungsbeziehung« zu ihren Therapeuten oder der therapeutischen Gruppe aufzubauen. Die neue Intersubjektivität, zu der auch die gemeinsame Erfahrung der neuen Bindungsbeziehung gehört, erleichtert es den Betroffenen, sich ihren traumatischen Erinnerungen zu stellen und sie in schlüssige und mitteilbare Lebensgeschichten umzuwandeln.

Traumatherapien zielen auf effektive Bewältigung, und wir sollten zur Kenntnis nehmen, dass Betroffene mit unterschiedlichen Bindungsmustern ihre jeweils eigene Art des Umgangs mit dem Trauma und auch ihre eigene Art der Bewältigung des Traumas haben. Vermeidend gebundene Personen verlassen sich in erster Linie auf sich selbst, zeichnen sich durch kognitive Strategien aus und setzen problemlösende Bewältigungsmethoden ein, während präokkupiert gebundene Personen in exzessivem Maß emotionsbetonte und auf Gemeinschaft setzende Strategien heranziehen und bei den kognitiven Methoden oft versagen. Sicher Gebundenen stehen dagegen sowohl kognitive als auch emotionale Mechanismen zur Verfügung, wenn sie es mit traumatischem Stress zu tun haben. Man kann, im Gegensatz dazu, wohl sagen, dass nur desorganisiert oder ungelöst gebundene Trauma-Überlebende eine vom Trauma »diktierte« Verarbeitung erkennen lassen und ihre Arbeitsmodelle unmittelbar auf eine pathologische Entwicklung oder eine exzessive chronische PTBS verweisen (Shechtman & Dvir 2006).

Die verbreitete Vorstellung, dass Bindungssicherheit und Autonomie unter allen Umständen Schutzschilde darstellen, ist in Bezug auf schwer traumatisierte Personen – etwa für die Opfer von Menschenrechtsverletzungen oder gewaltgeprägten Partnerschaftskonflikten – nicht zu halten. Besonders schwerwiegende traumatische Erfahrungen beeinträchtigen in aller Regel auch die zwischenmenschlichen Beziehungen der betroffenen Person und ihren Glauben an das Wohlwollen der Mitmenschen. Bündnisse zu schließen ist daher nach einer traumatischen Erfahrung von ganz entscheidender Bedeutung, wenn auch oft sehr schwierig. Die Faktoren, die am Zustandekommen einer guten Arbeitsbeziehung teilhaben – Persönlichkeit, Bindungsstil, Symptomatik –, sind gut erforscht. Die Bindungsforschung lehrt uns, bei der Überlegung, welche Art von Unterstützung im jeweiligen Fall angebracht ist und wie wir die emotionale Kommunikation des Patienten und die Deutung des Traumas fördern können, auch die individuellen Unterschiede in Betracht zu ziehen. Da das Trauma das gesamte Leben des Betroffenen, seine sozialen Beziehungen und seine Zukunftsaussichten belastet, sollten Unterstützung und Therapie dynamisch, überlegt und im Wissen um die Besonderheiten der traumabezogenen kognitiv-emotionalen Prozesse erfolgen.

Literatur

American Psychiatric Association [APA] (2000): *Diagnostic and Statistical Manual of Mental Disorders*, 4. Aufl., Text Revision. Washington, DC (American Psychiatric Association). Dt.: *Diagnostisches und statistisches Manual psychischer Störungen: Textrevision – DSM-IV-TR.* Deutsche Bearbeitung und Einführung von H. Saß, H.-U. Wittchen, M. Zaudig & M. Houben. Göttingen u.a. 2003 (Hogrefe).

Attanayakea, V., McKaya, R., Joffres, M., Singh, S., Burkle Jr, F. & Mills, E. (2009): Prevalence of mental disorders among children exposed to war: A systematic review of 7.920 children. *Medicine, Conflict and Survival*, 25 (1), S. 4–19.

Barber, B. K. & Schluterman, J. M. (2008): Connectedness in the lives of children and adolescents: A call for greater conceptual clarity. *Journal of Adolescence Health*, 43 (3), S. 209–216.

Bisson, J. & Andrew, M. (2007): Psychological treatment of post-traumatic stress disorder (PTSD). *Cochrane Database of Systematic Reviews*, 18 (3),. CD003388 (online).

Bowlby, J. (1944): Forty-four juvenile thieves: Their character and home-life. *International Journal of Psychoanalysis,* 25, S. 19–52. (Im Internet: http://www.simplypsychology.org/Bowlby%2044%20Thieves.pdf; Zugriff: 13.6.2013).

Bowlby, J. (1982): Attachment and loss: Retrospect and prospect. *American Journal of Orthopsychiatry,* 52 (4), S. 664–678.

Bowlby, J. (1975): *Bindung.* München (Kindler).

Bowlby, J. (2008): *Bindung als sichere Basis: Grundlagen und Anwendungen der Bindungstheorie.* München, Basel (Reinhardt).

Brewin, C. R., Dalgleish, T. & Joseph, S. (1996): A dual representation theory of posttraumatic stress disorder. *Psychological Review,* 103 (4), S. 670–686.

Bryant, R. A. & Guthrie, R. M. (2007): Maladaptive self-appraisals before trauma exposure predict posttraumatic stress disorder. *Journal of Consulting and Clinical Psychology,* 75, S. 812–815.

Danieli, Y. (1989): On not confronting the Holocaust: Psychological reactions to victim/survivors and their children. In: *Remembering for the future:,* Bd. II: *The impact of the Holocaust on the contemporary world.* Oxford (Pergamon Press), S. 1257–1271.

Dozier, M. & Kobak, R. R. (1992): Psychophysiology in attachment interviews: Converging evidence for deactivating strategies. *Child Development,* 63, S. 1473–1480.

Copeland, W. E., Keeler, G., Angold, A. & Costello, E. J. (2007): Traumatic events and posttraumatic stress in childhood. *Archives of General Psychiatry,* 64, S. 577–84.

Crittenden, P. (1997): Toward an integrative theory of trauma: A dynamic-maturational approach. In: D. C. S. Toth (Hrsg.), *The Rochester Symposium on Developmental Psychopathology.* Bd. 10: *Risk, trauma, and mental processes.* Rochester, NY (University of Rochester Press), S. 34–84.

Crittenden, P. (2000): Attachment and psychopathology. In: R. M. S. Goldberg, R. Muir & J. Kerr (Hrsg.), *Attachment theory: Social, developmental, and clinical perspectives.* Hillsdale, NJ (Analytic Press), S. 367–406.

Ehlers, A. & Clark, D. M. (2000): A cognitive model of posttraumatic stress disorder. *Behaviour Research and Therapy,* 38 (4), S. 319–345.

Ehlers, A., Mayou, R. A. & Bryant, B. (2003). Cognitive predictors of posttraumatic stress disorder in children: Results of a prospective longitudinal study. *Behaviour Research and Therapy,* 41, S. 1–10.

Ehring, T., Ehlers, A. & Glucksman, E. (2008): Do cognitive models help in predicting the severity of *posttraumatic* stress disorder, phobia, and depression after motor vehicle accidents? A prospective longitudinal study. *Journal of Consulting and Clinical Psychology,* 76, S. 219–230.

Ein-Dor, T., Doron, G., Solomon, Z., Mikulincer, M. & Shaver, P. R. (2010): Together in pain: Attachment-related dyadic processes and posttraumatic stress disorder. *Journal of Counseling Psychology,* 57 (3), S. 317–327.

Foa, E. B. & Rauch, S. A. M. (2004): Cognitive changes during prolonged exposure versus prolonged exposure plus cognitive restructuring in female assault survivors with posttraumatic stress disorder. *Journal of Consulting and Clinical Psychology,* 72, S. 879–884.

Fridja, N. H. (1986): *The emotions.* Cambridge (Cambridge University Press).

Gross, J. J. & John, O. P. (2003): Individual differences in two emotion regulation processes: Implications for affect, relationships, and well-being. *Journal of Personality and Social Psychology,* 85 (2), S. 348–362.

Gyurak, A., Gross, J. J. & Etkin, A. (2011): Explicit and implicit emotion regulation: A dual-process framework. *Cognition & Emotion*, 25 (3), S. 400–412.
Hesse, E. & Main, M. (2006): Frightened, threatening, and dissociative parental behavior in low-risk samples: Description, discussion, and interpretations. *Development and Psychopathology*, 18 (2), S. 309–343.
Horowitz, M. J. (1986): *Stress response syndromes* (2. Aufl.). New York (Jason Aronson).
Horowitz, M. J. (1990): Posttraumatic stress disorder: Psychotherapy. In: A. S. Belleck & M. Herson (Hrsg.), *A handbook of comparative treatments for adult disorders*. Chichester (Wiley), S. 289–301.
Horowitz, M. J., Bonanno, G. A. & Holen, A. (1993): Pathological grief: Diagnosis and explanation. *Psychosomatic Medicine*, 55, S. 260–273.
Janoff-Bulman, R. (1992): *Shattered assumptions: Towards a new psychology of trauma*. New York (Free Press).
Kanninen, K., Salo, J. & Punamäki, R.-L. (2000): Attachment patterns and working alliance in trauma therapy for victims of political violence. *Psychotherapy Research*, 10 (4), S. 435–449.
Kanninen, K., Qouta, S. & Punamäki, R.-L. (2003): Adult attachment and emotional responses to traumatic memories among Palestinian former political prisoners. *Traumatology*, 9, S. 15–26.
Karl, A., Rabe, S., Zöllner, T., Maercker, A. & Stopa, L. (2009): Negative self-appraisals in treatment-seeking survivors of motor vehicle accidents. *Journal of Anxiety Disorders*, 23 (6), S. 775–781.
Kerestes, G. (2006): Children's aggressive and prosocial behavior in relation to war exposure: Testing the role of perceived parenting and child's gender. *International Journal of Behavioral Development*, 30, S. 227–239.
Kessler, R. C., Sonnega, A., Bromet, E., Hughes, M. & Nelson, C. B. (1995): Posttraumatic stress disorder in the National Comorbidity Survey. *Archives of General Psychiatry*, 52, S. 1048–60.
Khamis, V. (2005): Post-traumatic stress disorder among school age Palestinian children. *Child Abuse & Neglect*, 29, S. 81–95.
Last, U. & Klein, H. (1984): Impact of parental holocaust traumatization on offsprings' reports of parental child-rearing practices. *Journal of Youth and Adolescence*, 13, S. 267–283.
Littrell, J. (2009): Expression of emotion: When it causes trauma and when it helps. *Jounal of Evidence Based Social Work*, 6 (3), S. 300–320.
Main, M. & Hesse, E. (1990): Parents' unresolved traumatic experiences are related to infants' disorganized attachment status: Is frightened and/or frightening parent behavior the linking mechanism? In: E. Greenberg, D. Cicchetti & E. Cummings (Hrsg.), *Attachment in the preschool years*. Chicago (University of Chicago Press), S. 161–182.
Mikulincer, M. & Arad, D. (1999): Attachment, working models, and cognitive openness in close relationships: A test of chronic and temporary accessibility effects. *Journal of Personality and Social Psychology*, 77, S. 710–725.
Mikulincer, M. & Florian, V. (1998): The relationship between adult attachment styles and emotional and cognitive reactions to stressful events. In: J. A. Simpson & W. S. Rholes (Hrsg.), *Attachment theory and close relationships*. New York (Guilford Press), S. 143–165.

Mikulincer, M. & Orbach, I. (1995): Attachment styles and repressive defensiveness: The accessibility and architecture of affective memories. *Journal of Personality and Social Psychology*, 68 (5), S. 917–25.

Mikulincer, M. & Shaver, P. R. (2003): The attachment behavioral system in adulthood: Activation, psychodynamics, and interpersonal processes. In: M. Zanna (Hrsg.), *Advances in experimental social psychology* (Bd. 35). New York (Academic Press), S. 53–152.

Mikulincer, M., Florian, V. & Weller, A. (1993): Attachment styles, coping strategies, and posttraumatic psychological distress: The impact of the Gulf War in Israel. *Journal of Personality and Social Psychology*, 64 (5), S. 817–826.

Mikulincer, M., Horesh, N., Eilati, I. & Kotler, M. (1999): The association between adult attachment style and mental health in extreme life-endangering conditions. *Personality and Individual Differences*, 27, S. 831–842.

Mikulincer, M., Shaver, P. R. & Horesh, N. (2006): Attachment bases of emotion regulation and posttraumatic adjustment. In: D. K. Snyder, J. A. Simpson & J. N. Hughes (Hrsg.), *Emotion regulation in couples and families: Pathways to dysfunction and health*. Washington, DC (American Psychological Association), S. 77–99.

Moscardino, U., Scrimin, S., Capello, F., Altoè, G. & Axia, G. (2008): Psychological adjustment of adolescents 18 months after the terrorist attack in Beslan, Russia: A cross-sectional study. *Journal of Clinical Psychiatry*, 69 (5), S. 854–859.

Müller, J., Orth, U., Wang, J. & Maercker, A. (2009): Disclosure attitudes and social acknowledgement as predictors of posttraumatic stress disorder symptom severity in Chinese and German crime victims. *Canadian Journal of Psychiatry*, 54 (8), S. 547–556.

Näätänen, P., Kanninen, K., Qouta, S. & Punamäki, R.-L. (2002): Trauma-related emotional patterns and their association with post-traumatic and somatic symptoms. *Anxiety, Stress & Coping: An International Journal*, 15 (1), S. 75–94.

Office for the coordination of humanitarian affairs (OCHA) (2010): *Iraq 2010 humanitarian action plan*. New York/Genf (UN/Palais de Nations), http://business.un.org/es/assets/d5798605-056e-4a28-a625-fb6ec089d887.pdf (Zugriff: 13.6.2013).

O'Connor, M. & Elklit, A. (2008): Attachment styles, traumatic events, and PTSD: A cross-sectional investigation of adult attachment and trauma. *Attachment & Human Development*, 10, S. 59–71.

Ozer, E. J., Best, S. R., Lipsey, T. L. & Weiss, D. S. (2003): Predictors of posttraumatic stress disorder and symptoms in adults: A meta-analysis. *Psychological Bulletin*, 129 (1), S. 52–73.

Peltonen, K., Qouta, S., El Sarraj, E. & Punamäki, R. L. (2010): Military trauma and social development: The moderating and mediating roles of peer and sibling relations in mental health. *International Journal of Behavioral Development*, 34 (6), S. 554–563.

Pennebaker, J. W. (1999): The effects of traumatic disclosure on physical and mental health: The values of writing and talking about upsetting events. *International Journal of Emergency Mental Health*, 1 (1), S. 9–18.

Pennebaker, J. & Chung, C. (2007): Expressive writing, emotional upheavals, and health. In: H. Friedman & R. Silver (Hrsg.), *Handbook of health psychology*. New York (Oxford University Press), S. 263–284.

Perkonigg, A., Pfister, H., Stein, M. B. et al. (2005): Longitudinal course of posttraumatic stress disorder and posttraumatic stress disorder symptoms in a community sample of adolescents and young adults. *American Journal of Psychiatry*, 162, S. 1320–1327.

Power, M. J. & Dalgleish, T. (2008): *Cognition and emotion: From order to disorder.* (2. Aufl.). London (Routledge).
Punamäki, R.-L. (2006): Resiliency in conditions of war and military violence: Preconditions and developmental processes. In: M. E. Garralda & M. Flament (Hrsg.), *Working with children and adolescents. An evidence-based approach to risk and resilience.* New York (Jason Aronson), S. 129–177.
Punamäki, R.-L., Palosaari, E., Diab, M. & Qouta, S. (eingereicht): Attachment style and emotion regulation among war-affected Palestinian children.
Rubin, D. C., Berntsen, D. & Bohni, M., K. (2008): A memory-based model of posttraumatic stress disorder: Evaluating basic assumptions underlying the PTSD diagnosis. *Psychological Review,* 115 (4), S. 985–1011.
Salmon, K., Sinclair, E. & Bryant, R. A. (2007): The role of maladaptive appraisals in child acute stress reactions. *British Journal of Clinical Psychology,* 46, S. 203–210.
Schaal, E. & Elbert, T. (2006): Ten years after the genocide: Trauma confrontation and posttraumatic stress in Rwandan adolescents. *Journal of Traumatic Stress,* 19 (1), S. 95–105.
Shaver, P. R. & Mikulincer, M. (2002): Attachment-related psychodynamics. *Attachment & Human Development,* 4 (2), S. 133–161.
Shechtman, Z. & Dvir, V. (2006): Attachment style as a predictor of behavior in group counseling with preadolescents. *Group Dynamics-Theory Research and Practice,* 10 (1), S. 29–42.
Sroufe, L. A. (2005): Attachment and development: A prospective, longitudinal study from birth to adulthood. *Attachment & Human Development,* 7 (4), S. 349–367.
Stroebe, M., Schut, H. & Stroebe, W. (2006): Who benefits from disclosure? Exploration of attachment style differences in the effects of expressing emotions. *Clinical Psychology Review,* 26 (1), S. 66–85.
Tedeschi, R. G. & Calhoun, L. G. (2004): Posttraumatic growth: Conceptual foundations and empirical evidence. *Psychological Inquiry,* 15, S. 1–18.
Thabet, A. A., Abu Tawahina, A., El Sarraj, E. & Vostanis, P. (2008): Exposure to war trauma and PTSD among parents and children in the Gaza strip. *European Child and Adolescent Psychiatry,* 17 (4), S. 191–199.
van der Kolk, B. A. & Fisler, R. (1995): Dissociation and the fragmentary nature of traumatic memories: Overview and exploratory study. *Journal of Traumatic Stress,* 8 (4), S. 505–525.
Vázquez Valverde, C. (2005): Stress reactions of the general population after the terrorist attacks of S11, 2001 (USA) and M11, 2004 (Madrid, Spain): Myths and realities. *Annuary of Clinical and Health Psychology,* 1, S. 9–25.

KATJA BONNLÄNDER

Titanic, Arafat und der goldene Fluss. Kulturelle Aspekte in der kunsttherapeutischen Arbeit mit einer palästinensischen Patientin

In meinem Beitrag geht es um eine menschliche und therapeutische Beziehung, bei der Malerei und das Element der Zeit – die Zeit während des Malens und die *Lebenszeit* – das Medium der Arbeit darstellten. Die Lebenserwartung der Patientin, war durch die Erkrankung Mukoviszidose begrenzt. Dass wir uns der Fragilität und Vergänglichkeit des Lebens bewusst waren, war ein entscheidender Aspekt unserer Beziehung.

Allgemeine Rahmenbedingungen des Projekts »Kunsttherapie für Kinder und Jugendliche mit schweren chronischen Erkrankungen«

Im Jahr 2006 bat mich Dr. med. Karl Heinz Brisch, eine therapeutische Einzelbegleitungen für schwerkranke junge Patientinnen und Patienten im Dr. von Haunerschen Kinderspital anzubieten. Es sollte hier eine Betreuungslücke geschlossen werden, die sich bei schwer und chronisch kranken Patienten oft auftut, deren Erkrankung – anders als bei Krebspatienten – keiner speziellen Abteilung zugeordnet ist. Die Familien chronisch erkrankter Kinder verbringen viel Zeit im Krankenhaus. Die medizinische Behandlung führt sie meist auf viele der unterschiedlichen Stationen innerhalb der Haunerschen Kinderklinik, aber auch ins Klinikum Großhadern oder in Rehakliniken, und die Zeit während der Behandlungspausen – zwischen den stationären Phasen der Therapie – verbringen sie zu Hause.

Kinder und Jugendliche reagieren besonders sensibel auf die Unsicherheiten, die mit dem Wechsel der Betreuungspersonen während der oft langjährigen

Behandlung ihrer Erkrankung einhergehen. Meine kunsttherapeutische Begleitung wirkt u. a. durch ihre Kontinuität stabilisierend: Während der stationären Behandlungsphasen besuche ich die Kinder ebenso wie in den ambulanten Behandlungsphasen zu Hause – stationäre und ambulante Phasen wechseln sich für die Patientinnen und Patienten ab.

Die kunsttherapeutische Begleitung dient der Bewältigung der Krankheit – ich biete sie nach Bedarf über Jahre hinweg an und orientiere mich an den Wünschen und Bedürfnissen der Teilnehmenden. Im Folgenden schildere ich die kunsttherapeutische Arbeit mit einer Patientin.

Die Klientin, ihre Lebensbedingungen und das Setting

Mariam (der Name wurde geändert) war eine 19-jährige Frau, sie litt an Mukoviszidose und war, als sie 15 Jahre alt war, mit ihrer Familie, zu der auch ein ebenfalls an Mukoviszidose erkrankter jüngerer Bruder zählte, aus Palästina nach Deutschland gekommen. Wir arbeiteten bis zu ihrem Tod vier Jahre lang regelmäßig zusammen. Die kunsttherapeutischen Termine fanden größtenteils wöchentlich statt und dauerten meist jeweils zwei Stunden.

Medizinisch ging man zum Zeitpunkt unserer ersten Begegnung von einer Lebenserwartung von ca. einem Jahr aus, da Mariams Allgemeinzustand schlecht und sie sehr schwach war. Eine Lungentransplantation, so war klar, könnte die Überlebensprognose auf bis zu fünf Jahre verlängern. Mariams schwacher Allgemeinzustand sprach jedoch, so die medizinische Sicht, gegen den Eingriff. Die Versorgung mit künstlicher Nahrung, Medikamenten sowie die Behandlungen erforderten täglich mehrere Stunden.

Grundlegende Gedanken

»Subkultur Sterben unter Lebenden«

Einleitend möchte ich die allgemeine Atmosphäre und Umgebung der Begegnung beschreiben – ausgehend von Mariams Wahrnehmung, bezeichne ich sie mit »Subkultur Sterben unter Lebenden«.

Mariam war seit ihrer Geburt erkrankt. Da sie seit dieser Zeit in Behandlung war, verbrachten sie und ihre Familie viel Zeit in Krankenhäusern – zunächst in Palästina und Jerusalem, seit der Übersiedlung nach Deutschland in München.

Mariam wurde immer auf der Kinderstation behandelt; da der Behandlungsbeginn bei an Mukoviszidose Erkrankten fast immer in der Kindheit liegt, werden Betroffene meist auch nach Erreichen des Erwachsenenalters in Kinderkliniken behandelt, da hier schon eine Anbindung besteht.

Neben der kleinen Gruppe chronisch erkrankter Kinder, die für längere Zeit oder dauerhaft in der Klinik sind, gibt es viele junge Patientinnen und Patienten – sie machen den Großteil aus –, die sich zu vorübergehenden Heilbehandlungen auf den Stationen des Kinderklinikums befinden. Mariams Krankheit war nicht heilbar und schon in einem fortgeschrittenen Stadium. Die Stimmung auf den Kinderstationen stand oft in Kontrast zu ihrer Stimmung: Die Mitarbeiter waren betont fröhlich, und die Bemalung der Flure sollte ebenso Fröhlichkeit ausdrücken, während sie selbst sich, vor allem wenn sie sich körperlich sehr schwach fühlte, in ihrer »kleinen inneren Welt« mit dem Sterben beschäftigte. Diese innere Auseinandersetzung erhielt in unserer Beziehung und der gemeinsamen Arbeit Raum.

»Mainstream Leben« – was ist normal?

Die Mariam umgebenden Menschen schienen für sie zu denken: »Wir wissen wo es langgeht: *Mainstream Leben*« – es geht um Gesundung, um Wachstum und Leben. Diese an sich vernünftige, lebensbejahende Haltung ihrer Umgebung bewirkte bei ihr das Gefühl, als wäre »ihr Innenleben« eine »Subkultur«, als schwämme sie, ohne es zu wollen, gegen den Strom – sie fühlte sich oft wie eine Außenseiterin. Statt Vertrautheit und Geborgenheit in den Beziehungen – Qualitäten, die in schweren Lebensphasen besonders wichtig sind – stellte sich ein Gefühl der Fremdheit ein: Ihre Umgebung sprach nicht ihre Muttersprache, und Mariam fand dort kaum Resonanz in Bezug auf ihr Lebensthema, den Umgang mit Schwäche und Todesbewusstsein. Der Mensch, der unter einer tödlichen Erkrankung leidet, war nach ihrer Wahrnehmung isoliert, sie fühlte sich ausgegrenzt.

Zu Beginn der Begleitung habe ich mir selbst eingestanden, dass in meinem alltäglichen Denken Leben mit »dem Normalen« assoziiert war, Sterben – gerade bei jungen Menschen – als »tragische Abweichung« erschien. Diese Art, über das Leben und seine Endlichkeit, gerade bei jungen Menschen, nachzudenken, verschaffte mir emotional Distanz.

Mariam selbst merkte, dass sie Abstand zum Leid anderer brauchte: Sie war hin und wieder im Klinikum Großhadern bei den Erwachsenen in Behandlung, und nach einem solchen Aufenthalt fragte sie mich einmal: »Frau Katja (so nannte sie mich): Wieso ist denn das so? Ich werde immer schwächer, wenn um mich herum die Leute auch so krank sind.« Auch sie spürte, dass wir alle, um leben zu können, Abstand zum Tod brauchen. In Bezug auf Mariams Erleben von Isolation bedeutete dies, dass sie sich gegenüber anderen Menschen genauso Distanz schaffen musste, wie diese es ihr gegenüber taten, es gab also keine eindeutige Zuteilung der Rollen – auch wenn es sich für Mariam manchmal so anfühlte, als wäre sie einer sie ausschließenden Umwelt ausgesetzt.

Wer weiß, wie lange er lebt?

Mariam und ihre Mutter erzählten mir nach einiger Zeit des Kontakts eine sehr berührende Geschichte: Als Mariam ein Säugling war, hatte sie einen Darmverschluss. Sie kam in ein Krankenhaus in Jerusalem. Der Arzt, der sie operierte, unterbrach die OP und ließ die Mutter rufen. Mariam lag da, in Narkose, der Darm noch offen liegend, und der Arzt sagte zur Mutter: »Es lohnt sich nicht, die OP zu beenden, Mariam ist so schwer krank und hat nur eine geringe Lebenserwartung.«

Die Mutter berichtete mir davon, wie sie mit Leidenschaft die Fortführung der OP durchgesetzt hatte. Mariam und ihre Mutter waren während dieser Erzählung sichtlich stolz auf diese »Errungenschaft« des Überlebens. Sie berichteten weiter, dass der Arzt, der Mariam operiert hatte, zwei Jahre später unerwartet früh an einem Herzinfarkt verstarb. Mariam und ihre Mutter folgerten daraus: »Nur Allah weiß, wann wir sterben, wir sind alle dieser Ungewissheit ausgesetzt.«

Die Behandlung

Der erste Termin

Ich lernte Mariam im Sommer 2006 im Dr. von Haunerschen Kinderspital kennen. Nachdem ich vom psychosozialen Team, das den Kontakt zu ihr hergestellt hatte, und von den behandelnden Ärzte einige Informationen über sie und ihre Situation bekommen hatte, klopfte ich an die Tür des Krankenzimmers und wurde hereingerufen:

In den beiden Krankenbetten, die rechts und links im Raum standen, lagen zwei gut gekleidete Erwachsene – mit Laptops auf den Knien: Mariams Eltern. Mariam selbst saß am Tisch – im Schlafanzug. Ein Schlauch führte von ihr zum Ständer mit der künstlichen Nahrung. Der Fernseher lief, die Stimmung war entspannt. Als ich reinkam, erhoben sich beide Eltern eilig und verließen das Bett. Sie schienen zu wissen: »Die Deutschen« fanden es komisch, »wenn die Eltern im Bett lagen«.

Ich nahm zunächst wahr: Natürlichkeit in ihrem Zusammensein und ein Bewusstsein der Differenz zur deutschen »Normalität«. Ebenso wie deutsche Familien chronisch kranker Kinder verbrachten Mariams Angehörige viel Zeit im Krankenhaus. Im Unterschied zu deutschen Familien schienen die Angehörigen dabei mit der Patientin im Krankenhaus zu *leben*. Manchmal wirkte das irritierend ungezwungen auf ihre Umgebung. Die Mutter nutzte die Patientenküche mehr als andere Mütter zum Kochen, das Einhalten der Regeln des Ramadan und andere islamische oder arabische Bräuche nahmen auch im Krankenhausalltag Raum ein. Die Mitglieder der Familie ruhten gemeinsam nach den Mahlzeiten und plauderten später miteinander. Brüder und Eltern nutzten wenn möglich das Krankenzimmer und auch Internet und Fernsehen gemeinsam – man verbrachte Lebenszeit miteinander.

Bei diesem ersten Besuch stellte ich mich und mein Material vor, fragte nach Mariams inhaltlichen und gestalterischen Interessen. Es war schnell klar, dass sie künstlerisch arbeiten wollte; sie bat mich, sie im Malen und Zeichnen zu unterrichten. Als erstes Motiv wünschte sie sich ein Selbstportrait. Die Eltern hatten unser Gespräch mitverfolgt, und die Mutter stand, nachdem Mariam sich für ein Selbstportrait entschieden hatte, auf und holte ein Passbild aus dem Schrank, das Mariam darstellte, als sie vier Jahre alt war.

Selbstportrait aus der Kindheit und eine Familienanamnese

Jetzt beginnt – mit dem Zeichnen, in das sich Mariam und ich vertiefen – eine Art Familienanamnese: Die Eltern und Mariam erzählen abwechselnd, das kleine Passfoto führt direkt zu dem Tag, an dem es aufgenommen wurde: Ein islamischer Feiertag, den sie in Nablus verbrachten; das Fest wird mir ebenso beschrieben wie weitere Angehörige. Eltern und Tochter berichten von ihrem Leben heute, von den Belastungen, von ihrem Leben in Palästina, von den schönen Seiten, von ihrer Ankunft in Deutschland … das Gespräch bewegt sich zwischen Vergangenheit und Zukunft, heiteren und schweren Aspekten des Lebens. Mariam und ich arbeiten beide an einer eigenen Zeichnung, jede hat ihr Blatt, vor uns liegt das kleine Passfoto, von dem wir abzeichnen. Der Radiergummi wandert zwischen uns beiden hin und her, wir sprechen uns ab –, über Fragen der Proportion oder die Art, ans Zeichnen heranzugehen. Im »Familienkreis«, aus dem heraus sie mir von ihrem Leben berichten, entsteht zwischen Mariam und mir eine eigene Beziehung.

Der Blick – Trauer und Zuversicht

Als erste Zeichnungen entstanden so über mehrere Termine zwei Portraits von Mariam als Vierjähriger. Wir hatten bei drei Terminen jeweils zwei Stunden miteinander verbracht, nebeneinander sitzend, den Blick auf das Portraitfoto gerichtet. Statt des direkten Augenkontakts zwischen Mariam und mir, der z. B. zustande gekommen wäre, wenn ich versucht hätte, sie direkt zu portraitieren, blickten wir zu zweit ihr als Kind – auf dem Foto – in die Augen. Dabei entstand eine dichte Atmosphäre. Die Eltern zogen sich, je mehr der Kontakt zwischen Mariam und mir sich verdichtete, zurück, befassten sich wieder ungezwungen mit einem Laptop oder gingen in die Küche. Mehr und mehr übernahm Mariam thematisch die Führung – es tauchten für sie sowohl Erinnerungen als auch konkrete Fragen zum Zeichenprozess auf. So konnte sie den Austausch, auch in seinem emotionalen Gehalt, steuern.

Als Eindruck aus diesen ersten Besuchen ist mir vor allem Mariams Bitte geblieben: »Bitte zeichnen Sie meine Augen so, wie sie auf dem Passbild (Mariam als Vierjährige) sind – nicht meine Augen von heute. Damals waren meine Augen noch nicht traurig.«

In der Qualität des Blickes ist Raum für die Formulierung der Trauer, in der Gestaltung liegt die Möglichkeit der Distanznahme. Während Mariam zunächst mich bat, die Zuversicht ihres Blickes, als sie noch lange zu leben hatte, ins Bild zu bringen, überraschte sie mich beim dritten Besuch mit einer neuen Zeichnung des gleichen Motivs: Außerhalb unserer gemeinsamen Zeit hatte sie das Motiv noch einmal, korrigierend, wiederholt:

Während ihre erste Zeichnung, offenbar eher unfreiwillig, viel Traurigkeit, auch Mutlosigkeit zum Ausdruck brachte (wie es wohl ihrer aktuellen Stimmung entsprach), nahm sie in der Wiederholung die »positiven« – »gefassteren« – Stimmungsaspekte meiner Zeichnung auf (die auch dem Eindruck des Passbilds entsprachen). So hatte sie, unaufgefordert, das Bild zum Ort gemacht, an dem sie mit ihrer Trauer über die aktuelle Situation gestaltend umging, und hatte sich im Bild wieder der Zuversicht ihrer Kindheit – als Ressource – genähert.

Elternliebe

Als wir das erste gemeinsame Malen beendeten, berührte mich eine Handlung von Mariams Mutter: Sie küsste das Passfoto, das Mariam als Kind zeigte, leidenschaftlich, als sie es zurück in den Schrank legte. Jenseits von Worten konnte ich darin ihre Liebe und ihren Schmerz darüber sehen, dass sie ihre Tochter loslassen musste.

Der Vater zeigte beim ersten Termin ebenfalls seine Gefühle, wenn auch leicht »verschlüsselt«: Als sie von ihrer Ankunft in Deutschland berichtet hatten, umarmte er seine Tochter und sagte: »Stimmt's, wir sind seit vier Jahren in Deutschland – oder seit vier Tagen?« Tochter und Vater schmunzelten einvernehmlich über diese Bemerkung.

Mir erschien es so, dass er mit Humor und in wenigen Worten seinen Schmerz darüber ausdrückte, dass die Zeit mit der Tochter so schnell verrann. Die Stärke des Vaters bestand während der Zeit, in der ich Mariam und ihre Familie begleitete, in seinem feinen Humor, mit dem er seine Tochter, aber auch mich und die ganze Familie, auch in sehr schweren Situationen, überraschte, oft sogar zum Lachen brachte.

Die Familie wurde mir nach und nach vertraut und fasste ebenso zu mir Vertrauen. Gerade vor dem kulturellen Hintergrund erschien es als wichtig, dass meine Beziehung zu Mariam, sollte sie fruchtbar und vertrauensvoll werden, auch eine Beziehung zur ganzen Familie war.

Nach den ersten Terminen zogen sich die Eltern aus dem Kontakt zurück und ließen uns während der folgenden Sitzungen meist allein.

Das zweite Motiv: Überleben mit Blick auf den Sonneuntergang – zu zweit

Nach dem Selbstportrait stellte sich die Frage: Was könnte Mariams nächstes Motiv sein? Wir sprachen zum Abschluss der »Kindheits-Selbstprotraits« immer häufiger über Mariams aktuelle Interessen und Gedanken – besondere Begeisterung zeigte sie, als sie von ihrem Lieblingsfilm *Titanic* berichtete. Als Vorlage wollte sie gern ein Motiv aus dem Film aussuchen und es in der Malerei in Ölfarben wiedergeben.

Zunächst entschlossen wir uns, den Film gemeinsam anzusehen. Mariam wurde künstlich ernährt und sie erhielt ständig Sauerstoff; das änderte aber nichts daran, dass durch die Musik und Handlung des Films die sterile Atmosphäre des Krankenzimmers ihre Macht verlor; rasch entwickelte sich so etwas wie eine »romantisch-tragisch-schwärmerische« Stimmung, in die wir beim Betrachten des Films gemeinsam eintauchten. Diese Stimmung schien mir sehr gut zu Mariams Wesen zu passen. Als 19-jährige, junge, leidenschaftliche arabische Frau konnte Mariam sich »leibhaftig« gut mit Rose identifizieren, der Hauptfigur des Films – einer jungen Frau, die aufgrund gesellschaftlicher Konventionen und familiärer Bindungen nicht frei in der Wahl ihres Partners ist. Dies macht Rose (gespielt von Kate Winslet) so verzweifelt, dass sie Suizid begehen will, wovon sie der mittellose attraktive Künstler Jack (gespielt von Leonardo DiCaprio) abhält.

Altersgemäß hatte Mariam natürlich Sehnsucht nach einer Liebesbeziehung – aber keine Möglichkeit, Abenteuer in diese Richtung zu erleben, da sie als arabische Muslima sehr an die Werte ihrer Religion und ihrer Eltern gebunden war. Nahe Beziehungen zu Männern waren ihr nicht erlaubt. Die Krankheit schränkte sie ohnedies ein, so dass sie, wie viele chronisch erkrankte junge Patienten, nur wenig Kontakt zu Gleichaltrigen, seien es »Peers« oder potentielle Partner, hatte.

Im Film taucht in der schwierigen Situation ein lebensrettender, romantischer Partner auf: ein Künstler – frei von allen Konventionen, aufgebrochen in eine neue Welt, mit einem Ticket für die dritte Klasse, das er im Glücksspiel gewonnen hat. Jack (im Film) besitzt und braucht nichts (Materielles), ist also von all dem, was Rose so sehr – in Form ihrer Familie und ihres gesellschaftlichen Standes – bindet, unabhängig. Jack und Rose entdecken einander – jenseits der gravierenden gesellschaftlichen Unterschiede, die sie zu trennen scheinen. Sie teilen die Liebe zur Kunst und die Sehnsucht nach Freiheit, sie werden ein Paar.

Das Beziehungsthema übertrug sich in dieser Phase unserer Zusammenarbeit, in einer therapeutischen Abwandlung, auf uns. Malend, als »Künstlerinnen«, wirkte eine grenzüberschreitende Atmosphäre auf uns beide, der ein Zauber innewohnte.

Wir beide im Krankenzimmer blickten während der Arbeit an den Ölbildern stundenlang gemeinsam auf das weitbekannte Filmplakat mit dem Motiv » Flug am Bug«. Leonardo DiCaprio steht in dieser Szene still hinter Kate Winslet, fasst sie leicht an der Hüfte, sie breitet die Arme aus wie Flügel. Sonnenuntergangsleuchten – Roses Blick ist auf die untergehende Sonne am Horizont gerichtet (die wir als Betrachter nicht sehen), Jack blickt in die gleiche Richtung, aber sieht auch Rose an, folgt ihrem Blick.

Mariam bereitete den Maltisch zu jedem Termin der Kunsttherapie liebevoll vor. Wenn ich ankam, stand schon alles bereit: Unsere beiden Malgründe lagen nebeneinander, in der Mitte stand – angelehnt an eine Vase, in die sie meist eine Rose gestellt hatte – die Malvorlage. Zur »romantischen Ateliersituation« gehörten weiterhin zwei »Spuckschüsseln« aus Pappe, in denen wir jeweils unsere Farben mischten, ein Wasserglas, Pinsel, Farbtuben und ein großer Ventilator, der Mariam Erleichterung verschaffte, wenn sie Luftnot verspürte.

Das progressive therapeutische Spiegelbild und die »Unterwerfung der Zeit«

Das begleitende Malen, wie es sich hier entwickelt hat, erinnert entfernt an die Methode des »progressiven therapeutischen Spiegelbilds« nach Gaetano Benedetti und Maurizio Peciccia. In dieser Methode werden, oftmals mit dem Medium Transparentpapier, Elemente aus der Zeichnung des Patienten vom Therapeuten aufgenommen, daraufhin mit leichter Variation zeichnerisch wiederholt (»gespiegelt«) und in einem Tauschverfahren zwischen beiden weiterentwickelt, wie in einem bildlichen Dialog. In unserem Fall »spiegelte« auch ein Bild das andere, da Mariam und ich jeweils ein Bild nach der gleichen Vorlage anfertigten. Die Variation bestand in der Abweichung, die unsere Bilder voneinander unterschied. Mariam bat nach einiger Zeit der Arbeit an diesem Motiv nun um einen Tausch (wie er auch in der Methode nach Benedetti vorgeschlagen wird, um einen bildlichen Dialog zu entwickeln).

Ich sollte in ihrem Bild die Gesichter (für sie) malen, da sie mir besser gelängen. Ich nahm ihre Bitte an, und bat aber meinerseits darum, dass sie in meinem Bild die intensiven Farben des Sonnenuntergangs, die in das Tuch übergehen, das die Frau (Rose) trägt, »verbessern« solle, da ich darin ihre malerische Stärke sah.

Ölfarben trocknen sehr langsam und sind auch danach noch gut zu überarbeiten. Aus diesem Grund ist es möglich, dass während der Ölmalerei eine Qualität der gefühlten »Zeitdehnung« entsteht. Es ist möglich, »vor und zurück« zu malen, zu übermalen, zu verändern und abzuwägen, ohne dass das Material einem hierbei früh zeitliche Grenzen setzt (d.h. eben nicht mehr zu überarbeiten wäre). Mariam »zelebrierte« diese Möglichkeiten, über den Prozess zu »herrschen«. Sie wollte ihr Bild, bzw. unsere Bilder, immer wieder übermalen und legte z.B. den gesamten Hintergrund mehrmals neu an. Dabei diskutierte sie mit mir über die Farbqualität des dunkelnden Himmels und über die Stimmung, die sie gerne im Bild verwirklichen wollte. Die Gesichter der beiden Liebenden »stimmten« natürlich immer wieder nicht, wir arbeiteten lange an ihrem Ausdruck – Ernst, Liebe, Begeisterung, Fernweh und Sehnsucht, aber auch an ihren Proportionen, ihrer Schönheit. Unsere Leinwände hatten die Maße 20 mal 30 cm, es waren also zwei kleine Rahmen, in denen »große« Themen, die sonst kaum Platz im Klinik- und Krankheitsalltag hatten, malerisch »behandelt« wurden.

Die Entscheidung, wann das Bild fertig war, lag dabei allein bei Mariam! So schien die Zeit auf der bildnerischen Ebene etwas Steuerbares zu bekommen. Im Krankenhaus wunderten sich natürlich alle »anderen«, auch die Familie, darüber, dass wir »ewig« an den gleichen Bildern malten. Für uns beide hatte der Prozess eine eigene Bedeutung und Selbstverständlichkeit. Mariam konnte dabei auch mit mir Grenzen verhandeln – wie viel Geduld brachte ich auf, auf ihre vielfältigen Korrekturwünsche einzugehen? Die zwei Stunden Arbeitszeit schienen oft nicht auszureichen, was zu Verhandlungen über eine mögliche Verlängerung der Zeit und unterschiedlichen Lösungen führte.

In dieser intensiven Anfangsphase unserer Beziehung träumte ich, ich befände mich mit Mariam unter Deck auf der Titanic. Der Boden war schief, »wir sanken«, ich hatte Todesangst. Während eines stillen Moments beim Malen erzählte ich ihr von diesem Traum. Sie schmunzelte schweigend darüber. Ich sprach aus, dass mich unsere Begegnung sehr beschäftigte, Bindung und Vertrauen wuchsen.

Benedetti beschreibt diese Art von Träumen (vgl. Bendetti 1992, S. 130 f.), in denen man als therapeutisches Gegenüber in die Rolle des Patienten schlüpft oder seine Situation – z.B. die der Lebensbedrohung und Todesangst – »nachträumt«, als hilfreich und für die Beziehung förderlich. Er erklärt, dass dadurch unterbewusst eine große zwischenmenschliche Nähe entsteht, die Vertrauen, Bindung und Trost, auch in sehr bedrohlichen Situationen, möglich macht. Nach Benedetti findet dies auch statt, wenn man seinem Gegenüber nicht von dem Traum berichtet.

Zwei bis drei Monate dauerte es, bei wöchentlichen Sitzungen, bis die beiden Bilder des Paares mit Blick auf den Sonnenuntergang (Öl auf Leinwand, 20 mal 30 cm) fertig waren. In dieser Zeit standen die Freude an den gemeinsamen Terminen, die Entwicklung der Beziehung, malerische Themen und eine romantische Grundstimmung, die u. a. von dem Motiv ausging, im Vordergrund.

Die Belastungen durch die Krankheit waren dabei immer mit anwesend. Zum Teil musste Mariam während des Malens die künstliche Nahrung über eine Sonde verabreicht werden, ihr wurde Sauerstoff zugeführt, und sie musste wegen Medikamentengaben u. Ä. manchmal die Arbeit unterbrechen. Sie thematisierte jedoch von sich aus die Belastungen wenig. Sie erwähnte sie eher wie sonstige »alltägliche« Belastungen, manchmal klagte sie darüber, vorrangig war sie jedoch sehr energisch mit dem Malprozess und auch mit den Verhandlungen in unserem »Tausch« befasst.

Stillleben – noch Leben?

Das nächste Motiv, für das sich Mariam entschied, war ein Stillleben. Ein runder, weißer Porzellanteller, auf dem links blaue Weintrauben lagen, vorne ein »Berg« von Erdbeeren, dahinter etwas versteckt ein Apfel, hinter dem wiederum grüne Weintrauben zu sehen waren; rechts davor ein großes Stück einer Wassermelone, davor zwei Bananen – dieses Arrangement hatten Mutter und Tochter aufgebaut, als ich das erste Mal zu einem Hausbesuch zu Mariam und ihrer Familie kam.

Mariam musste sich in dieser Zeit für oder gegen eine Lungentransplantation entscheiden und wollte zu Hause sein, um sich besser mit der Frage, ob sie eine Transplantation wollte, auseinandersetzen zu können. Die Möglichkeit einer Transplantation ist mit sehr hohen Auflagen verbunden, denn wer auf der Liste für eine Organspende stand, musste damals im Krankenhaus immer abrufbar sein, nur kurze Spaziergänge nach draußen waren erlaubt. Im günstigsten Fall endete eine meist mehrmonatige bis zweijährige Wartezeit damit, dass ein geeignetes Spenderorgan zur Verfügung stand und eine Transplantation, die mit großem Risiko und Schmerzen für die Patientinnen und Patienten verbunden ist, durchgeführt werden konnte. Mariam wusste zu diesem Zeitpunkt nicht, ob sie dies auf sich nehmen wollte und konnte oder ob sie ihre aktuelle Situation und den bevorstehenden Tod annehmen sollte. Sie war schwach, die OP würde sehr anstrengend sein. Sie empfand Druck aufgrund der Erwartungen, die von Seiten der Ärzte und ihrer Familie an sie gerichtet wurden. Sie sollte sich möglichst für eine Transplantation entscheiden, denn die Entscheidung dagegen beinhaltete aus medizinischer Sicht eine geringere Lebenserwartung. Mariam hatte in den letzten Monaten wider Erwarten an Gewicht zunehmen können und war gesundheitlich stabiler geworden (trotz ihrer Schwäche), so dass sie die medizinischen Anforderungen für eine Transplantation erfüllte. Für sie entstand jedoch zunehmend das Gefühl, dass sie selbst – nach Meinung der Ärzte und ihrer Familie – schuld daran sei, wenn sie bald sterbe, sofern sie sich nicht bald für eine Transplantation entschied.

Die Ohnmacht und die Erwartungen ihrer Umgebung waren eine zusätzliche Belastung für Mariam. Es war ihr bewusst, dass sie nicht lange zu leben hatte, und die Entscheidung bezüglich der Transplantation war für sie existenziell – aber sie bedachte auch, dass sie an dem Eingriff sterben konnte. Weiterhin war sie diejenige, die im Falle einer Operation voraussichtlich große Schmerzen zu ertragen hätte.

Mariam wollte sich für ihre Entscheidung nach Hause zurückziehen. Sie formulierte es während der Arbeit an dem Stillleben mit Früchten so: »Ich habe drei

Möglichkeiten: Erstens: Ich sterbe an der Operation, zweitens: Ich überlebe die Operation, habe danach ungefähr ein Jahr lang mehr Schmerzen und Beschwerden als jetzt und kann dafür dann noch ungefähr vier weitere Jahre leben, drittens: Ich überlebe die Operation, bin aber in einem schlechteren Zustand als jetzt. Dann möchte ich lieber sterben.«

Hausbesuche – Rollen- oder Kontrollverlust?

Die folgenden Hausbesuche waren für die Entwicklung der Beziehung wichtig. Ich lernte Mariam mit ihre Familie in ihrer eigenen Umgebung und im Alltag noch einmal neu kennen. Als ich das erste Mal zu einem Termin ankam, duftete es intensiv aus der Küche. Ein üppiges Mahl wurde für mich, den Gast, vorbereitet, wie es in der arabischen Kultur selbstverständlich ist. Mein erster Gedanke war, ehrlich gestanden: »Oje, ich habe zwei Stunden Zeit für die Kunsttherapie, jetzt kommt ein riesiges arabisches Essen, wie kann das gehen?« Ich empfand »Kontrollverlust« – zwei Anliegen »überschnitten sich«: mein Wunsch nach einem kunsttherapeutischen Rahmen, mit bildnerischer Arbeit, und mein Bewusstsein davon, dass es wichtig war, kulturelle Gesten zu respektieren und wertzuschätzen. Als Gast eine Einladung zum Essen anzunehmen schien sich nicht leicht mit meinem therapeutischen Rollenverständnis vereinbaren zu lassen. Sollte ich annehmen oder ablehnen, und außerdem: Wie würde das eine oder das andere weitergehen? Ich landete, noch etwas verwirrt, am Essenstisch, mit vergnügt wirkenden jungen Gastgebern. Die Eltern verschwanden bald aus der Küche, Mariam, ihr ebenfalls an Mukoviszidose (oder CF für »cystic fibrosis«, »zystische Fibrose«) erkrankter jüngerer Bruder und ich aßen und plauderten miteinander. Ich war Gast, der Grund meines Besuches wurde die Beziehung, die Mariam und auch ihre Familie und ich gestalteten – dabei waren sie auch ihrer Kultur treu.

Ich – in meinem »auch deutschen« Wunsch, nach einer professionellen Rolle – blieb bei dem klaren zeitlichen Rahmen von zwei Stunden, bei meinem Interesse am gestalterischen Prozess und bei meiner Aufmerksamkeit für Mariams (innere) Bilder und Themen, öffnete mich aber auch für die Überraschungen eines Rollenwechsels zum »Gast«. Während der folgenden Hausbesuche füllte sich die Zeit immer wieder mit unterschiedlichen Aspekten von Mariams Leben:

Wir hörten in ihrem kleinen Zimmer Musik und sahen Fotos auf ihrem Computer an. Sie zeigte mir z. B. ein Foto ihres Großvaters in Nablus und auch Bilder aus dem Internet, die sie ansprachen und die sie als mögliche Malvorlagen in die engere Auswahl nahm. Die Motive dieser Bilderschau wechselten schnell – fast wie in Gedanken tauchten schöne Landschaften, Bilder von Opfern aus dem israelisch-palästinensischen Konflikt, Tote, die als Märtyrer angesehen wurden, schöne junge Männer auf Myspace, der ägyptische Popsänger Tamer Hosny und vieles mehr auf. Tamer Hosny, jung und schön, sehnsuchtsvoll singend, in einem Wasserfall sitzend, wurde zum Motiv für eines unserer späteren gemeinsamen Bilder.

Mariam machte mich in dieser Zeit mit ihrer Welt vertraut. Zum Beispiel klickte sie, als wir gerade Profile gutaussehender Männer auf Myspace ansahen, schnell weiter, wenn Vater oder Mutter Tee hereinbrachten. Über den Opa in Nablus kamen wir auch mit dem Bruder ins Gespräch, als er hereinkam, um sich das Handykabel auszuleihen.

Die therapeutische Beziehung mit Mariam war, wie schon ganz zu Beginn geschildert, auch eine Beziehung zu ihrer Familie. Ihre individuelle Beziehung zu mir und die zu ihrer Familie bestanden nebeneinander, und es blieb Raum dafür, Geheimnisse mit mir zu teilen, die sie weder Eltern noch Brüdern anvertrauen konnte … Beim Malen arbeiteten wir in dieser Zeit an dem Stillleben mit Früchten.

Wie mischt man die Farbe einer Melone? Und: Glaubst du an Allah?

Die beiden Stillleben, die entstanden – eines von Mariam, eines von mir –, sehen sich recht ähnlich, denn die verschiedenen Elemente gehen zum Teil auf die gleiche Malerin zurück. Die strahlenden Farben des türkisen Hintergrundes sowie der leuchtend roten Erdbeeren im Vordergrund sind von Mariam. »Ihre Erdbeeren« habe ich mir gewünscht. Sie hat sich von mir die dunkelblauen Trauben und die Bananen »malen lassen«. Unser »tauschendes« Malen war schon ein vertrauter Vorgang, wir sprachen dabei manchmal sehr wenig, denn Mariam hatte große Mühe mit dem Atmen. Als wir gerade dabei waren, das Melonenrot zu mischen, und uns über den Anteil blau, den man am besten nimmt, austauschten, fragte Mariam plötzlich: »Glaubst du an Allah?« Mir war bewusst, dass diese Frage wichtig war und Mariam damit ein sehr tiefes Thema ansprach. Ich versuchte mir innerlich klar zu werden, wie ich meine religiöse Vorstellung ehrlich und angemessen ausdrücken konnte. Ich entschied mich dafür, meine christlich geprägte Vorstellung von einem den Menschen annehmenden Gott zu formulieren. Ich sagte, ich glaube, dass es vor Gott nicht vorrangig um ein Bestehen in den eigenen Handlungen gehe, sondern dass es ein grundsätzliches Versprechen des »Angenommenwerdens« gebe, das uns Menschen Trost spenden könne.

Sie berichtete mir, dass – im Gegensatz zu meinem Glauben – im Koran stünde, dass es wichtig ist, was man tut, und dass sie den richtenden Gott sehr stark im Kopf hätte. Sie sagte, dass sie sich innerlich mit dem jüngsten Gericht beschäftige, bei dem entschieden werde, wer nach dem Tod im Paradies weiterleben dürfe.

Ich bin nicht die CF-Patientin

Mariam sprach während der Arbeit an dem Stillleben, in der Zeit meiner Hausbesuche, auch ihren dringenden Wunsch aus, Urlaub zu machen. Sie wollte entweder – falls sie sich gegen die OP entschied – noch einmal Urlaub machen, bevor sie starb, oder in einem Urlaub Kraft für die schwere Transplantation schöpfen. Sie berichtete mir von einer Kur auf Gran Canaria, die sie mit ihren Eltern gemacht hatte. Mariam sehnte sich nach einer Erholungsreise, war aber dagegen, wieder eine CF-Kur zu machen. Sie hätte keine Lust mehr, als Patientin irgendwohin zu fahren, sie wolle Urlaub machen – aber nicht als Patientin, sondern als sie selbst. Sie erklärte mir das so: »Frau Katja, so ist das – als ob mein Unterarm an den Schuhkarton hier – den schweren, in dem unsere Ölfarbentuben liegen – gebunden wäre und sich deswegen nur völlig mühsam und unnatürlich bewegen ließe. So bin ich immer an meine Krankheit gebunden, nicht nur körperlich, sondern in meiner Identität, wie andere mich wahrnehmen. Wenn ich sage, ich habe Mukoviszidose, dann kann ich alles bekommen – von Mitleid bis zu einer Kur, aber niemand sieht mich als mich selbst. Ich möchte das nicht mehr. Entweder Urlaub als ich selbst oder aber gar kein Urlaub.«

Ich habe immer dieses starke Bild vor Augen, wie sie, um mir ihr Gefühl zu erläutern, ihren sehr dünnen Unterarm an den schweren Schuhkarton mit unseren Ölfarben hält und beides zusammen bewegt. Sperrig, mühsam, völlig komisch und unwirklich sah es aus. Das Bild bleibt in meinem Kopf, Mariam ist innerlich nur Mariam, d.h. identifiziert sich nicht mit der Krankheit und ihrer Rolle der Patientin, der schwere Schuhkarton gehört nicht zu ihrem Arm.

Familienportraits

Mariam blieb dabei, sich für die große Entscheidung über die Transplantation Zeit zu lassen, ein Urlaub schien aus finanziellen und gesundheitlichen Gründen jedoch unmöglich zu sein.

Mariam entschied sich nach Fertigstellung unserer beider leuchtenden Stillleben dafür, ihre beiden Brüder zu portraitieren. Da sie nun einige Motive mit mir in der Form des parallelen, begleitenden Malens verwirklicht hatte, regte sie an, dass wir nun gleichzeitig zwei Bilder mit unterschiedlichen Motiven beginnen könnten. Ich sollte vorrangig an den Gesichtern arbeiten, sie würde die Hintergründe konzipieren und gestalten. Vorlagen waren schnell gefunden, die Bilder ihrer beiden gutaussehenden Brüder, einer jünger, der andere älter als sie, sollten auf quadratischen Leinwand-Malgründen im Format 40 mal 40 cm entstehen. Innerlich schmunzelte ich, hatte Mariam doch einen Weg gefunden, sozusagen Portraits bei mir in Auftrag zugeben. Ein Bild, das »meines« war, würde auf diese Weise nicht übrig bleiben. Da für mich der Prozess der Gestaltung des Bildes und der Beziehung mehr wogen als das »künstlerische Produkt« und die damit gegebenenfalls verbundene Autorenschaft, die auch eine Grenze zwischen uns beiden darstellte, willigte ich ein. Ich war mir dabei bewusst, dass Mariam damit von meiner Seite eine »dienende Rolle« in Anspruch nahm. Eine fordernde Komponente, die Mariam in unseren Kontakt einbrachte und die uns in anderem Zusammenhang manchmal in Konflikt brachte, hatte hier Raum. Das zeitliche Setting, das ich nach Möglichkeit einhielt, versuchte sie in belasteten Situationen oft auszudehnen. Ich »verteidigte« die terminlichen Absprachen, die ich mit ihr getroffen hatte, jedoch war das nicht immer leicht, führte bei ihr zum Teil zu Enttäuschung und Wut und auf meiner Seite zu Verunsicherung, Trauer und Ohnmachtsgefühlen, angesichts der Schwere ihrer Belastung ihr nicht »genug geben« zu können.

Die Familienportraits entstanden. Das Portrait ihres jüngeren Bruders zeigt ihn frontal, er trägt ein weißes T-Shirt, vom Oberkörper ist wenig mehr als die Schultern sichtbar. Im Hintergrund ist eine Landschaft mit zahlreichen Grüntonen angelegt. Ein Weg, ein Baum und weitere Pflanzen füllen das Format aus und vermitteln, zusammen mit dem Gold des Rahmens, den sie wählte, eine fruchtbare, fast paradiesische Atmosphäre.

Das Portrait ihres älteren Bruders zeigt diesen mit leicht geneigtem Kopf, im Halbprofil, der Halsausschnitt eines leuchtend gelben Kapuzenshirts und ein hellgrün leuchtender Anhänger einer Halskette sind zu sehen. Ein Ohrring reflektiert Licht, so dass es aussieht, als trüge er am linken Ohr einen Stern. Das Portrait ist von einer weiten gelben Fläche mit violetten Kontrastelementen umgeben, die bis zu einer Kette aus orange-braunen spitzen Bergen im Hintergrund reicht. Darüber leuchtet ein gelber Himmel, eine nicht ganz wirklich erscheinende Landschaft, wie im Licht der Mittagssonne.

Als Nächstes portraitierten wir ihre Eltern. Tapfer versuchte Mariam sich zwischenzeitlich an den Gesichtern – und bat mich immer wieder, sie zu korrigieren. Malunterricht, therapeutische Begleitung und die Möglichkeit, ihre Familie »portraitieren zu lassen«, ergänzten sich. Die Mutter wirkt auf dem Bild schön, ernst, etwas sehnsüchtig, mit leicht gesenktem Blick. Ihr Gesicht, ihr Hals und ein Stück der Schultern wird von wallendem Haar umspielt. Das Format, 40 mal 40 cm, ist fast ganz ausgefüllt. Der wenige verbleibende Hintergrund ist königsblau, monochrom, leuchtend. Der Vater ist frontal portraitiert, man sieht seine rechte Schulter und ein kleines Stück vom Oberkörper; er trägt ein schwarzes Hemd mit silbergrauen Streifen, der Hintergrund ist – ohne gegenständliche Motive – mit unterschiedlichen Brauntönen in verlaufenden horizontalen Streifen gefüllt.

Mariam entschied sich in dieser Zeit dafür, sich für eine Lungentransplantation zu melden. Neben der Hoffnung, die für die Familie damit verbunden war, war sie selbst sich bewusst, dass sie während der Wartezeit in der Klinik sterben könnte, und sie wusste um die Schmerzen und Belastungen, die mit einer gelungenen Transplantation verbunden waren.

Die Hausbesuche gingen zu Ende, Mariam begab sich in die Klinik, um die Transplantation zu erwarten.

»In Gedanken«

In der Zeit, in der Mariam in der Haunerschen Kinderklinik auf ein Spenderorgan wartete, wünschte sie sich, dass ich abends, gegen 20 Uhr, zum Malen käme, weil es um diese Zeit im Krankenhaus ruhiger sei. Da ich in dieser Zeit weder in meiner freiberuflichen Tätigkeit noch familiär stark gebunden war, konnte ich diesem Wunsch ohne Mühe entsprechen. Mariam trug die ambivalente und ungewisse Situation in Bezug auf die Transplantation bzw. ihre Zukunft meist sehr gefasst. Dabei war die möglicherweise bevorstehende Operation manchmal fast unheimlich präsent. Als während des gemeinsamen Malens draußen vor der Klinik der Krankenwagen zu hören war, fragte sie mich, halb im Scherz: »Glaubst du, das ist jetzt ›der Unfall‹ für mein Organ?«

Wir begannen in diesen abendlichen Stunden an einem neuen Bild zu arbeiten, sie gab ihm den Titel *In Gedanken.*

Zu sehen ist ein junger Mann, mit dem sie über Internetchat Kontakt hatte, romantische Phasen und Konflikte durchlebte, die sie mit mir besprach. Der junge Mann stützt sein Gesicht auf eine Hand, hat den Kopf geneigt, sieht den Betrachter mit seinen dunklen Augen direkt an. Sein Kopf und ein Teil seines Oberkörpers, in einem schwarzen ärmellosen T-Shirt, füllen das rechte untere Bildviertel aus. Links oben am Bildrand, schräg über dem jungen Mann, steht der Vollmond am Himmel, in hellem, ganz leicht gelbem Licht leuchtet er; der Himmel ist mit violetten, schwarzen und verschiedenen Blautönen in horizontalem, wiederkehrendem Verlauf angelegt. Etwas unterhalb der Bildmitte beginnt der Boden. Um den Mond und vom Boden aufstrebend sieht man Bäume bzw. kahle Äste, die ins Bild ragen. Am Boden liegt buntes Laub, zwei grüne Blätter scheinen gerade zu fallen; das Bild hat das Format 50 mal 30 cm.

Trotz der realistischen Gestaltung des Portraits des jungen Mannes schien in diesem Bild das Licht des Mondes atmosphärisch besonders stark und thematisch wichtig zu sein. Mariam erzählte mir von ihrem nächtlichen Nachdenken über Leben und Tod. Sie hatte angefangen, fünfmal täglich verschleiert zu beten. Meist betete sie auch einmal während meiner Anwesenheit am Abend.

Was wird aus einer Katze, wenn man sie einsperrt?

Die Umstände im Krankenhaus waren manchmal unerträglich für sie. Sie klagte darüber, dass die Krankenschwestern fast stündlich wegen medizinischer Untersuchungen das Zimmer beträten und fast jedes Mal fragten: »Na, wie geht's dir, was machst du?« Sie berichtete mir, dass sie manchmal sarkastisch antwortete: »Ich mache mich fertig für die Disco!«

Die Fragen erinnerten sie an das Märchen vom Rotkäppchen, das es auch im Arabischen gibt. Sie war sehr wütend, empfand sich wie der Wolf im Bett, die Schwestern fragten naiv wie das Rotkäppchen: »Warum hast du denn so einen großen Mund ...?« Warum, so meinte sie, könnten die Schwestern ihre Situation nicht verstehen, ihre Wut und ihre Verzweiflung darüber, dass ihr keine Wahl im Leben bliebe, keine Möglichkeiten, wie sie anderen Menschen in ihrem Alter offenstünden. Sie beschrieb die emotionale Spannung, die sie verspürte, so: »Frau Katja, was wird aus einer Katze, wenn man sie einsperrt? Ein Löwe!«

Mariam und ihre Umgebung schienen nicht mehr zusammenzupassen, sie fühlte sich – zusätzlich zur Lebensbedrohung und Belastung durch die Krankheit – schwer bedrängt durch die Umstände des langen Aufenthaltes auf der Station. Die oberflächliche Fröhlichkeit, die Unterbrechungen im Gebet, in ihren Gedanken oder im Traum machten Mariam wütend, weil sie nicht der Tiefe ihrer inneren Welt und den Momenten, die ihr kostbar waren, entsprachen. Sie war auf die Unterstützung der Pflegerinnen und Pfleger angewiesen, gleichzeitig schien ihr die Luft zum Atmen immer knapper zu werden – nicht nur im wörtlichen Sinne wegen der Mukoviszidose. Sie fragte mich um Rat, wie sie die Schwestern und Ärzte »zum Schweigen bringen könne«, »ohne zum Löwen zu werden«.

Dann hatte sie selbst eine Idee. Sie bat mich, bis zum nächsten Termin acht Blätter mitzubringen; darauf sollte computergedruckt stehen: *Bitte nicht so viele Fra-*

gen stellen. Beim nächsten Termin brachte ich die bestellten Papiere mit. Gemeinsam befestigten wir sie an den Wänden ihres kleinen Zimmers – schon beim Eintreten und egal, in welche Richtung man sich wandte, las man nun: *Bitte nicht so viele Fragen stellen.* Mariam schmunzelte seit langem zum ersten Mal.

So waren nun die Mitarbeiter in der Situation, dass sie Mariams »Ansprache«, die zuerst und bevor sie etwa sagen konnten da war, nicht ausweichen konnten. Mariams Plan ging auf – ihre Aufforderung wurde gelesen, ein Gespräch darüber, wie sie das denn meine, entstand. Ihre Bitte erklärte sie weniger wütend, eher über die Irritation der »Betroffenen« schmunzelnd. Ein wenig mehr Bewusstsein dafür, wie Mariam sich fühlte, und Respekt vor ihrer Intim- und Privatsphäre entstand.

Aus künstlerischer Sicht fand ich ihre Idee sehr interessant – die unverhältnismäßig vielen Papiere, die Parallelität zum »auffordernden Sprachstil« ähnlicher Hinweise im Krankenhaus (»Bitte leise – Behandlung« o. Ä.) sorgten für Irritation, ein wenig Humor war spürbar. Die »sprachliche Intervention/Installation« bewirkte, dass Mariams inneres Erleben für ihre Umwelt, von der sie sich bedrängt und isoliert fühlte, erfahrbar wurde. Eine neue Verbindung entstand, Pflegerinnen und Pfleger konnten guten Gewissens manchmal einfach schweigen, Mariam erlebte diese Rücksicht positiv als Mitgefühl.

Brücke

Dem folgenden Bild gab Mariam den Titel *Brücke.* Zu sehen ist ein junges Paar, im Hintergrund eine üppige, grüne, schöne Landschaft, von der aus – über eine Wasserfläche – eine Brücke zu den beiden Personen im Vordergrund führt.

Einerseits thematisierte dieses Bild Mariams Sehnsucht nach einer Liebesbeziehung, gleichzeitig wurde meiner Ansicht nach darin ihr starker Lebenswille sichtbar. Es schien mir, als ob sie mit diesem Bild hingebungsvoll »eine Brücke baute« – zu ihrer gesunden Seele im kranken Körper, zu dem vor Lebenshunger strotzenden Anteil in ihr, wie der junge Mann auf dem Bild ihn auch verkörpern kann. Dies war ein Anteil ihrer selbst, der in Räume ausschreiten wollte, mit dem sie eine Verbindung suchte und von dem sie gleichzeitig einen Abschied finden musste.

Im Gespräch weihte sie mich zunehmend in eine romantische Liebesbeziehung, die sie per Chat im Internet führte, ein. Trotz aller Krankheitsbelastungen und ihrer streckenweise starken Luftnot las sie mit mir im Internet etwas darüber, wie ihr eigenes und das Sternzeichen ihres Freundes zusammenpassten, und fragte mich nach meiner Meinung zu diversen Partnerschaftsthemen. Gleichzeitig war sie auf die Werte ihrer Kultur sehr stolz und fühlte sich ihnen verbunden. Religiöse Probleme tauchten auf und führten zu der Frage, ob sie eventuell gegen Keuschheitsforderungen verstoßen hätte – zumindest im virtuellen Umgang –, was mit Sorgen um ihr Seelenheil und der Angst, sie könne nach dem Tod gerichtet werden, verbunden war.

Das natürliche Entwicklungspotential ihrer jungen Psyche, die sich entfalten, sich in die Welt einbringen wollte, traf auf die Grenzen des Körpers und die Zumutungen des Krankenhausalltags: Routine, unabsichtliche Übergriffen auf die Privatsphäre und ständige Unterbrechungen. Mariams Sehnsucht nach Leben, nach Abenteuern, romantischen Verstecken und grenzenlosen Emotionen, die sie gerne erlebt hätte, konnte zum Teil Im Bild und in der Phantasie Raum finden.

Kleiner Himmelsköper

Mariam wartete weiter auf die Transplantation. Ein Portrait zum Geburtstag ihres »Chat-Freundes« entstand, es wurde mit meiner Hilfe zuerst zu einer Ausstellung an den Bodensee, dann zum Freund in die USA geschickt. Das Bild zeigt ihn, wie er – der Kopf ist wieder mit seiner Hand abgestützt – die Betrachterin tief anblickt, mit ärmellosen T-Shirt, am Strand, der – zusammen mit dem Meer – nur wenig Raum im Hintergrunde des Bildes einnimmt. Eine Muschel liegt am linken Bildrand im Sand; rechts über dem Gesicht, welches fast das ganze Format füllt, ist klein ein gelber kleiner Himmelskörper zu sehen: die Sonne.

Dieser »kleine Himmelskörper« wurde zum wichtigen Gesprächsthema zwischen uns. Mariam deutete darauf und berichtete mir, dass im Koran geschrieben stünde, nach unserem Tod warte ein sehr weiter Weg auf uns. Wir müssten eine sehr lange Strecke wandern, um zu Gott zu kommen: So weit, wie die Entfernung zwischen uns hier, unserer Stirn, und der Sonne ist, wäre auch die Entfernung zwischen Gott und uns, nach dem Tod müssten wir durch eine dürre Wüste wandern und dann noch eine sehr lange Zeit in einer Menschenschlange anstehen, bis die Sonne auf unserer Stirn zwischen den Augen stünde. Wenn wir diese Distanz überwunden hätten, gelangten wir vor das Gericht Gottes. Er würde uns Fragen stellen und unser Leben bewerten und danach entscheiden, ob wir im Paradies weiterleben dürften.

Sie zeigte mir ein Buch in ihrem Nachttisch: Es war ein »Tagebuch« für die Zeit nach ihren eigenen Tagen. Ich sollte darin nach ihrem Tod lesen, sie hatte dort Aufgaben für mich und für ihre Familie aufgeschrieben, die wir für sie ausführen sollten. Offen sagte sie dabei, dass sie ihren Tod vorbereite und innerlich viel damit umgehe.

Es ist so weit

Plötzlich kam die Nachricht, das ein Spenderorgan gefunden sei. Mariam rief mich spät abends auf meinem Handy an, um mir davon zu berichten; selbst in großer Aufregung, fuhr ich daraufhin zum Klinikum Großhadern, wo sie für die Operation vorbereitet wurde. Der Abschied war für uns beide berührend. Ich konnte meine Angst um sie oder darum, »sie zu verlieren«, in meinem Blick offenbar nicht verbergen. An der Schleuse zum Operationssaal sagte sie zu mir schmunzelnd: »Keine Angst, wir sehen uns wieder«.

Am nächsten Tag berichtete mir Mariams Mutter am Telefon, dass die Operation schwer war und die Sauerstoffversorgung von Mariams Gehirn einige Minuten unterbrochen gewesen sei, sie liege im Koma.

Die Eltern hatten große Angst um sie, die Sorge, dass Mariam mit einer geistigen Behinderung erwachen könnte, stand im Raum. Auf Anraten der Mitarbeiter der Intensivstation brachten die Eltern etwas mit, was ihr vor der OP sehr viel bedeutet hatte, eines unserer gemalten Bilder, das Portrait ihres jüngeren Bruders.

Auf der Intensivstation wurde ihr dieses Bild vor die Augen gehalten, um zu sehen, ob sie sich erinnern konnte, wenn sie erwachte. Ich war sehr gerührt, als ich davon erfuhr.

»Wenn ich das gewusst hätte …«

Mariam erwachte ohne geistige Schäden aus dem Koma, war aber traumatisiert von den schweren Schmerzen der Operation. Ihr Aufenthalt auf der Intensivstation hatte mehrere Wochen gedauert. Vor allem die Erinnerung an die Zeit nach dem Erwachen, als sie aufgrund eines Tubus im Hals nicht sprechen konnte, aber große Schmerzen und Durst hatte, belastete sie sehr. Sie hatte Angst, weil ihr Lachen verändert klang. Mariam fragte sich und mich, ob sich ihre Seele durch die Transplantation verändert haben könnte. Unter anderem die Frage, ob die Spenderlunge von einem Mann stammen könnte und was das für sie bedeuten würde, ließ sie einige Zeit nicht los. Mariam machte eine depressive Phase durch, in der sie nicht wusste, ob sie ihr neues Leben auf sich nehmen wollte. Mehrmals formulierte sie: »Wenn ich gewusst hätte, wie schwer die Operation und die Zeit danach sind, hätte ich es nicht gemacht, niemand hat mir das vorher gesagt«.

Ich besuchte sie in einer Reha-Klinik in Oberbayern. Wir fuhren mit einer Seilbahn auf einen Berg, sie wollte, von mir gestützt, mit der neuen Lunge noch bis zum Gipfel gehen. Tapfer schaffte sie es, genauso wie sie Schritt für Schritt ihr neues, immer noch beschwerliches Leben annahm.

Das nächste Bild malte Mariam selbständig in der Reha-Klinik; es zeigte eine bayerische Landschaft, in, wie mir schien, »leuchtend arabischen Farben«. Ein reißender Gebirgsfluss nimmt fast das gesamte vordere Drittel des Bildes ein. In der Bildmitte führt eine Brücke über den Fluss, dahinter sieht man eine Kirche, die Berge, den Himmel. Mariam malte einige leuchtende Landschaftsbilder ohne meine Hilfe.

Eine Tochter Palästinas im Exil – eine ferne heimatliche Welt

Ihr nächstes Motiv, bei dem ich sie wieder begleitete, war ein Portrait ihres in Nablus wohnenden Großvaters. Wir fertigten das Bild während einiger Hausbesuche gemeinsam an. Es zeigt einen ernst blickenden Mann mittleren Alters, das Gesicht, der obere, sichtbare Teil eines Jacketts, mit Hemd und einem Stück der Krawatte sind in Schwarz-weiß-Tönen gehalten, der Hintergrund besteht aus horizontal verlaufenden Gelb-, Orange- und Rottönen. Das Bild wurde zu ihrem Großvater gesandt.

Die Bilder ihres Großvaters und das darauffolgende Portrait des politischen und geistigen palästinensischen Führers Arafat vermittelten nach meiner Einschätzung zwischen ihr und der fernen, heimatlichen Welt, mit der sie sich malend vertraut machte. Es wurde spürbar, dass sie sich mit etwas Größerem verband – mit ihrer Heimat, aber auch mit der Natur, mit etwas, das über sie hinausging und sie einband.

Mariams gesundheitlicher Zustand wurde zwei Jahre nach der Transplantation deutlich schlechter und sie wurde schwächer. Ein Bild des ägyptischen Pop-Sängers Tamer Hosny entstand und wurde nach Ägypten gesandt, Arafats Portrait möchten die Eltern an seine Witwe schicken. Eine große Auswahl der Bilder, die in der Zeit, die wir gemeinsam gemalt haben, entstanden sind, wurde 2009 in München in der »Aspekte Galerie im Gasteig« bei der Ausstellung »Das sechste Element – Prozesse, Spuren, Werke im Kontext von Kunst und Therapie« gezeigt. 2010 waren viele ihrer Bilder im Künstlerforum Bonn bei der Ausstellung »Hinterhalt-Quellenreich« zu sehen. Nach Bonn konnte Mariam als Künstlerin mit ihrer ganzen Familie anreisen und dort übernachten, dank einer Unterstützung durch die *Süddeutsche Zeitung*.

Ihre Bilder befinden sich in der ganzen Welt – zum Teil an Orten, die Mariam nicht mehr selbst aufsuchen konnte. Die Bilder wurden gleichsam zu Flügeln ihrer inneren, freien Identität, dem Gegensatz zum schweren »Schuhkarton der Krankheit«, an den sie sich schmerzlich gebunden gefühlt hatte. Im realen Leben war es Mariam – trotz großer Einschränkungen in den beiden Jahren nach der Lungentransplantation – gelungen, viele ihrer Wünsche zu verwirklichen: Sie erhielt eine unbefristete Aufenthaltserlaubnis für Deutschland, fand einen Ausbildungsplatz, machte den Führerschein, unternahm zwei Urlaubsreisen nach Ägypten und lernte per Chat einen jungen Mann in Palästina kennen, der nach München reiste und bei ihrer Familie um ihre Hand anhielt. Mir wurde dieser junge Mann via Skype vorgestellt, und ich wurde in die Entscheidung bezüglich des Besuches und der Verlobung miteinbezogen. Ich konnte mit beiden, obwohl Mariam schon sehr schwach war, einen Ausflug auf den Olympiaturm in München machen und wünschte ihnen und ihrer Beziehung viel Glück.

Leider kam es nicht zu einer Hochzeit. Mariam verstarb einen Monat nach dem Besuch ihres Freundes.

Mein Lieblingsbild von Mariam trägt den Titel *Der goldene Fluss*. Es zeigt eine Berglandschaft mit einem orangerot leuchtenden Himmel, der sich in einem Fluss spiegelt. Dieser goldene Fluss, der den leuchtend gefärbten Himmel des Sonnenuntergangs spiegelt und durch eine weite Aue, an steilen Bergen entlang fließt, das war für mich sie selbst. Ihre Kraft, mit der sie ihre inneren Wünsche und Träume, trotz großer Hindernisse, unbeirrt verfolgte, hat mich tief berührt. Dabei trug sie immer den Glanz des Sonnenuntergangs in sich. Ich glaube, Mariam hat sich innerlich mit diesem und anderen Bildern der letzten Zeit auf ihre »Heimkehr« vorbereitet.

Zum Ende ihres Lebens hatten wir über einen Katalog ihres malerischen Werks gesprochen. Sie schrieb während unserer letzten Begegnungen mit letzter Kraft Gedichte für ihre Mutter und ihren Bruder, und der Titel für den Katalog über ihr Werk beschäftigte sie lange. Der erste Arbeitstitel lautete: »Von Sonnenaufgang bis Sonnenuntergang, Wiederkehr und Vollendung«; schließlich entschied sie sich für den Titel »Eine Tochter Palästinas im Exil«.

Ich hoffe, dass sie ihre innerlich vorbereitete Heimkehr vollendet hat. Ich empfinde es so, dass ihre Energie für immer, wie ein goldener Fluss, in der Welt ist.

Aus der Inhaltsbeschreibung des Films Titanic: Zum Ende des Films wird die junge Rose an der großen Treppe der Titanic von den Opfern des Untergangs begrüßt und findet sich schließlich in Jacks Armen wieder. Ob es sich dabei um einen Traum handelt oder Roses Seele nach ihrem Tod auf die Titanic zurückkehrt, geht aus der Handlung nicht klar hervor (vgl. z. B. http://de.wikipedia.org/wiki/Titanic_%281997%29).

Literatur

Benedetti, G. (1992): *Psychotherapie als existentielle Herausforderung,* Göttingen (Vandenhoeck & Ruprecht) 1992.

SIMON R. WILKINSON

Milieutherapie auf der Station für Kinder- und Jugendpsychiatrie in Oslo: Eine bindungstheoretische Perspektive

Was wir uns für unsere Patienten von der milieutherapeutischen Behandlung erhoffen, ist zum einen, dass sie sich besser fühlen, und zum anderen, dass sie alte Gewohnheiten ablegen und dauerhaft durch den flexiblen Umgang mit Alternativen ersetzen, mit deren Hilfe sie Schwierigkeiten vermeiden können. Bei unseren ambulanten Patienten gelingt es uns aber nicht immer, diese Vorgaben zu erreichen.

Eine Behandlung – zumal eine stationäre Behandlung – zu beginnen, ist ein riskantes Unternehmen: Die Erwartung an den Patienten lautet, dass er sich einer Gruppe ihm unbekannter Menschen sozusagen in die Arme wirft. Die Eltern sollen ihre beschützende Rolle aufgeben, womit für den Patienten unter Umständen weitere Signale verbunden sind, die eine Gefahr anzeigen. Beide, der Patient und seine Eltern, sollen sich vertrauens- und hoffnungsvoll in das Unbekannte fügen. Das ist eine lächerliche Utopie. Es gibt keinen plausiblen Grund, weshalb sie den Mitarbeitern auf meiner Station oder mir vertrauen sollten. Reputation genügt hier nicht. Das Szenario wird unweigerlich Bindungsstrategien auf Seiten der Eltern und auf Seiten des Patienten aktivieren, und diese Prozesse dauern an, unabhängig davon, welche Achse-1-Störung jeweils diagnostiziert worden ist.

Die Abteilung, die ich hier beschreiben möchte, ist die Station für Jugendpsychiatrie des Universitätskrankenhauses Oslo, die Patienten im Alter zwischen 13 und 18 Jahren (in der Regel 15- bis 18-Jährige) aufnimmt. Wir kümmern uns um die Probleme von Jugendlichen mit jedweder Diagnose, auch wenn wir davon ausgehen, dass Jugendliche mit primären Verhaltensstörungen ohne begleitende neuropsychologische Schwierigkeiten auch in dem von der Stadt Oslo angebotenen multisystemischen Therapieprogramm gut aufgehoben sind, das eine stationäre

Aufnahme nicht erforderlich macht. In unserer Abteilung arbeiten wir durchweg auf einer bindungstheoretischen Grundlage, und ich hoffe, mit diesem Beitrag insbesondere die Rolle der Bindungsprozesse beleuchten zu können. Ein besonderes Augenmerk werde ich dabei auf die notwendige Unterscheidung zwischen Typ-A- und Typ-C-Bindungsstrategien auf Seiten der Patienten, der Eltern und der Therapeuten richten – nicht aber auf die Alternative, nämlich das primäre Interesse an der Unterscheidung zwischen B und Nicht-B. Akutfälle werden in unserer Schwesterabteilung aufgenommen.[1]

Bindungsstrategien

Wir alle setzen lebenslänglich Bindungsstrategien ein, um uns nach Möglichkeit wohlzufühlen, unser Unbehagen gering zu halten und unser Dasein zu bestehen. Bindung bedeutet Überleben bei größtmöglicher Gesundheit, hier verstanden als größtmögliche affektive »Balance«, als Wohlergehen. Das Nicht-Wohlergehen, das die betroffene Person in Kontakt mit den Instanzen der Gesundheitsversorgung bringt, ist nicht notwendig das gleiche wie das, was eine adäquate ambulante Behandlung so schwierig macht. Wir müssen sowohl nach den klassischen Achse-1-Störungen als auch nach den Bindungsstrategien fragen, und das bedeutet, dass wir uns auch mit der Persönlichkeitsfunktion unserer jungen Patienten und mit den Verletzlichkeiten befassen müssen, mit denen sie von Geburt an gelebt und denen sie sich angepasst haben. Unsere Arbeitshypothese lautet in jedem Fall, dass eine ambulante Behandlung bei manchen Patienten, die an Schizophrenie, an einer bipolaren Störung, an Zwangsstörungen und dergleichen leiden, vor allem deshalb keinen Erfolg hat, weil hier noch eine zusätzliche Erschwernis im Spiel ist, nämlich die Persönlichkeitsfunktion dieser Patienten und die ihrer Eltern. Wir erwarten nicht, dass uns Patienten überwiesen werden, deren Bindungsstrategien dem B-Typ zuzuordnen sind – manchmal zeigen Patienten allerdings eine verwirrende Mischung von Typ-A- und Typ-C-Strategien, die uns veranlassen kann, auf B zu tippen.

A-»Strategen« aufzunehmen ist insofern problematisch, als solche Patienten sich gerne verschließen und kaum Affekte erkennen lassen. Carl Whitaker hat das Dilemma am Beispiel der Schildkröte beschrieben, der eine Vorwärtsbewegung nur möglich ist, wenn sie den Kopf aus dem Panzer streckt. C-Typen zeigen dagegen eine üppig blühende Symptomatik (die Strategien C 2, C 4, C 6 oder C 8), die es erforderlich macht, dass man sich um sie kümmert, oder sie kämpfen bis zum

Letzten (C 1, C 3, C 5, C 7). Sie »emigrieren« erstaunlicherweise erst dann auf dramatische Weise, wenn wir an die Tür klopfen (Fluchtreaktion), oder sie attackieren den Boten, der die im Glücksfall von uns entzündete Fackel der Hoffnung bringt (Kampfreaktion). Andere, darunter auch A-Typen, erstarren, d.h. sie meiden die Stationsschwelle bzw. unternehmen nichts, um sie zu überschreiten (Gefrieren/Bewegungsstarre).

Schon beim ersten Zusammentreffen erkennen wir, welche Bindungsstrategien die jugendlichen Patienten und ihre Eltern anwenden und angewandt haben, um durchs Leben zu kommen. Mit der Überweisung an uns sind sie zwischen einander entgegenstehenden Kräften in einem Niemandsland gefangen. Sie wollen, dass die Dinge sich ändern, aber sie »mauern«, sobald es darum geht, den Preis für das enorme Risiko zu entrichten – als ob sie eine Mondlandung unternehmen sollten. Wir beginnen mit dem Versprechen – ehrlich währt ja bekanntlich am längsten –, dass der Aufenthalt auf der Station höllisch sein wird und dass wir ihnen helfen werden, durch diese Hölle hindurchzukommen. Es ist wie eine Operation, die man an sich selbst durchführt, ohne dass ein Anästhesist zugegen ist. Auf Besserung hinzuarbeiten ist das Gleiche wie dem Rat eines Physiotherapeuten zu folgen: Es ist entsetzlich schwer, es mit einer neuen Art des Laufens oder Sitzens zu probieren und bei dieser neuen Art zu bleiben, wenn man doch zugleich versucht ist, weiterhin krumm und schief vor dem Fernsehgerät zu hocken. Von Anfang an thematisieren wir das implizite Lernen, das die Gewohnheiten unserer jungen Patienten am Leben hält – ein sowohl prozedurales als auch perzeptuell-affektives Lernen.

Die Station

Der stationäre Aufenthalt ist schon in sich eine sehr erschreckende Vorstellung; auf meiner Station gilt die erschreckende Vorstellung allerdings dem radikalen Akzeptieren des *Lebens*. Die Station darf kein gefährlicher Ort sein; eingebaute Risiken, als solche erkannt, sind aber unerlässlich (so haben wir z.B nicht die Absicht, alle Gegenstände zu entfernen, die sich zur Selbstverletzung eignen könnten). Das Leben außerhalb der Station ist noch riskanter, und wir sind der Ansicht, dass die Station ein Ort sein muss, an dem die Jugendlichen lernen, auf neue Weise mit Risiken umzugehen. Das bedeutet, dass sie neue Bindungsstrategien erlernen und zugleich lernen, enge Beziehungen in Zeiten der Bedrängnis zu nutzen oder nicht zu nutzen. Die Station hat kein geringeres Ziel, als die Aktivierung der Gene der jugendlichen Patienten durch wirkkräftige epigenetische Prozesse zu verändern; entsprechend lautet unsere Antwort auf die skeptische Frage, ob wir denn die biologischen Faktoren ignorieren wollen, frei nach dem Biologen und Nobelpreisträger Peter Medawar: »Vererbung gibt (nur) vor, Evolution (dagegen) disponiert«.

Der einmalige Vorteil des stationären Aufenthalts liegt darin, dass wir innerhalb der Beziehungsstrategien beider Parteien, der Jugendlichen und ihrer Eltern, arbeiten können. Mit »innerhalb« meine ich, dass wir von den Projektionen unserer Patienten eingefangen werden, und zwar insofern, als sie uns die Motive zuschreiben, die hinter ihren Bewältigungsdispositionen, ihren »dispositionellen Repräsentationen« (Damasio 2011), stehen. Diese dispositionellen Repräsentationen spiegeln, was den Patienten bisher in Augenblicken größter Bedürftigkeit bzw. dann, wenn sie das Gefühl hatten, »außer Balance« zu sein, als die aller Wahrscheinlichkeit nach hilfreichste Reaktion erschienen ist. Bindungsstrategien beeinflussen die Transaktionen[2] zwischen Milieutherapeuten und ihren Patienten im geschäftigen Hier und Jetzt des stationären Lebens.

Die Behandlung beginnt nicht mit Überlegungen darüber, was in der vergangenen Woche in der Schule oder zu Hause vorgefallen ist. Sie beginnt mit verwirrenden – weil unerwarteten – Reaktionen auf die übliche Art der Familienmitglieder, Dinge zu erledigen. Wenn der Stress auf der Station für die Patienten steigt, schimmern die üblichen »Überlebens«mechanismen immer deutlicher durch. Auf der Station sollte auf ausbalancierten Stress geachtet werden; wir können ihn nun einmal nicht steigern – was manchmal durchaus angebracht wäre –, solange der junge Patient und seine Eltern nicht wissen, dass wir alle ihnen helfen wollen, sicher »zu landen«.

Bisher war ziemlich viel von den Eltern die Rede. Aufgenommen werden die Jugendlichen, aber die Eltern oder andere VIPs[3] sind in erheblichem Umfang in den Behandlungsplan eingebunden. Das Zuhause der Familie oder der alternative Ort der Betreuung und Versorgung muss gefahrenfrei werden, die Netzwerke der Jugendlichen müssen gefahrenfrei sein. Nichtsdestoweniger werden gewisse Signale in diesen Milieus die Jugendlichen veranlassen, auch dann »Gefahr« zu lesen, wenn gar keine Gefahr mehr besteht. Was sie in der Vergangenheit gelernt haben, ist alles, was ihnen zur Verfügung steht, um die Zeichen dessen zu lesen, was sich in der Zukunft ereignen könnte.

Die Station wahrt eine Meta-Perspektive, was dieses primäre Ziel einer hinreichend sicheren häuslichen Situation angeht. Unsere Aufgabe ist es, die Dinge zu befördern, niemals aber darauf hinzuarbeiten, zur alternativen »sicheren Basis« zu werden. Die Station steht nicht für ein Asyl angesichts dieser oder jener Situation, sondern für die Unterstützung der Jugendlichen in einem hartnäckigen Bemühen, das schließlich dazu führt, dass sie die Risiken des Lebens außerhalb der Station bewältigen.

Ich als Leiter der Station muss wiederum eine Meta-Perspektive gegenüber den Beziehungsprozessen einnehmen, die zwischen meinen Mitarbeitern und den Jugendlichen – individuell und als Gruppe – sowie ihren Familien ablaufen. Neben diesem täglichen Appell an meine Wachsamkeit bestehen meine anderen wichtigen Funktionen im »Torhüten« – ich muss den stationären Aufenthalt in die Wege leiten, und ich muss sichergehen, was den richtigen Zeitpunkt der Entlassung des jeweiligen Patienten angeht, wobei dessen Bedürfnisse (die weiter unten in bindungspsychologischen Begriffen analysiert werden) und die Patientenfluktuation auf der Station in einem ausgewogenen Verhältnis stehen müssen.

Die wichtigste Mitarbeiterin, die wiederum eine »hinreichend sichere« Basis für die Milieutherapeuten[4] bietet, ist die leitende Milieutherapeutin, auch als »Ward Manager« bezeichnet, obgleich ihre Rolle nicht ganz derjenigen ihrer auf britischen Stationen tätigen Kolleginnen entspricht. Ich delegiere die Verantwortung für die Personalführung und das Qualitätsmanagement an sie. Sie ist die bildliche Mutter der Milieutherapeuten vor dem Hintergrund meiner – wie ich hoffe, benignen – paternalistischen und alleinverantwortlichen Leitung der Station insgesamt. Sie sorgt mit dafür, dass es nicht zu einer impulsiven Aktivierung der Bindungsstrategien der Milieutherapeuten kommt, und wenn das doch einmal der Fall sein sollte, dann weiß sie, wie die Beteiligten wieder zur Balance untereinander und zu einer Perspektive gelangen können.

Gleichzeitig bemühen sich die Psychologen und der Assistenzarzt der Station darum, die Reflexion über die Prozesse voranzutreiben, die zwischen unseren Patienten und den Mitarbeitern sowie anderen Patienten im Gang sind. Darüber hinaus nehmen sie an vielen familientherapeutischen Sitzungen teil, um auch das, was in diesem Kontext – parallel zu den Prozessen auf der Station – abläuft, zu erkennen und zu nutzen. Sie ermöglichen es damit, die über die verschiedenen Umfelder hinweg wiederkehrenden Muster und auslösenden Elemente ausfindig zu machen, die sich ihrerseits eng in die fünf von Bowlby (2010) – vor dem Hintergrund der Bindungstheorie – formulierten Hauptaufgaben des Therapeuten einfügen. Diese – hier auf die Arbeit auf einer Station zugeschnitten – sind:

1. Sowohl im häuslichen Umfeld des Patienten als auch auf der Station muss für ein ausreichendes Maß an Sicherheit (ursprünglich: eine »sichere Basis«) gesorgt werden.

2. Die wiederkehrenden Muster der Begründung (Etablierung) und Wahrung von Beziehungen müssen identifiziert werden.
3. Es muss geklärt werden, was sich in der Beziehung zu den Milieutherapeuten, zu den Eltern, zu den Geschwistern, zum sozialen Netzwerk und zu den mit der Nachbeobachtung beauftragten Instanzen wiederholt.
4. Es muss geklärt werden, inwiefern die aktuellen Erwartungen und das aktuelle Erleben des Patienten sich aus seiner Vergangenheit ergeben und welche Faktoren die dispositionellen Repräsentationen des Patienten beeinflussen und für die Bewahrung der aktuellen Muster sorgen.
5. Das aktuelle Selbstbild des Patienten muss immer wieder auf seine fortbestehende Relevanz in der Familie, in der Schule, im sozialen Netzwerk und auf der Station überprüft werden.

Das Gleiche gilt auch für die Eltern und für das Stationspersonal innerhalb eines komplexen ökologischen Gefüges miteinander verbundener Mikro- und Exosysteme (Bronfenbrenner 1981).

Etwas Neues lernen

Aber bevor wir uns auf den Weg machen, um zu sehen, was »im Milieu« geschieht, müssen wir untersuchen, was zu dauerhafter Veränderung führt, wie Veränderungen erinnert werden (welche Lernprinzipien am Werk sind), wie es sich erklärt, dass dieses neue Lernen Priorität gegenüber dem »alten« Lernen gewinnt (Priorität innerhalb der dispositionellen Repräsentationen), und wie die Veränderungen ihre Vorrangstellung auch unter schwieriger werdenden Bedingungen wahren. Und warum sind solche Veränderungen im Fall eines ambulanten Patienten nicht möglich? Wir müssen der Rolle dieser soeben genannten Faktoren im Einzelnen nachgehen, damit wir begreifen, warum die ambulante Behandlung in bestimmten Fällen nicht ausreicht und wir eine stationäre Behandlung anbieten *sollten.* Das ist Teil meiner »Torhüterrolle«. Nur der stationäre Aufenthalt selbst wird erweisen, ob die Erklärung, zu der wir bei Prüfung des Aufnahmeantrags gelangten, gerechtfertigt war.

Das setzt voraus, dass Klarheit darüber besteht, was das Einmalige am stationären Modus ist. Es ist keine Frage etwa einer intensiveren Behandlung, sondern etwas anderes, das andere Möglichkeiten des Lernens bietet. Es ist auch keine Frage einer Hierarchie zwischen dem ambulanten und dem stationären Modus (wir sind niemals höher bezahlt worden in der Annahme, die Arbeit mit stationären Patienten erfordere höhere Qualifikationen), obwohl wir bei vielen Patienten, die uns überwiesen werden, den Eindruck haben, dass man »draußen« von einer solchen Hierarchie ausgeht. Für uns fühlt es sich aber ganz im Gegenteil manchmal so an, als wären wir Teil eines Entsorgungssystems – wenn der Fall genügend »riecht«, dann gib ihn weiter, ohne danach zu fragen, ob der Patient sozusagen wiederaufbereitet werden, also je wieder nach Hause zurückkehren kann. Die Station ist in keinem Fall eine andere Art häuslicher Basis, und die Kinder- und Jugenddienste dürfen die Aufnahme eines jungen Patienten bei uns nicht in der Weise missbrauchen, dass sie ihre Bemühungen um die Sicherheit dieses Kindes hinauszögern, die ja die Voraussetzung für unsere auf Veränderung zielenden Bemühungen ist; die Überweisung an uns sollte also eher ein Zeichen dafür sein, dass sie sich dieser Fälle beschleunigt annehmen (was die Patienten auf meiner Station angeht, ist das allerdings nie geschehen). Die für die stationäre Aufnahme bei uns relevante Klientel ist in der Grauzone zwischen den Kinder- und Jugenddiensten und den spezialisierten Gesundheitsdiensten anzutreffen.

Wir gehen bei unserer Arbeit von einem Verständnis von Bindung und Anpassung aus, das, niedergelegt im »Dynamic Maturational Model of Attachment and Adaptation« (DMM; deutsch als »Dynamisches Reifungsmodell der Bindung und Anpassung« bekannt), den Orientierungsrahmen für die Planung und Verwirklichung eines erfolgreichen stationären Aufenthalts bildet, durch den dauerhafte Veränderungen zustande kommen (siehe z.B. Wilkinson 2010). Dieses Modell legt den Akzent auf die je spezifische Art des Lernens, die letztlich in die Persönlichkeitsanteile der Patienten wie ihrer Eltern eingeht, die häufig mit dafür sorgen, dass eine ambulante Behandlung den Patienten und ihren Eltern »nichts bringt«. Die Besonderheiten des Lernens sind es auch, die das stationäre Personal in seinen Wahrnehmungen und Reaktionen gegenüber der jeweiligen Klientel beeinflussen. Gerade die Persönlichkeitsentwicklung heranwachsender Patienten gerät aber oft aus dem Fokus der Betrachtung, weil das ICD-10 es uns aus längst nicht mehr gültigen Gründen nahelegt, die Diagnose einer Persönlichkeitsstörung nicht vor dem 18., keinesfalls aber vor dem 16. Lebensjahr der Betroffenen zu stellen.

Zunächst zum Dilemma des ambulanten Modus: Dem Erfolg einer ambulanten Behandlung kann der *implizite* Gebrauch von Bindungsstrategien im Weg stehen, wie sie von Eltern und Kindern in der jeweiligen Kindheit erlernt wurden und beibehalten werden, um die Transaktionen zwischen den Generationen zu bewerkstelligen. Da wir uns das implizite Lernen, das in die Bindungsstrategien[5] eingegangen ist, nicht ins Gedächtnis zurückrufen können[6], wird das nachträglich versuchte »ambulante« Reflektieren über ein Geschehen kaum jemals zu Veränderungen führen, es sei denn, die Eltern könnten sich über die eingefahrene Neigung, ihren heranwachsenden Kindern das immer gleiche Echo zu zeigen, tatsächlich *hinwegsetzen*. Bisher hat der »transaktionale Tanz« zwischen Eltern und »Kind« für die wechselseitige Anpassung aneinander gestanden, aber jetzt, da dieses Arrangement den Bedürfnissen des Heranwachsenden und den Herausforderungen der neuen Lebensphase nicht länger gerecht wird, kommt es zu Schwierigkeiten: Die ursprünglichen Muster, widergespiegelt in den Bindungsstrategien, sind biologisch wie psychosozial verankert und haben Eltern und Kind auf die zu erwartenden Herausforderungen »vorbereitet«: Beide Seiten haben sich auf wechselseitig rekursive Interaktionsmuster eingelassen. Wie LeDoux sagt: Emotionales (implizites) Lernen findet lebenslang statt. Und das Gleiche gilt für das – ebenfalls implizite – prozedurale Lernen, für die mit dem vertrauten sozialen Verhalten einhergehenden motorischen Muster. Diese impliziten Komponenten des Gedächtnisses stehen der Reflexion nicht zur Verfügung, aber sie beeinflussen unsere dispositionellen Repräsentationen auf dem Weg über die Prioritäten, die im Arbeitsgedächtnis aufsteigen und uns dazu bewegen, in einer bestimmten Weise zu handeln: Wir stellen fest, dass wir Dinge tun, die wir nicht ausdrücklich zu tun wünschten – zumal dann, wenn wir unter Stress stehen.

Wenn Eltern impulsiv von ihren impliziten Lernerfahrungen angetrieben werden, dominiert ihre Persönlichkeitsfunktion,[7] und dann ist es sehr wahrscheinlich, dass es in erster Linie die eingewurzelten Muster ihrer Transaktion mit dem heranwachsenden Kind sind, die dafür sorgen, dass dessen Schwierigkeiten fortdauern. In diesem Fall wird das Eltern-Kind-Verhältnis sowohl als Teil des Problems als auch – von uns – als Teil der Lösung angesehen, dann nämlich, wenn die Eltern ihr heranwachsendes Kind von nun an anders wahrnehmen und ihm in anderer Weise begegnen, selbst wenn »das Kind« stationär aufgenommen werden musste.

Implizites Lernen folgt lerntheoretischen Grundsätzen, wobei die Verhaltensausformung durch die jeweiligen Kontingenzen eine große Rolle spielt. Das bedeutet, dass die Milieutherapeuten sich über den Zusammenhang zwischen ihren Reaktionen auf das Verhalten des Jugendlichen und dem darauffolgenden »Shaping«, der Ausformung seiner Beziehungsstrategien, im Klaren sein müssen. Wenn sie unter Stress stehen, kann es sein, dass ihr eigenes implizites Lernen, reflektiert in ihren Bindungsstrategien, zutage tritt. Die Routine auf der Station muss dafür sorgen, dass die therapeutische Dynamik dadurch nicht behindert wird. Tatsächlich kommt es nur zu oft – in Form der Responsivität der Mitarbeiter – zur intermittierenden Verstärkung von Verhaltensweisen, von denen man hoffen würde, dass sie für die Anpassung an die Umgebung keinerlei Funktionalität mehr besitzen möchten: Der klassische Fall wäre die Selbstbeschädigung; weniger bekannt ist, dass auch Anzeichen psychotischer Symptome ein intermittierend-übertriebenes Interesse der Fachleute wecken können.

Die theoretische Perspektive des DMM

Wir brauchen jetzt eine differenziertere Formulierung der Bindungsstrategien, um unsere Überlegungen verständlich darzustellen. Es ist nicht durchweg bekannt, dass es mehrere konkurrierende Bindungstheorien gibt, aus denen wir wählen können. Unsere Station hält sich in erster Linie an das von Pat Crittenden vorgetragene »Dynamische Reifungsmodell der Bindung und Anpassung« (DMM; s. o.), das sich unserer Meinung nach besser in die entwicklungspsychologische Literatur einfügt als das zumeist mit Mary Main in Verbindung gebrachte Modell der Bindungsmuster, das mit den Kategorien A, B, C und D arbeitet. Es steht zu erwarten, dass die zunehmende Vertrautheit mit den Auswirkungen traumatischer Erfahrungen auf den Lernprozess in den nächsten Jahren zu einer gewissen Annäherung zwischen diesen beiden konkurrierenden Theorien führen wird, wenn auch notwendigerweise erst nach dem Ableben der Protagonisten, die beide Schüler von Mary Ainsworth waren. Das Dynamische Reifungsmodell spezifiziert die Verzerrungen der Informationsverarbeitung, wie sie mit den Kategorien A und C und mit der gemischten A/C-Kategorie (Tab. 1, S. 264) einhergehen; es arbeitet mit der gleichen ABC-Terminologie für alle Altersgruppen, mit den Unterkategorien B1–5, A1–8, C1–8, A/C und AC und mit einer Reihe von »Modifikatoren«, so mit den unbewältigten Verlust- (Ul) und traumatischen (Utr) Erfahrungen (für beide werden jeweils zehn verschiedene Bewältigungsstrategien genannt), mit der Depression (Dp), verwendet im Sinne von Seligmans »erlernter Hilflosigkeit« (Abramson et al. 1978; eine Grundstrategie hat aufgehört, strategisch zu funktionieren), und mit der weithin unbekannten Kategorie der »Intrusionen (verbotener) negativer Affekte« (»ina«) (Crittenden 2008, S. 115 f.; Crittenden & Landini 2011; Stokowy & Sahhar 2012). Ein breiterer Fächer von Strategien steht erstmals in der Adoleszenz zur Verfügung, denn die stärker verzerrte Informationsverarbeitung bei A 5–8 und bei C 5–8 setzt eine fortgeschrittene Hirnreifung und die hormonalen Veränderungen der Pubertät voraus (so wird etwa die zwanghaft-promiskuitive A5-Strategie eingesetzt, um zu einer Pseudo-Intimität zu gelangen).

Bestimmend für die verzerrte Informationsverarbeitung und die dispositionel-

TAB. 1: Transformationen der Information für Typ-A- und Typ-C-Strategien (siehe Wilkinson 2003)

Alter	Affektive Informationen		Kognitive Informationen	
	Typ A	Typ C	Typ A	Typ C
Säugling	Weglassen negativer Affekte			Weglassen zeitlicher Informationen
Kind im Vorschulalter	Verfälschen positiver Affekte	Verzerren negativer Affekte		
Kind im Schulalter			Verzerren zeitlicher Informationen	Verfälschen kausaler Informationen
Und: Zutreffend vorausweisende kognitive oder affektive Informationen Irrtümliche Schlussfolgerungen aufgrund von zeitlichen Koinzidenzen				

len Repräsentationen des A-Typs sind das Anliegen, den Erwartungen einflussreicher anderer zu genügen, und – damit zusammenhängend – die Erfahrung des Betroffenen, dass die Bezugspersonen seine Bedürfnisse von jeher nur in einem sehr geringem Maß erkannt haben. Dass der A-Typ negative Affekte, etwa Aggressivität, zur Schau stellt, sorgt in der Regel für Distanz gegenüber den VIPs und nicht etwa für ein wechselseitiges Miteinander. Allerdings sind die VIPs auch von jeher »berechenbar« – z.B. in ihrer Passivität und Gleichgültigkeit gegenüber den Notsignalen, die Kinder in Form ihrer negativen Affekte aussenden. Diese Berechenbarkeit ermöglicht es den Kindern, die Kontingenzen (Bedingtheiten) zu erkennen, von denen die wechselseitigen Transaktionen bestimmt sind. Die Kinder wissen, dass es zwecklos ist, noch stärker zu weinen oder sich noch aggressiver zu geben – es könnte aber sein, dass Anzeichen einer Krankheit die Blindheit der Eltern für ihr, der Kinder, Bedürfnis nach Zuwendung und Aufmerksamkeit überwinden: Die emotional-körperlichen Signale der Heranwachsenden könnten als Auslöser fürsorglichen Verhaltens fungieren, weil die Eltern annehmen, dass ihr Kind im somatischen Sinne krank ist. Der Arzt wird in solchen Fällen auf eine somatoforme Störung tippen, es sei denn, dass er die Eltern »spiegelt«, die affektiven Komponenten übersieht und eine Vorliebe für »pseudo-somatische« Diagnosen hat, z.B. für die Diagnose einer myalgischen Enzephalitis oder noch besser einer myalgischen Enzephalopathie statt eines chronischen Erschöpfungssyndroms.

Wenn wir uns jetzt vorstellen, wie die Arbeit eines noch unerfahrenen Milieutherapeuten mit einem Jugendlichen verlaufen dürfte, wenn beide eine Typ-A-Strategie[8] befolgen, dann wird klar, auf welche Punkte Milieutherapeuten besonders achten müssen. Für die Interaktionen solcher »Paare«, die ja massiv vom *Modus operandi* des A-Typs bestimmt sind, dürfte dann das Folgende (wahlweise für den einen oder für den anderen oder auch für beide) gelten:

- Sie werden kausale Geschehnisse und Sequenzen als solche erkennen.
- Sie werden sich besser auf das »Lesen« der Affekte des jeweils anderen als darauf verstehen, die eigenen Affekte wahrzuhaben und zur Regelung ihrer Beziehung einzusetzen.
- Sie werden dazu neigen, die Rolle unterschwelliger negativer Affekte (z. B. zunehmende Gereiztheit, Ängste) – und zwar der eigenen und derjenigen des jeweils anderen – zu übersehen.
- Sie werden im Unklaren bleiben, was den Zusammenhang zwischen somatisch-affektiven Zustandsbildern und psychischer Bedrängnis (distress) angeht; mit anderen Worten, die körperlichen Stress-Signale des Kindes wurden von den jeweiligen VIPs nicht aufgegriffen und eingeordnet; folglich wird auch ihr Zusammenhang mit den auslösenden Kontingenzen nicht gesehen.
- Sie werden sich sehr stark auf Informationen von Experten verlassen, denn sie neigen zum Kotau gegenüber »Höhergestellten«.
- Von Seiten des Leiters der Station, der leitenden Milieutherapeutin, der Ärzte und Psychologen werden sie eine wohlmeinend-paternalistische Behandlung erfahren.
- Die Behandlung wird »technisch« ausgerichtet sein, denn Jugendliche verfügen nicht über eine psychologische Sprache und erwarten ein mechanistisches Vorgehen gegenüber menschlicher Nöten.
- Sie werden die Antworten im psychoedukativen Gespräch suchen, denn verglichen mit dem Blick in die unbestätigte/undifferenzierte Welt der Gefühle hat sich das Kognitive für sie über die Jahre hinweg als hilfreicher erwiesen.
- Sie werden geneigt sein zu glauben, dass der andere »besser« sei als sie selbst.
- Sie werden bemüht sein, es einander recht zu machen – nette Eltern, nette Therapeuten, nette Jugendliche –, denn die negativen Affekte sollen verborgen bleiben; die Beziehung kann also als sicher und geschützt und damit als geeignet angesehen werden, mit zukünftigen Risiken fertigzuwerden.
- Sie werden fälschlicherweise als psychisch gesund und »emotional ausgeglichen« erscheinen bzw. sich schlicht »wohlfühlen«, auch wenn vielleicht somatische Einschränkungen, z. B. Paralysen, vorliegen.

- Sie werden zur »Flucht in die Gesundheit« neigen bzw. die Zusicherung akzeptieren, dass jetzt alles gut sei.
- Sie werden die Behandlung vorzeitig beenden, und zwar zur eigenen Zufriedenheit und zur Zufriedenheit des unerfahrenen Therapeuten.
- Sie werden angesichts von »Intrusionen negativer Affekte« *(ina)* schockiert und verwirrt sein und sich das plötzliche Auftauchen von Aggression, die sozusagen aus heiterem Himmel kommt, nicht erklären können – und dann besteht die Gefahr, dass dem Patienten eine Psychose attestiert wird.

Diese Aufzählung ist nicht erschöpfend, sie wird hier aber vorgenommen, um Reichweite und Vielfalt der Folgen der A/A-Dynamik zu veranschaulichen. Zugleich hoffen wir, dass sie dazu anregen wird, über die Beziehungen in anderen stationären Einrichtungen nachzudenken.

Die Verzerrungen der Informationsverarbeitung und die dispositionellen Repräsentationen des C-Typs sind von dessen Interesse bestimmt, die eigenen Bedürfnisse an die erste Stelle zu setzen. Um mit dem unvorhersehbaren Echo der Eltern auf seine Hilferufe fertigzuwerden, hat der C-Typ gelernt, sein Missbehagen in übertriebener Weise zu zeigen – entweder also seine Ängste und seine Fürsorgebedürftigkeit herauszustellen (das trifft, kulturell bedingt, eher für weibliche Jugendliche zu) oder, alternativ, seine Aggressivität zu übertreiben (das ist, kulturell bedingt, eher bei männlichen Jugendlichen zu erwarten). Diese Verhaltensweisen werden intermittierend verstärkt und damit beibehalten. Die Jugendlichen konzentrieren sich auf ihre Affekte, aber wegen der Unberechenbarkeit ihrer Eltern verlieren sie die Kontingenzen aus den Augen, von denen ihre Transaktionen bestimmt sind. Sie wissen, dass es sich unbedingt empfiehlt, noch mehr zu weinen bzw. sich noch aggressiver zu geben, denn an irgendeinem Punkt werden die Erwachsenen sich der Macht der von ihren Kindern zur Schau gestellten Affekte beugen. Das ist das komplementäre Bild zum A-Typ, der kaum Affekte erkennen lässt. Nehmen wir nun an, dass Milieutherapeuten, die eine Typ-C-Strategie anwenden, mit Jugendlichen arbeiten, die ebenfalls eine Typ-C-Strategie verfolgen. Für ihre Interaktionen wird dann das Folgende (wahlweise für die einen oder die anderen oder auch für beide Seiten) gelten:

- Sie werden sich besser auf das »Lesen« der eigenen Affekte verstehen als auf das aktive Wahrnehmen und Nutzen der Affekte des anderen.
- Sie werden sich aber »im Einklang« miteinander fühlen.
- Da sie wissen, dass sie die eigene affektive Befindlichkeit verzerrt darstellen, ist

ihnen auch bewusst, dass der andere das ebenfalls tun könnte; sie werden also misstrauisch sein, was etwaige verborgene Affekte angeht.

- Möglicherweise wird ihnen die Bedeutung der Kontingenzen entgehen, die hinter dem Auftauchen ihrer Affekte stehen.
- Sie werden die Situation vielleicht für schlimmer halten, als sie ist, weil ein so großes Maß an Unglück oder Missbehagen sichtbar wird.
- Sie werden sich nur zu leicht provoziert fühlen oder ein unangemessenes Mitleid empfinden und eher auf die affektive Einstimmung setzen als auf Klarheit bezüglich der ursächlichen Faktoren.
- Sie werden fälschlicherweise den Eindruck erwecken, »affektiv aus der Balance geraten« zu sein.
- Sie werden endlose Forderungen stellen, ein übertriebenes Interesse an ihrer Befindlichkeit anmahnen und zu lange in Behandlung bleiben wollen.
- Sie werden von deutlichen Bekundungen negativer Affekte nicht schockiert sein, obwohl sie vielleicht gerne schockiert wirken würden, um auf diese Weise Sympathien zu gewinnen.

Auch diese Aufzählung ist nicht vollständig, wird hier aber vorgenommen, um Reichweite und Vielfalt der Konsequenzen der C/C-Dynamik darzutun.

Die Aufgabe der leitenden Milieutherapeutin

Und was tut die leitende Milieutherapeutin? Sie ist die archetypische Mutter, die sich auf die Milieutherapeuten einstimmt und sich wohlwollend um sie kümmert. Sie ist administrativ für sie verantwortlich, sie hat den Überblick über das Budget für das Personal und für vorübergehende Aufstockungen des Personals, je nach dem Zustand der Patienten, und sie gewährleistet die professionelle Qualität der Arbeit. Es ist ein spannendes Arbeitsfeld, das in etwa die Fertigkeiten einer Mutter verlangt, die es ihrem Kind ermöglicht, einen »ausgewogenen Gebrauch von der Informationsverarbeitung« (ein Merkmal der B-Strategie, im DMM als »balanced strategy« = »balancierte Strategie« bezeichnet, besser bekannt aber als »sichere[9] Bindung«) zu machen. Die Balance besteht hier zwischen dem ausreichenden (aber nicht zu tief reichenden) Einblick in die affektiven Bedürfnisse der Mitarbeiter und der Feststellung der Kontingenzen ihres Verhaltensmusters (dieses Kontingenz-Lernen wird im DMM als »cognition« bezeichnet; wir sind mit diesem Begriff allerdings nicht glücklich, weil er irreführende Assoziationen aufruft). Ähnlich wie eine Mutter, die mit ihrem Haushaltsgeld auskommen muss, ist auch die Station gehalten, innerhalb der ihr gesetzten Grenzen zu operieren.

Die Tür der leitenden Milieutherapeutin steht offen. Sie ist im psychologischen Sinn ansprechbar und eine Stütze in Zeiten der Krise, außerhalb der üblichen Arbeitszeiten auch telefonisch. Sie muss aber im Interesse einer relativen Unabhängigkeit der Therapeutengruppe auch Grenzen setzen. Sie führt regelmäßige »Entwicklungsgespräche« mit jedem einzelnen Mitarbeiter. Mit dem Blick für die herausragenden Fragen organisiert sie bei Bedarf eine Gruppensupervision für die Milieutherapeuten. Dieser Prozess verläuft allerdings kaum jemals so glatt, wie die Milieutherapeuten sich dies erhoffen, denn wir verlangen von ihnen das Gleiche wie von den Patienten und ihren Eltern – das Supervisionsziel muss, ebenso wie die mit der stationären Aufnahme verbundene Zielvorstellung, aus ihrer Perspektive deutlich benannt werden. Es kann eine Zeitlang dauern, bis wir insoweit klar genug sehen, so wie es ja auch eine Zeitlang dauert, bis ein neuer Patient seine Ziele formuliert hat (besonders seltsam ist das im Fall des A-Typs, der mit der Behandlung so gut wie fertig ist, sobald er weiß, weshalb er überhaupt gekommen ist!). Dieser Klärungsprozess ist schon in sich Teil der Therapie.

Die leitende Milieutherapeutin hält nicht nur auf alle mögliche Weise Verbindung mit dem, was die Mitarbeiter – einzeln und als Gruppe – beschäftigt, sie hält auch den Kontakt zur »Musik« in der Gruppe der jugendlichen Patienten. Sie sitzt dem gemeinsamen Frühstück und dem morgendlichen Zusammentreffen aller Jugendlichen vor, mit dem der Tag beginnt und bei dem das Tagesprogramm für jeden Einzelnen durchgesprochen wird – Schulzeiten, Verabredungen außerhalb der Station, familientherapeutische Sitzungen etc. Ihre Antennen sind fein auf alles eingestimmt, was auf den verschiedenen Ebenen der Station vor sich geht, und nehmen folglich frühzeitig wahr, was nottut – ob es sich nun empfiehlt, angesichts gewisser Hilferufe eher ein wenig taub zu sein oder aber auf leise Bekundungen von Kummer besonders hellhörig zu reagieren.

Warum haben wir Ärzte und Psychologen auf der Station? In Norwegen gilt es als selbstverständlich, dass Ärzte und Psychologen in der Kinder- und Jugendpsychiatrie eine psychotherapeutische Ausbildung durchlaufen. Im vorliegenden Beitrag geht es in erster Linie darum, dass sie stationären Patienten helfen, gewisse Dinge zu verändern, und weniger um ihre – ebenfalls sehr wichtige – Rolle als Forscher. In der Zeit des stationären Aufenthalts unserer Patienten müssen wir die Grundlagen für die weitergehende Behandlung außerhalb der Station schaffen. Ein stationärer Aufenthalt bedeutet nicht, dass der Patient anschließend aus aller

Behandlung entlassen wird, er ermöglicht ihm aber den Übergang in die eher reflektierend ausgerichtete ambulante Behandlung. Damit ist die Kontinuität der therapeutischen Beziehung gegeben, von der die Prognose ja abhängig ist. Die Mitarbeiter auf der Station haben, wie oben ausgeführt, eine andere Aufgabe; ihre Rolle muss von derjenigen der längerfristig tätigen ambulanten Therapeuten unterschieden werden. Die Meta-Perspektive, die Psychologen und Ärzte einnehmen, um wiederkehrende Interaktionsmuster an unterschiedlichen Schauplätzen aufzuspüren, soll darüber hinaus für Klarheit sorgen, was die unterschiedliche Rolle der stationären und der ambulanten Therapeuten angeht. So wird von den ambulanten Therapeuten erwartet, dass sie sich in erster Linie um die Verarbeitung von Verlusterlebnissen und traumatischen Erfahrungen kümmern, während das Stationspersonal sich vornehmlich mit den Bindungsstrategien und mit deren Einfluss auf die im Werden begriffene Persönlichkeitsfunktion befassen soll. Dahinter steht die Überzeugung, dass eben hier das Haupthindernis für eine Rückkehr in die ambulante Behandlung und für die Möglichkeit liegt, sich mit den traumatischen Themen zu befassen. Dieses letztgenannte Anliegen könnte unserer Meinung nach sehr viel mehr Zeit in Anspruch nehmen, vor allem in Fällen einer Verzerrung der Persönlichkeit.

Wie lange soll der stationäre Aufenthalt dauern?

Es ist sehr schwer zu sagen, wie lange ein Patient auf der Station bleiben sollte. Die Kenntnis der individuellen Bindungsstrategien hilft uns bei der Überlegung, ob der betreffende Patient in Gefahr ist, sich hier zu lange oder zu kurz aufzuhalten, und sie kann uns die Dynamik verständlich machen, die einer erfolgreichen Behandlung entgegensteht. Wir haben gesehen, dass gleiche bzw. ähnliche Bindungsstrategien von Mitarbeitern und Patienten dafür sorgen können, dass es zu »blinden Flecken« und zu Voreingenommenheiten in der Behandlung kommt. Noch schwieriger wird es, wenn Stationsmitarbeiter und Patienten komplementäre Strategien verfolgen, denn im Gegensatz zu dem, was das »ABC + D«-Modell nach Mary Main besagt, dürften Eltern und ihre heranwachsenden Kinder in der Mehrzahl der Fälle ebenfalls komplementäre Strategien einsetzen (z. B. Hautamäki et al. 2010).

Ich will hier zunächst versuchen, die Dynamik aufzuzeigen, die am Werk sein könnte, wenn eine Typ-A-Therapeutin auf eine Typ-C-Patientin trifft. Wir sollten nicht vergessen, dass es sehr gut möglich ist, dass die Eltern der Patientin ebenfalls Typ-A-Strategien verfolgen. In solchen hochkomplexen Fällen kommt es sehr stark auf das Gespür der leitenden Milieutherapeutin an.

- Die Therapeutin läuft Gefahr, sich mit den Eltern zu verbünden und darüber die affektiven Strategien zu übersehen, die ihre jugendliche Patientin einsetzt, um den emotional relativ »entrückten« Eltern möglichst nahezukommen.
- Notwendig wäre, dass die Therapeutin die affektiven Verzerrungen (die übertriebene Zurschaustellung des einen Gefühls gegenüber der augenscheinlichen Vernachlässigung eines anderen) kenntlich macht – es geht ihr aber vorrangig darum, die Kontingenzen des Verhaltens ausfindig zu machen.
  - Das gilt zumal für die Wut bzw. den Zorn bei den Strategien C2, C4, C6 und C8 im Rahmen des C-Typs und für die Furcht/Zuwendungsbedürftigkeit bei den Strategien C1, C3, C5, C7 des gleichen Typs.
- Es gelingt der Therapeutin nicht, ein affektives Gleichgewicht (die größte Hoffnung des C-Typs) im Rahmen des therapeutischen Bündnisses herzustellen (hier zeigt sich der »Informations-Bias« der Typ-A-Milieutherapeutin, d. h. der Umstand, dass sie einer Informationsverzerrung aufgesessen ist).
- Die Jugendliche erwägt, aus der Therapie auszusteigen, denn sie fühlt sich von der Therapeutin nicht verstanden und nicht »im Einklang« mit ihr.
- Die Jugendliche verlegt sich aufs »Doktor-Hopping«.
- Die Therapeutin verkennt ihren eigenen Anteil am Scheitern der Behandlung und sieht auch nicht, dass sich darin die Rolle der Eltern in der Familie spiegelt.
- Sie neigt möglicherweise zu dem Gedanken, dass ihre eigene zwanghaft fürsorgliche Strategie (A3) – eine unter den Angehörigen der Gesundheits- und Sozialberufe verbreitete Strategie – versagt hat.

Eine komplementäre Dynamik findet sich zwischen Milieutherapeuten, die eine C-Strategie verfolgen, Eltern, die ebenfalls C einsetzen, und Jugendlichen, die A-Strategien anwenden:

- Die Therapeutin macht die verborgenen und verzerrten Affekte ausfindig.
- Sie riskiert, mit der Identifizierung der Kontingenzen des Verhaltens der Jugendlichen zu scheitern, und befasst sich stattdessen mit dem verborgenen Affekt.
- Eine Sprache der Affekte wirkt fremd und bedrohlich auf die junge Patientin, die eher geneigt ist, sich zurückzuziehen und auf autarke Strategien zu setzen.
- Die Therapeutin und die Eltern der Patientin geben sich unter Umständen

zudringlich, benennen die affektive Verfassung der Patientin nach ihrem Verständnis, sind in ihren Zuschreibungen aber weder genau noch funktional und bewirken damit, dass die Jugendliche sich erst recht in ihren Panzer zurückzieht.

- Die Therapeutin und die Eltern müssten begreifen, dass die Antwort der Patientin (»Ich weiß nicht, wie ich mich fühle«) der Realität entspricht.
- Die Therapeutin findet nicht den unaufdringlichen kognitiven Einstieg in die therapeutische Allianz, den der A-Typ sich wünscht und bei dem die Affekte erst später ins Spiel kommen.
- Es kann sein, dass die Patientin – wenn sie beispielsweise den zwanghaft-willfährigen Typ A 4 verkörpert – von ihren Eltern oder von der Therapeutin in der Therapie »festgehalten« wird, ohne dass ein therapeutischer Nutzen erkennbar wäre.
- Es ist möglich, dass die Therapeutin sich ihre eigene Rolle nicht klarmacht und dass dies die Rolle der Eltern in der Familie spiegelt.

Vielleicht erklärt das, warum zwischen Behandlung und Behandlungsergebnis einerseits und der ermessenen Zufriedenheit der Patientin andererseits kein Zusammenhang besteht?

Verantwortung

Welcher Zusammenhang besteht nun zwischen der geschilderten Dynamik und der Frage nach der Verantwortung jugendlicher Patienten und ihrer Eltern? Zu den wichtigen Behandlungszielen zählt von jeher eine dem Alter der Patienten entsprechende Stärkung ihrer Eigenverantwortlichkeit. Dieser Gedanke liegt zwei Behandlungsmodellen zugrunde, die in der Arbeit mit Jugendlichen herangezogen werden – der multisystemischen Behandlung (MST) (Henggeler 1999) und der dialektisch-behavioralen Therapie (DBT) (Miller et a. 2007; Linehan 1996). Profitieren könnten diese großangelegten Programme allerdings von einer bindungstheoretischen Perspektive zur Unterscheidung zwischen denen, die zu viel, und denen, die zu wenig Verantwortung übernehmen, und zur Kennzeichnung der dispositionellen Repräsentationen, die ihr Verantwortungsverhalten verzerren.

Zum Verständnis dieser Dispositionen bedarf es der jeweiligen Vorgeschichte, idealerweise über mindestens drei Generationen. Kinder, Eltern und Therapeuten vom Typ A sollten sich für ihre (in ihren Augen) »unguten« Handlungen weniger verantwortlich fühlen. Das Erkennen und Verstehen der komplexen Interaktionssequenzen in und zwischen den Systemen, verbunden mit dem »Gedanken-Lesen« aller Beteiligten, wird dabei behilflich sein. Den Fokus nur eben auf die Kontingenzen zu legen reicht allein nicht aus, um die Probleme des A-Typs zu lösen. Kinder, Eltern und Therapeuten vom Typ C wiederum sollten mehr Verantwortung für ihre (in ihren Augen) »unguten« Handlungen übernehmen. Begünstigt wird das durch die Identifizierung der Kontingenzen ihres Verhaltens.

Ferner kommt es diesen Veränderungsprozessen zugute, wenn A-Typen (Kinder, Eltern, Therapeuten) den Fokus eher auf ihre negativen Affekte richten, auf die Frage, wie sie ihre diesbezüglichen Körpersignale »nehmen« und wie sie die negativen Affekte zum Ausdruck bringen. Dagegen müssen C-Typen (Kinder, Eltern, Therapeuten) ihren negativen Affekten möglichst geringe Aufmerksamkeit zuwenden und sich mit der Äußerung dieser Affekte zurückhalten. Dass sie *ein* Gefühl zulasten eines anderen in den Vordergrund rücken – etwa Aggressivität zeigen und dafür ihre Ängste und Zuwendungsbedürfnisse verbergen oder umgekehrt –, muss thematisiert werden. Wenn einer dieser Affekte heruntergefahren wird, entsteht Raum für eine »balancierte«, also ausgewogene Präsentation ihrer Bedürfnisse, denen die angemessene Aufmerksamkeit zuteil werden kann, wenn die Person sich der affektauslösenden Kontingenzen bewusst wird und sich das entsprechende Gefühl als voraussehbare Reaktion auf das Geschehen um sie herum erklären kann.

Was geschieht, wenn Milieutherapeuten allmählich ihre Strategien ändern?

Das Bewusstsein für diese Bindungsfragen und die Supervision haben auch auf Seiten der Milieutherapeutin für eine Entwicklung gesorgt, und in diesem Zusammenhang muss hier eine Warnung ausgesprochen werden. Wenn die Milieutherapeutin zunächst eine Typ-A-Strategie befolgt hat, sich dann aber gewisser Verzerrungen bewusst wird, setzt in der Regel eine Entwicklungsphase ein, in der sie mit Bezug auf ihre anfänglich verzerrte Informationsverarbeitung nun überkompensiert. Das kann bedeuten, dass sie ein Mehr an Typ-C-Strategien bei ihrem Patienten begünstigt, weil sie ein Zuviel an Affekten sieht, dass sie also nicht zur Balance in einer Perspektive findet, an der die Verhaltenskontingenzen den gleichen Anteil haben wie die Affekte. Sie ist noch nicht zur ausgewogenen Informationsverarbeitung gelangt, was einerseits die Affekte und andererseits die Verhaltenskontingenzen angeht. Das Resultat ist, dass den affektiven Signalen des Patienten zu viel Funktionalität verliehen wird, um die Beziehung zur Milieutherapeutin zu modifizieren. Es bedarf der »Kunst der Therapie«, um die Balance zu wahren, und zugleich ist Veränderung in allen Teilen angesagt.

Der C-Typ auf dem Weg zum »balancierten« B-Typ, also zur »erworbenen« B-Strategie, sieht sich vor einem anderen Problem: Wie kann er sich seine »affektive Bewusstheit« neben einer ausgewogenen Bewusstheit bezüglich der Kontingenzen des Geschehens bewahren? Wird er bezüglich der Affekte zu stark abgehängt? Auf der Station dürfte das allerdings das geringere Problem sein, denn wenn wir neue Milieutherapeuten einstellen, bevorzugen wir solche mit A-Strategien. C-Strategen neigen dazu, mit dem Drama ihrer Patienten »mitzuschwingen«. Es fällt ihnen nicht leicht, Patienten, Eltern oder auch den eigenen Kollegen bei der Rückkehr in einen affektiv ausgewogenen Zustand behilflich zu sein.

»Gnōthi seautón« – »erkenne dich selbst«!

Die Moral der Geschichte lautet: »Erkenne dich selbst« (»Gnōthi seautón« steht über dem Eingang zum Delphischen Orakel), und: »Liebe deinen Nächsten wie dich selbst«. Das begünstigt das erforderliche Mitgefühl für alle Beteiligten im zunehmend komplexen therapeutischen Tanz der Station. Fügen wir dieser Aufforderung dann noch die Prinzipien der dialektisch-behavioralen Therapie – radikale Akzeptanz und nichtrichtende Haltung – hinzu, dann dürfte deutlich werden, dass das scheinbare Puzzle aus so vielen therapeutischen Methoden sich unter dem gemeinsamen Schirm von Bindung und Anpassung assimilieren lässt. Die Religionen haben sich zu einer Reihe dieser Überlegungen bekannt, wie das sogenannte Gelassenheitsgebet zeigt, das dem US-amerikanischen Theologen Reinhold Niebuhr zugeschrieben wird: »Gott gebe mir die Gelassenheit, Dinge hinzunehmen, die ich nicht ändern kann, den Mut, Dinge zu ändern, die ich ändern kann, und die Weisheit, das eine vom andern zu unterscheiden.«

Anmerkungen

1 Die Buchstaben A und C stehen – mit ihren jeweiligen Unterklassen – für unsichere, aber organisierte Bindungsqualitäten, B für eine sichere Bindung, wobei etwa Anteile von Vermeidung und Ambivalenz auch in B vorkommen. *A* bezeichnet unsicher-vermeidende Bindungsmuster, C unsicher ambivalente. D steht für eine desorganisierte Bindung (Anm. des Herausgebers).

2 Die Bindungstheorie steht in einem Zusammenhang mit der Transaktionspsychologie – siehe Sameroff 2000.
3 Ich verwende den Begriff der »very important person« für das Bindungsobjekt des Jugendlichen. Es muss nicht die biologische Elternperson sein.
4 Milieutherapeuten haben eine Ausbildung als Pflegepersonen, Jugendhelfer, Gesundheitserzieher, stationäre Sozialarbeiter und anderes; viele besitzen eine Zusatzausbildung als psychiatrische Pfleger, Kognitionstherapeuten, Traumaexperten, Familientherapeuten, Gruppentherapeuten.
5 Nur um sicherzustellen, dass wir die Begriffe in der gleichen Weise verwenden: Strategien implizieren, dass der Jugendliche die Erwartungen »gedanken-gelesen« hat, die sein Bindungsobjekt ihm gegenüber hegt, und dass er die Art und Weise, in der er seine Bedürfnisse präsentiert, mit Bedacht modifiziert hat, während Bindungsverhalten die unreflektierte Präsentation von Verhalten ist, was die Chance für jedes kleine Kind birgt, eine liebevolle bzw. fürsorgliche Reaktion auszulösen.
6 Das Klassifikationssystem des DMM setzt in Bezug auf die Validität der diversen Erfassungsinstrumente – des School Age Assessment of Attachment (SAA), des Transition to Adulthood Attachment Interview (TAAI; für 16- bis 25Jährige) und des Adult Attachment Interview (AAI), auf Kohärenz in mindestens drei Gedächtnissystemen (zum Thema »Gedächtnissysteme und Bindungstheorie« siehe Wilkinson, 2003).
7 Ich arbeite mit John F. Clarkins (2006) Modell der Persönlichkeitsstörung als »Bindungsstrategie x Faktoren zum Zeitpunkt der Geburt«. Viele, die in erster Linie mit Erwachsenen arbeiten, bezeichnen das Letztere (die Faktoren) oft als Temperament und sehen darin eine genetische Vulnerabilität. Nichtsdestoweniger wähle ich diese offenere Formulierung, mit der sich die jüngeren Erkenntnisse über epigenetische Faktoren und der Zusammenhang zwischen Temperamentseigenschaften und Stress im letzten Schwangerschaftsdrittel besser erklären lassen.
8 Unser »idealer« Milieutherapeut hat eine »erworbene« Typ-B-Strategie, d. h. er hat zuvor Typ A oder Typ C eingesetzt. Wir müssen allerdings damit rechnen, dass Menschen, die sich für eine Berufstätigkeit im sozialen Bereich entscheiden, häufiger als andere eine zwanghaft fürsorgliche Typ-A-Strategie einsetzen. Ich arbeite hier mit dem Mittel der Polarisierung, indem ich den Milieutherapeuten Typ A und Typ C zuerkenne, um die kritische Dynamik darzustellen.
9 Das Problem mit der Verwendung des Begriffs »sicher« (secure) ist, dass ein unerfahrener Verwender einer B-Strategie das ideale Opfer eines anderen ist, der eine höhere C- oder A/C-Strategie verfolgt; mit anderen Worten, er ist eben *nicht* sicher und leidet in Zeiten des Konflikts am stärksten.

Literatur

Abramson, L. Y., Seligman, M. E. & Teasdale, J. D. (1978): Learned helplessness in humans: Critique and reformulation. *Journal of Abnormal Psychology*, 87, S. 49–74.
Bowlby, J. (2010): *Bindung als sichere Basis. Grundlagen und Anwendung der Bindungstheorie.* München (Ernst Reinhardt).
Bronfenbrenner, U. (1981): *Die Ökologie der menschlichen Entwicklung.* Stuttgart (Klett-Cotta).

Clarkin, J.F. (2006): Conceptualization and treatment of personality disorders. *Psychotherapy Research*, 16, S. 1–11.
Crittenden, P.M. (2008): *Raising parents: Attachment, parenting and child safety*. Collumpton, UK (Willan).
Crittenden, P.M. & Landini, A. (2011): *Assessing adult attachment: A dynamic-maturational approach to discourse analysis*. New York (Norton).
Damasio, A.R. (2011): *Selbst ist der Mensch*. München (Siedler).
Hautamäki, A., Hautamäki, L., Neuvonen, L. & Maliniemi-Piispanen, S. (2010): Transmission of attachment across three generations: Continuity and reversal. *Clinical Child Psychology and Psychiatry*, 15, S. 347–354.
Henggeler, S.W. (1999): Multisystemic therapy: An overview of clinical procedures, outcomes, and policy implications. *Child Psychology & Psychiatry Review*, 4, S. 2–10.
Linehan, M.M. (1996): *Dialektisch-Behaviorale Therapie der Borderline-Persönlichkeitsstörung*. München (CIP-Medien).
Miller, A.L., Rathus, J.H. & Linehan, M.M. (2007): *Dialectical behavior therapy with suicidal adolescents*. New York (Guilford Press).
Sameroff, A.J. (2000): Developmental systems and psychopathology. *Development and Psychopathology*, 12, S. 297–312.
Stokowy, M. & Sahhar, N. (Hrsg.) (2012): *Bindung und Gefahr. Das Dynamische Reifungsmodell der Bindung und Anpassung*. Gießen (Psychosozial-Verlag).
Wilkinson, S.R. (2003): *Coping and complaining: Attachment and the language of disease*. Hove (Brunner-Routledge).
Wilkinson, S.R. (2010): Another day older and deeper in therapy: Can the Dynamic Maturational Model offer a way out? *Clinical Child Psychology and Psychiatry*, 15, S. 423–32.

KARL HEINZ BRISCH

Bindungsgestörte Jugendliche in Gruppen von Gleichaltrigen: Diagnostik und Therapie

Einleitung

Dieser Beitrag beschreibt zunächst im Überblick die Aufgaben der Adoleszenz und die Möglichkeiten der Stressregulation, auf die Jugendliche zurückgreifen. Der Übergang von der dyadischen Bindung zur Gruppenbindung, die Bedeutung von traumatischen Erfahrungen und ihre Auswirkungen auf Bindungsstörungen im Jugendalter sind weitere Themen. Es werden die verschiedenen Varianten der Gruppenbindung bei jugendlichen Bindungsstörungen und die Phasen der Gruppentherapie ausgeführt.

Aufgaben der Adoleszenz

Jugendliche sind in erheblichem Maße mit schwierigen Aufgaben der Reifung konfrontiert. Dies betrifft sowohl die körperliche Reifung und die Entwicklung einer eigenständigen individuellen Sexualität als auch die kognitive Entwicklung, die ebenfalls eine große Herausforderung bedeutet. Oft müssen Jugendliche in diesem Alter in der Schule viele Abschlussprüfungen bestehen, und die Klärung der zukünftigen akademischen Karriere ist eine besonders stressvolle Situation. Gleichzeitig steht ihre psychische Reifung an, sie müssen sich von den Eltern und dem Familiensystem ablösen und dyadische Bindungen aufgeben; dabei stabilisieren sie sich oft zunächst über eine Gruppenbindung in einer Peergroup, bevor sie sich ersten partnerschaftlichen Erfahrungen mit wiederum dyadischen Bindungserfahrungen zuwenden können. Während all dieser schwierigen Reifungsprozesse sind sie mit der Suche nach der eigenen Identität beschäftigt: Wo komme ich her, wo sind meine Wurzeln, wer und wie will ich sein? Dieser Prozess gestaltet sich besonders bei Pflege- oder Adoptivkindern schwierig, deren Primärfamilien aus den verschiedensten Gründen nicht bekannt sind bzw. bei denen die Beziehung zur Ursprungsfamilie abgebrochen wurde (Lempp 1987; Preuschoff & Cremer 2001).

Die bisherige Selbstwertentwicklung wird in dieser Zeit auf die Probe gestellt, denn wenn kein gesundes, stabiles Selbstwertgefühl entwickelt ist, wird dies den Jugendlichen große Schwierigkeiten bereiten. Die Jugendlichen müssen sich mit anderen messen und auseinandersetzen, es kommt in Peergruppen zu Rivalitäten, Abwertungen und Kränkungen, die nur bei einem ausreichend stabilen Selbstwertgefühl von den Jugendlichen gemeistert werden können (Satir 1989; Potreck-Rose 2006, McKay et al. 2008, Ingrassia 2010). Erste partnerschaftliche Erfahrungen sind von großer Bedeutung; auch diese können – als neue erste dyadische Bindungen außerhalb der frühen Bindungserfahrungen – nur gut bewältigt und sicher eingegangen werden, wenn zuvor eine ausreichende Ablösung von der Primärfamilie und stabile Gruppenbindungen zu Gleichaltrigen vorhanden sind (Werneck & Rollett 2007, Brisch 2011b, Bifulco 2012, Crowell 2012, von Sydow 2012).

Nicht selten werden – bei jungen Frauen – auch Phantasien wach, wie es wohl wäre, schwanger zu werden, denn mit der einsetzenden Menstruation wird ihnen präsent, dass die Möglichkeit einer Schwangerschaft und damit auch einer Mutterschaft (oder, bei den Jungen, Vaterschaft) besteht. Nicht selten verwechseln weibliche Jugendliche in dieser Zeit regressive Wünsche und Phantasien, in denen es darum geht, gute Versorgung sowie Halt und Sicherheit zu bekommen, mit der Phantasie, schwanger zu werden. Das heißt, sie verwechseln »Baby sein« mit »Baby haben« (Berger 1984; David 1988, Figueiredo et al. 2006).

Jugendzeit und Entwicklung des Gehirns

In der Umbruchzeit des Jugendalters kommt es zu einer Neustrukturierung des Frontalhirns. Die bisherigen Netzwerkstrukturen lösen sich teilweise auf, so dass es zu einer Schwächung der Affektregulation sowie der psychischen Ich- und auch der Über-Ich-Funktionen kommt. Gerade die Funktionen von Moral und Gewissen sind labilisiert, weshalb Jugendliche in dieser Zeit bisher schon längst eingehaltene Grenzen und Strukturen übertreten oder sogar ganz über Bord werfen, sich nicht mehr an Regeln halten und nach neuen, eigenen Grenzen und Strukturen suchen. Positiv ist, dass die Jugendlichen durch die Schwächung der bisherigen Affektregulationssteuerung gleichzeitig sehr begeisterungsfähig sind; sie sind fast ständig von intensiven Gefühlen wie Liebe, Hass, Sehnsucht, Schmerz und Trauer überwältigt. Schließlich müssen sie im Rahmen der Pubertät wieder neue Wege der Affektregulation und der Stressbewältigung suchen, um ihre Impulse einigermaßen regulieren zu können. Diese neuen Regulationsfähigkeiten werden in der Regel vorwiegend ohne die Eltern und eher in und mit der Gruppe der Gleichaltrigen gesucht; in dieser Zeit sind die Regeln und Normen in der Gruppe der Peers sowie Gruppenbindungen und -sicherheit von größter Bedeutung. Die Jugendlichen können einander sehr hilfreich koregulatorisch dabei unterstützen, Affekte zu steuern, und auch die Einhaltung von Regeln sowohl der Gruppe als auch der Gesellschaft durchsetzen (Giedd et al. 1999; Sowell et al. 1999; O'Brien et al. 2004; Sisk & Forster 2004; Nelson et al. 2005; Shirtcliff 2005; Shirtcliff & Ruttle 2011; Steinberg et al. 2006; Teicher et al. 2007).

Versuche der Stressregulation

Es gibt in dieser Zeit verschiedene Versuche der Jugendlichen, sich in stressvollen Situationen zu regulieren, was wegen der aufgelockerten neuronalen Netzwerkstrukturen oft nicht einfach ist, da Stress und damit verbundene Affekte sie geradezu anfallartig zu »überfallen« scheinen. Folgende Varianten werden etwa zur Stressregulation eingesetzt: exzessives Lernen – eine bei den Eltern sehr beliebte und von ihnen unterstützte Form, die aber oftmals nicht in eine jugendadäquate Ablösung und Autonomieentwicklung führt; übermäßiges Essen mit der Gefahr des Übergewichts, ebenso wie Hungern mit einer Magersuchtsymptomatik. Weiterhin wird auch ausprobiert, unerträgliche heftige Affekte durch suchtartiges Verhalten, wie etwa durch den Konsum von Alkohol und Drogen, zu steuern. Der exzessive Gebrauch von Computerspielen und Videokonsum sind ebenso eine Möglichkeit, die sonst im Alltagsleben nicht zu steuernden Affekte auszuagieren und dadurch in einen beruhigteren psychischen Zustand zu kommen. Auch aggressive Auseinandersetzungen, exzessiver Sport und ständig wechselnde Beziehungen sind oft – mehr oder weniger gelungene – Versuche, die übermäßig stressvollen Gefühle zu regulieren. Gruppen, Peers und Cliquen – im schlimmsten Falle auch Gangs mit aggressiv-kriminellem Verhalten – dienen alle bevorzugt der Stressregulation und helfen, die von einem Jugendlichen alleine als bedrohlich erlebten Gefühle und Bedürfnisse – wie Angst, Wut, Trauer, Schmerz, Sexualität – in der Phase der Loslösung von der Ursprungsfamilie besser zu steuern (Daniels &

Moos 1990; Brooks-Gunn 1992; Ge 1994; Compas et al. 2001; Cameron 2004; Fairchild et al. 2008; Pierrehumbert et al. 2012; Shirtcliff et al. 2012).

Psychische Dekompensation

Nicht selten kommt es in dieser Phase zu mehr oder weniger langen Episoden von psychischer Dekompensation und auch zu psychischen Erkrankungen. Hierzu zählen Panikstörungen, depressive Episoden, Phasen von Suizidalität oder auch psychotische Episoden, etwa auch die psychotische Erstmanifestation einer psychiatrischen Erkrankung. Auch Aggressivität gegen sich und andere in Form von selbst- und fremdverletzendem Verhalten und der Beginn einer Suchterkrankung, etwa mit Drogen- und Alkoholkonsum, können in dieser Zeit beobachtet werden und sind Zeichen einer nicht gelungenen Stressbewältigung. Diese psychischen Phasen der Dekompensation sind meistens vorübergehend, gelegentlich können sie aber auch der Auftakt zu einer längerfristigen psychischen Erkrankung sein (Kobak & Ferenz-Gillies 1995; Aguilar et al. 2000; Moffitt & Caspi 2001; Gutman & Sameroff 2004; Steinberg et al. 2006; Zahn-Waxler et al. 2008; Bureau et al. 2009; Gunnar et al. 2009; Brumariu & Kerns 2010).

Erweiterung der emotionalen Sicherheit von der dyadischen zur Gruppenbindung

Während für John Bowlby (Grossmann & Grossmann 2003) die emotionale Bindung das von Gefühlen getragene Band war, das eine Person zu einer anderen spezifischen Person knüpft und das diese beiden Personen über Raum und Zeit miteinander verbindet, könnte man in Analogie zu dieser dyadischen Bindung auch formulieren, dass Bindung ebenso das gefühlsgetragene Band ist, das – spätestens in der Pubertät – eine Person zu wenigstens einer spezifischen Gruppe anknüpft und das Gruppe und Individuum über Raum und Zeit miteinander verbindet. Für pubertierende Jugendliche und junge Erwachsene stellt sich die Aufgabe, wie sie sich von der dyadischen Mutter- oder auch Vater-Kind-Bindung lösen können, um in bestehende oder sich bildende Gruppen (die sogenannten Peergroups) aufgenommen zu werden. Von außen betrachtet erleben die Jugendlichen diese Peergroups oft als geschlossene, funktionierende Einheit, in die man nur unter bestimmten Bedingungen aufgenommen werden kann.

Im Vergleich zur dyadischen Bindung bietet die Gruppe eine viel größere Basis, sie vermittelt mehr Sicherheit und hält auch mehr Angst aus. Die Gruppenmitglieder sind in der Regel weniger feinfühlig, und sie können nicht so sehr auf die Signale des Einzelnen eingehen. Es bedarf einer längeren Eingewöhnung, bis in einer Gruppe ein Gefühl von Bindungssicherheit entsteht. Potentiell können in der Gruppe auch mehr angstmachende Auslöser, sogenannte »Trigger«, auftauchen und diese weniger kontrolliert werden, da jedes Gruppenmitglied mit seinem Verhalten bestimmte Trigger in den anderen Jugendlichen der Gruppe auslösen kann. Dennoch bietet die Gruppe – trotz dieser Schwierigkeiten – insgesamt mehr Sicherheit für die weitere Entwicklung, weil das Gruppenmitglied sich nicht nur auf eine dyadische Beziehung mit einem Elternteil im Sinne von Bindungssicherheit verlassen kann, sondern vielmehr auf die gesamte Gruppe mit allen Gruppenmitgliedern. Diese haben in bedrohlichen Phasen immer mehr Potential, mehr Ideen, mehr Ressourcen und mehr »Power«, die sie zur Unterstützung zur Verfügung stellen können, als dies in einer Dyade möglich wäre (Schultz-Venrath 2011; Thielen 2013).

Bindung, Individuation und Autonomie

Während sich der Jugendliche auf der einen Seite aus den dyadischen Bindungen mit seinen Eltern oder anderen Bindungspersonen lösen möchte, um den Weg seiner Individuation und Autonomie zu beschreiten, braucht er im Hintergrund immer diese primäre Bindungssicherheit, um sich abzulösen, sich zu trennen und die Welt im Sinne einer gesunden Exploration erkunden zu können. Hierbei wird er auf der einen Seite nach der Sicherheit in der Dyade schauen, auf der anderen Seite aber auch die Sicherheit in einer Gruppe suchen. Der Jugendliche ist damit beschäftigt, wie er zwischen verschiedenen »sicheren Häfen« – hier Dyade, dort Gruppe – hin und her oszillieren, gleichzeitig aber auch lernen kann, mit sich alleine zu sein und auch Phasen der »Einsamkeit« aushalten zu können (Kast 1985; Küfner 1989; Bischof-Köhler 2008; Heinemann 2010; Kalcher & Lauermann 2010; Brisch 2011a).

Ob dieser Prozess gelingt, hängt sehr davon ab, wie die frühkindlichen Erfahrungen waren. Wird der Jugendliche auf frühe Erfahrungen eines sicheren Arbeitsmodells von Bindung zurückgreifen können, sind die Chancen sehr gut, dass diese Entwicklung zur Autonomie und Individuation – trotz aller starken Emotionen, die er erfahren mag – gelingen kann. War dagegen die Säuglings- und Kinderzeit von emotionaler Vernachlässigung und verschiedenen Formen der Gewalt geprägt, wird die Jugendzeit zu einer »Nagelprobe«, die kaum zu bestehen ist. Hat der Jugendliche bei seiner Individuationsentwicklung keine sichere frühere emotionale Basis, auf die er – zur Not – zurückgreifen könnte, sondern gibt es vielmehr unendlich viele stressvolle traumatische Erfahrungen, die oft – wegen der Lockerung des neuronalen Netzwerkes – ganz plötzlich und überraschend ins Alltagsbewusstsein als große Stressbelastung eindringen, werden normales Alltagsverhalten und die Bewältigung von anspruchsvolleren Aufgaben immer schwieriger bis unmöglich.

Typen von Gruppen und Gruppenbindungen

Trotz der Bindungsentwicklung in dyadischen Beziehungen lebt ein Kind von Anfang an auch in den verschiedensten Gruppenbeziehungen, so dass auch Bindungserfahrungen in Gruppen für die Entwicklung des Kindes von großer Bedeutung sind. An erster Stelle sind hier als Gruppen die Vater-Mutter-Kind-Gruppe, die Familie, dann vielleicht die Tagesbetreuung, die Schule, Peers, aber etwa auch Freizeit- und Arbeitsgruppen, später eventuell Selbsthilfe- und Therapiegruppen zu erwähnen (Leber et al. 1985).

Neben der dyadischen Bindung mit den verschiedenen Unterklassifikationen können entsprechend verschiedene Typen von Gruppenbindungen beschrieben werden (Brisch 2010).

Bei der *sicheren Gruppenbindung* wird die Gruppe als ein sicherer Hafen für Gefühle erlebt und kann als verlässliche Ausgangsbasis für die Exploration genutzt werden.

Bei der *unsicher-vermeidenden Gruppenbindung* ist die Gruppe hilfreich für gemeinsame Aktivitäten; emotionale Beziehungen in der Gruppe erzeugen aber Angst, so dass es auch immer wieder zu einem Rückzug aus der Peergruppe kommt.

Bei der *unsicher-ambivalenten Gruppenbindung* wechseln Jugendliche mit einer ambivalenten Gruppenbindung zwischen der Gruppe und der Einzelbindung. Sie suchen auf der einen Seite die Nähe zur Gruppe, gleichzeitig betonen sie – während sie schon Mitglied in der Gruppe sind – immer wieder, dass sie auch aus der Gruppe heraus möchten. Wir finden bei dieser Variante der Gruppenbindung das typische ambivalente Muster des »Komm her – geh weg!«.

Bei der *desorganisierten Gruppenbindung* löst es in dem Individuum Angst aus, Mitglied in einer Gruppe zu werden. Die Gruppe wird zwar als weniger bedrohlich als die dyadische Beziehung erlebt, es entsteht aber immer noch eine erhebliche Angst, sich in der Gruppe zu bewegen und dort aufgenommen zu werden. Die Gruppe bietet dem jeweiligen Mitglied mehr Projektionsmöglichkeiten zur Angstentlastung, weil viel mehr Gruppenmitglieder vorhanden sind, auf die der Einzelne eigene innere unverarbeitete Affekte und Konstellationen von Konflikten und Schwierigkeiten projizieren kann. Weiterhin bietet die Gruppe dem Einzelnen auch mehr Möglichkeiten, durch Handeln zu agieren und individuelle innere Dynamiken mit den anderen Mitgliedern der Gruppe zu inszenieren. Dies sehen wir besonders bei Jugendlichen mit einer Borderline-Symptomatik in Gruppentherapien. Abbruchsdrohungen, wechselnde sexuelle Beziehungen in Gruppen, heftige affektive Explosionen, auch aggressive Auseinandersetzungen in Gruppen sind typischerweise mit desorganisierten Bindungsmustern assoziiert.

Bindungsstörungen in Gruppen entstehen durch vielfältige, unverarbeitete Traumatisierungen von Kindern und Jugendlichen, die ihnen durch ihre eigenen Bindungspersonen zugefügt werden. Solche traumatischen Erfahrungen können im Rahmen von massiver Vernachlässigung auftreten, aber auch durch sexuelle, körperliche, emotionale, verbale Gewalt entstehen. Auch häufig wechselnde Bezugssysteme und damit verbundene vielfältige Verluste von Bezugspersonen wirken entsprechend traumatisch; ebenso kann es eine heftige traumatische Reaktion des Kindes mit der Entwicklung einer posttraumatischen Belastungsstörung und der Entwicklung einer Bindungsstörung auslösen, wenn es Gewalt zwischen den Bindungspersonen miterlebt.

Filmbeispiel

Der Film *Fish Tank* (2009) von Andrea Arnold (Regie und Drehbuch; zur Beschreibung vgl. u.a. http://de.wikipedia.org/wiki/Fish_Tank) porträtiert die 15-jährige Mia. In dem Film wird sehr deutlich und einfühlsam dargestellt, wie diese Jugendliche sehr viel Stress und Gewalt in ihrer Familie erlebt, unter Armut in einer ghettoartigen Wohnsiedlung aufwächst. Ihre Hauptbindungsperson, ihre Mutter, ist für ihre emotionalen Entwicklungsnöte in der Pubertät nicht verfügbar. Die daraus resultierenden heftigen Affekte versucht Mia durch aggressives Verhalten in Peergruppen zu bewältigen. Ihre regressiven und sensitiven Sehnsüchte werden sehr gut zum Ausdruck gebracht, indem sich Mia um ein vernachlässigtes Pferd kümmert.

Auch solche Verhaltensweisen finden wir häufig bei Jugendlichen in ihren Entwicklungsnöten: Sie kümmern sich ganz liebevoll um Tiere, sei dies im Reitstall oder im Tierheim, und wenden sich besonders vernachlässigten Tieren zu. Die Tiere werden als weniger bedrohlich erlebt und können als dauerhafte Projektionsfläche für die eigenen Sehnsüchte und Wünsche, aber auch für die aggressiven Triebimpulse genutzt werden. Tiere zu zähmen, zu domestizieren, sie etwa beim Reiten zu zügeln, hilft den Jugendlichen, die eigenen Affekte zu regulieren.

Typen gestörter Gruppenbindung

Im Folgenden werden verschiedene Möglichkeiten beschrieben, wie sich Jugendliche mit einer Bindungsstörung in Gruppen präsentieren.

BINDUNGSSTÖRUNGEN OHNE BINDUNG Solche Jugendliche finden sich nie in Gruppen, sie sind »einsame Wölfe«, sie würden eher im Wald alleine sterben, als sich einer Gruppe anzuschließen. Sie haben bereits von klein auf in Gruppen – z.B. durch ritualisierte sexuelle Gewalt – so viele negative aggressive traumatisierende Erfahrungen gemacht, dass Menschen überhaupt, besonders in Gruppen, für sie das Gefährlichste sind, dem man auf dieser Welt begegnen kann.

PROMISKUITIVE BINDUNGSSTÖRUNG Jugendliche mit dieser Störung wechseln wahllos von Gruppe zu Gruppe; sie benutzen Gruppen als Übergangsräume, in denen sie sich frei flexibel bewegen, letztendlich gehören sie keiner Gruppe wirklich bindungssicher an. Sie benutzen Gruppen für ihre Interessen und Möglichkeiten zur Stabilisierung, ohne sich aber auf eine Gruppe festzulegen oder auch wirklich integriert und aufgenommen zu werden, ohne dazuzugehören.

BINDUNGSSTÖRUNG MIT ÜBERERREGUNG Diese Jugendlichen sind *nie* in Gruppen, sondern fühlen sich ausschließlich nur in der Dyade sicher. Die Störung besteht geradezu darin, dass Jugendliche mit höchst erregtem Bindungssystem – oft auch bei ausgeprägter Angststörung der Mutter – bezüglich der Mutter innerlich ungetrennt und auch auf der Interaktionsebene sichtbar verbunden sind. Weder Mutter noch Tochter oder Sohn können irgendetwas alleine machen; vielmehr erleben die Jugendlichen nur im räumlich engen Zusammensein mit der Hauptbindungsperson, etwa Mutter oder Vater, eine halbwegs funktionierende Beruhigung ihres Bindungsbedürfnisses. Schon das Wohnhaus zur Exploration zu verlassen oder den Eintritt in eine Gruppe zu phantasieren ist undenkbar. Allein die Vorstellung einer Trennung von der Bindungsperson – etwa in einem Anamnesegespräch angesprochen – löst panikartige Angst aus.

BINDUNGSSTÖRUNG MIT HEMMUNG Jugendliche mit einer Hemmung ihres Bindungssystems, die im Sinne einer Störung sehr ausgeprägt ist, erleben Angst vor Gruppen. Sie gehen in der Regel nicht auf Gruppen zu, obwohl sie mit solchen Kontakt haben und es einen unausgesprochenen Wunsch gibt, in sie aufgenommen zu werden. Dahinter lauert die Angst, dass die Gruppenmitglieder sich ihnen gegenüber ähnlich bedrohlich verhalten könnten, wie sie dies in der dyadischen Bindungsbeziehung erlebt haben.

BINDUNGSSTÖRUNG MIT AGGRESSION Hier verhalten sich die Jugendlichen aggressiv, um in Gruppen hineinzukommen. Manchmal gibt es Peergroups, bei denen das gesamte Verhalten der Mitglieder untereinander, aber auch gegenüber Außenstehenden, von Aggressivität geprägt ist. Dies sind typische Gangs, die umherziehen, um andere Gruppen »aufzumischen«, Jugendheime zu zerstören und über aggressive Auseinandersetzungen Kontakt und letztlich Bindung – wenn auch auf eine gesellschaftlich sehr negative Art und Weise – herzustellen.

BINDUNGSSUCHE MIT UNFALLRISIKO Hier geht es um Gruppen, in denen Jugendliche durch parasuizidale Handlungen sich verletzen und Unfälle provozieren. Oft sind dies Gruppen, die als sogenannte »Mutproben« bestimmte Aufnahmerituale inszenieren, welche manchmal auch mit geplanten oder vorhersehbaren Unfällen einhergehen. Der Unfall selbst aber wird dann als besonderer Aufnahmeritus charakterisiert und – falls alles gutgeht – gefeiert. Die Jugendlichen unterstützen den Kumpanen, der den Unfall hatte, sie holen für ihn medizinische Hilfe herbei, bringen ihn ins Krankenhaus, sie besuchen ihn, helfen ihm, so dass hierdurch eine enorme Unterstützung und Gruppenzuwendung erlebt werden kann.

BINDUNGSSTÖRUNG MIT ROLLENWECHSEL Solche Jugendliche haben sehr früh gelernt, dass sie durch versorgendes Verhalten, also fürsorgliches Bonding-Verhalten, ihre eigentlichen Bindungspersonen, z. B. ihre Eltern, unterstützen mussten. Denn diese waren etwa von Alkohol oder von Drogen abhängig oder psychisch krank. Deswegen konnten sie ihre Funktion als schützende und versorgende Bindungsperson gegenüber ihren Kindern nicht erfüllen. Jetzt übertragen die Kinder im Jugendalter dieses Verhalten auch auf Gruppen. Ein einzelner Jugendlicher mit einer Bindungsstörung mit Rollenwechsel versorgt die gesamte

Gruppe und wird zum Gruppen-Vater oder zur Gruppen-Mutter; er oder sie weiß, was die einzelnen Gruppenmitglieder brauchen, und kann sich auf diese Weise auch einen sicheren, wertgeschätzten Platz in der Gruppe verschaffen. Solche Bindungsstörungsmuster mit Rollenwechsel finden sich in vielen Gruppen, auch in Vereinen. Charakteristisch ist aber, dass diese Jugendlichen weder ihre eigenen Bindungsbedürfnisse ausreichend gegenüber der Gruppe äußern, noch sich selbst gut versorgen lassen können.

BINDUNGSSTÖRUNG MIT SUCHT Jugendliche binden sich durch den gemeinsamen exzessiven Konsum von Suchtmitteln innerhalb der Gruppe. Es werden in der Gruppe oft großen Mengen Alkohol, Drogen und ähnliches Suchtstoffe konsumiert, um dadurch einen erhöhten Zusammenhalt und eine Befreiung von Angst, die jeder Einzelne mit in die Gruppe bringt, zu erreichen. Die Suchtmittel entspannen und verhelfen auf diese Weise dazu, weniger Angst bzw. stressvolle Anspannung zu erleben. Gleichzeitig entsteht im gemeinsamen Rausch in der Gruppe ein Gefühl von Verschmelzung und davon, sich gemeinsam in einer Woge von Sicherheit und Entspannung aufgehoben zu fühlen.

BINDUNGSSTÖRUNG MIT PSYCHOSOMATISCHEN SYMPTOMEN Unter dem erhöhten Stress in Gruppen können Jugendliche auch mit somatoformen Störungen reagieren. Dies können Schmerzstörungen sein, aber auch Konversionssymptome mit dissoziativen Erkrankungsbildern wie psychogenen Anfällen, Lähmungserscheinungen, psychogener Blindheit, auf die die Gruppe oft mit intensiver Zuwendung, Aufmerksamkeit und versorgendem Verhalten reagiert. Diese Form der bindungsbasierten Gruppenpflege wird von dem Einzelnen sehr deutlich genossen, wenn z.B. die gesamte Peergroup eine Jugendliche, die etwa einen psychogenen Anfall in der Diskothek erlitten hat, in die Klinik begleitet und schließlich am Krankenbett sitzt.

Diagnostik

In der Anamnese kann man eruieren, wie sich die dyadischen Bindungserfahrungen entwickelt haben. Die Fragen nach der frühen Kindheit und nach den frühen Bindungspersonen sind essentiell. Hier wird ein Schwerpunkt darauf liegen, ob und – wenn ja – welche traumatischen Erfahrungen in dyadischen Bindungsbeziehungen gemacht wurden. Auch das Verständnis der positiven Bindungserfahrungen in Gruppen und auch der etwaigen traumatischen Erfahrungen in der Gruppe – die manchmal von Gewalt geprägt sein können, die bis hin zur Gruppenvergewaltigung reichen kann – ist für die Diagnostik von großer Bedeutung.

Zur Bindungsdiagnostik kann mit Pubertierenden sehr gut das Child-Attachment-Interview (CAI) durchgeführt werden, mit Jugendlichen dagegen bereits das Erwachsenen-Bindungsinterview (AAI). Dieses erfragt zwar primär die dyadischen Bindungserfahrungen, es könnte jedoch sehr leicht mit einem besonderen Fokus auf Gruppenerfahrungen ergänzt werden. Hier kann z. B. nach folgenden Inhalten in Bezug auf Gruppenerfahrungen gefragt werden:

- nach dem sozialen Lebensumfeld, in dem solche Erfahrungen gemacht wurden,
- nach frühesten Erinnerungen an eine Gruppe,
- nach der Beziehung zu Gruppenmitgliedern und zu sozialen Netzwerken,
- nach emotionaler Nähe zu Gruppen,
- nach der Bewältigung von Angstsituationen in Gruppen,
- nach fünf Eigenschaftswörtern, mit denen man eine Gruppe beschreiben würde,
- nach ersten Trennungen von einer Gruppe,
- nach traumatischen Erlebnissen in oder durch eine Gruppe,
- nach Verlusterlebnisse in einer Gruppe,
- danach, ob man Gruppengeschehen und besondere Gruppenprozesse nun rückblickend, mit Distanz, besser einordnen und verstehen kann,
- danach, ob es eine Vorstellung davon gibt, dass eine oder mehrere Gruppen einen Einfluss auf die Entwicklung der eigenen Persönlichkeit gehabt haben könnten,
- danach, welche Gruppenerfahrungen man an seine eigenen Kinder gerne weitergeben möchte.

Gruppentherapie mit Jugendlichen

Beginn der Therapiegruppe

Für die therapeutische Arbeit in der Gruppe bedarf es zunächst sicherer äußerer Rahmenbindungen (Tschuschke et al. 1992; Schultz-Venrath 2008; Bausum 2009). Es ist durchaus hilfreich, wenn vor Beginn der Gruppentherapie mit früh traumatisierten Jugendlichen eine Einzeltherapie durchgeführt werden könnte, damit diese in der dyadischen Beziehung eine sichere therapeutische Basis erleben

(Brisch 2013). Die Herstellung einer emotional sicheren therapeutischen Bindung in der Therapeut-Patient-Dyade kann den Eintritt in die Gruppe und die Teilnahme an der Gruppensitzung sehr erleichtern. Es ist hilfreich, wenn die Gruppe von zwei Therapeuteninnen bzw. Therapeuten geleitet wird und wenn Therapeut(in) und Co-Therapeut(in) ein Team darstellen. Da die Gruppe am Beginn der Gruppentherapie noch keine sichere Matrix für den Einzelnen darstellt, ist es für die Gruppenmitglieder erleichternd, wenn sie nicht nur einen Therapeuten bzw. eine Therapeutin, sondern zumindest ein Therapeutenteam vorfinden, das ihnen mehr Möglichkeiten auch zur dyadischen Ansprache innerhalb der Gruppe gibt. Es ist typisch, dass in der Anfangsphase der Gruppentherapie die Gruppenmitglieder dyadische Bindungsbeziehungen zu den Leiterninnen bzw. Leitern oder auch zu Mitpatienten suchen.

Unterbrechungen in der Gruppenarbeit

Während der Anfangsphase der Gruppentherapie taucht bei den einzelnen Gruppenmitgliedern oft viel Angst auf. Diese wird auf verschiedene Art und Weise bewältigt: Manche Jugendliche versuchen, Bindungssicherheit durch eine dyadische Beziehung zur Gruppenleitung herzustellen. Es bilden sich auch kleinere Subgruppen mit zwei oder drei Jugendlichen in der großen Gruppe. Gelegentlich finden und sehen wir auch, dass Jugendliche sich dyadische Beziehungen außerhalb der Gruppe suchen. Sie berichten schließlich in der Gruppe, dass diese dyadischen Beziehungen viel besser ihren Bedürfnissen entsprächen und ihnen viel besser helfen könnten als die Gruppe. Auch das Klagen über körperliche Beschwerden, Schmerzzustände, Inszenierungen etwa von kollaptischen Zuständen, psychogenen Anfällen sind in der Gruppe relativ typisch. In dieser Anfangsphase kommt es zu Abbrüchen der Gruppenbehandlung, anschließenden Bitten um Wiederaufnahme in die Gruppe und vielfältigen Varianten des Agierens. Eventuell ist hier eine kürzere Zeitstruktur der Gruppensitzungen, also mit nicht 90-, sondern nur 30-minütigen Gruppensitzungen, hilfreicher, weil die Dauer der Angst, die in der Gruppe strukturiert gehalten werden muss, sowohl von Seiten der Jugendlichen, aber auch von den Gruppenleitern nicht so intensiv oder sogar als überfordernd erlebt wird. Mit zunehmender Gruppenkohäsion und Stabilität der Jugendlichen können die Therapiezeiten langsam ausgedehnt werden, wobei sich die Therapiezeit jeweils an der Ich-Stabilität des psychisch schwächsten Gruppenmitglieds orientiert.

Bearbeitung von Affekten in der Gruppe

Während die Gruppe anfangs als bedrohlich erlebt wurde, wächst mit der Zeit zunehmend die Gruppensicherheit und es entwickelt sich eine Gruppenkohäsion. Es zeigen sich erste Ansätze, wo einzelne Gruppenmitglieder empathisch auf die Berichte von anderen eingehen und sich auf deren Konflikte und Probleme beziehen. Größere Affektausbrüche einzelner Patienten werden von der Gruppe gut koreguliert. Aufgrund der empathischen Unterstützung von Seiten der Teamleiterinnen und -leiter können die Gruppenmitglieder auch durch Identifikation und Rollenvorbild lernen, wie sie auf die Beiträge anderer Gruppenmitglieder reagieren können. Es ist erstaunlich, welche »Gruppensolidarität« im Sinne einer sicheren Gruppenkohäsion mit der Zeit entsteht, weil Gruppenmitglieder ähnliche Erfahrungen z. B. aus ihrer frühen Kindheit miteinander teilen und darüber Trost, Sicherheit und Unterstützung erlebt werden können. Hierdurch werden die Gruppenmitglieder auch immer mutiger, mehr und mehr von ihren eigenen frühen, oft traumatischen Kindheitserfahrungen zu berichten, auch wenn sie dies selbst sonst in einer Einzeltherapie nur unter großer Angst getan hätten. Die Gruppe ist hier viel ermutigender, bietet mehr Halt bei aufkommenden Ängsten und wird somit als »inneres Arbeitsmodell der Gruppensicherheit« verinnerlicht.

Traumatherapie in der Gruppe

Für die Bearbeitung von traumatischen Erfahrungen bestehen in der Gruppe Chancen, aber auch Risiken. Wenn ein Gruppenmitglied über traumatische Erfahrungen berichtet, kann dies natürlich andere Gruppenmitglieder triggern, d.h. diese erleben große affektive Spannungen und Stress, weil sie durch den Bericht an eigene unverarbeitete Traumatisierungen erinnert werden. Gleichzeitig können durch das Ansprechen traumatischer Erfahrungen in der Gruppe aber andere Mitglieder durch Affektresonanz auch ihre eigenen Erlebnisse teilweise mit verarbeiten, wenn die Arbeit an den traumatischen Erinnerungen des einzelnen Gruppenmitgliedes feinfühlig und mit einem Gefühl von Sicherheit in der Gruppe vollzogen wird. Die Affekttoleranz für traumatische Affekte ist in der Gruppe unterschiedlich und muss von den Teamleiterinnen und -leitern gut gesteuert und koreguliert werden. Affekte können aber auch durch andere Gruppenmitglieder gehalten, modifiziert und verarbeitet werden, die manchmal nach einer längeren Gruppentherapie in fast kotherapeutischer Identifikation mit den Leiterinnen und

Leitern auf ein Gruppenmitglied eingehen können. Wichtig ist, dass Therapeuten und Cotherapeuten jeweils als Team fungieren und von der Gruppe als Elternkonstellation mit sicherer, haltender Funktion wahrgenommen werden.

Ende der Gruppentherapie

In der Gruppe kommt oft viel Angst auf, wie der Einzelne alleine – nach dem Ende der Gruppentherapie – »weiterexistieren kann«. Gerne wird in der Abschiedsphase wieder auf dyadische Beziehungen als Sicherheit zurückgegriffen. Es bleibt die Hoffnung, dass durch die Gruppentherapie ein sicheres Modell von Bindungssicherheit als stabile Repräsentation verinnerlicht werden konnte. Wenn dies der Fall ist, hat die Kohäsion der Gruppenmitglieder untereinander eine große Bedeutung, so dass sich die Mitglieder in unterschiedlichen Zusammensetzungen oft auch nach Ende der Gruppentherapie noch treffen, dann ganz ohne Gruppenleitung. Es ist wichtig, dass am Ende der Gruppentherapie genügend Zeit für die Abschiedsphase mit Trauerbearbeitung vorhanden ist. Oft werden von ehemaligen Gruppenmitgliedern auch neue Gruppen »zur Sicherheit« gegründet. Die Gruppenmitglieder berichten immer wieder von einem »Revival-Treffen der Gruppe« und senden auch gelegentlich eine E-Mail an die ehemaligen Gruppenleiterinnen und -leiter, um mitzuteilen, dass die Gruppe auch über das Ende der Gruppentherapie hinaus weiter »lebt« und ein bedeutender Stabilisationsfaktor für die eigene psychische Entwicklung geworden ist. Manche Kliniken nutzen diese Erfahrung, indem sie ehemalige Patienten nach deren Entlassung in gewissen Abständen zu Gruppentreffen in die Klinik einladen und auf diese Weise die Gruppenkohäsion auffrischen.

Zusammenfassung und Ausblick

Die Jugendzeit ist – neben der Säuglingszeit – zweifelsohne eine der aufregendsten Phasen der Entwicklung. Gleichzeitig ist die Jugend *die* zweite Chance. Während der frühen Entwicklungszeit verpasste und nicht so gut entwickelte Fähigkeiten können jetzt neu verankert werden, denn die phasenweise Lockerung der neuronalen Strukturen bietet Möglichkeiten, wichtige neue Erfahrungen viel schneller und besser zu integrieren. Es ist deutlich, wie die dyadische Bindungssicherheit in der Eltern-Kind-Bindung eine gute Basis und Voraussetzung für die Ablösung, Individuation und Autonomie von Jugendlichen ist. So kann auch eine Stärkung der dyadischen Bindungssicherheit in der Einzelpsychotherapie mit einem Jugendlichen eine gute Voraussetzung sein, um diesem später den Schritt zu erleichtern, auf Gruppen zuzugehen. Die Erfahrung von Gruppensicherheit ist ganz wichtig, notwendig, vielleicht sogar für das Überleben unabdingbar, wenn eine Ablösung von dyadischen Beziehungen und eine Erweiterung des Netzwerkes von sicheren Bindungen gelingen sollen. Eine Gruppentherapie kann eine wichtige Möglichkeit sein, unverarbeitete – auch traumatische – Erfahrungen in einem Gruppenkontext, unterstützt durch hilfreiche Erfahrungen anderer Gruppenmitglieder wie auch durch das Therapeutenteam, zu bewältigen.

Auf diesem Hintergrund ist dieser Beitrag ein Plädoyer dafür, Kinder und Jugendliche, ja sogar schon Kleinkinder sehr früh in Gruppensettings zu erziehen (Simoni 2005). Allerdings müssen die qualitativen Voraussetzungen, wie etwa der Betreuungsschlüssel und die Schulung der Erzieherinnen sowie eine begleitende Supervision, und auch die finanziellen Ressourcen für eine positive, förderliche Gruppenerfahrung der Kinder ausreichend gut sein, damit – bei hoher Qualität – die entsprechend positiven Gruppenerfahrungen, die für die weitere Entwicklung von Kindern so notwendig und wichtig sind, in einer sicheren Bindungsbeziehung mit den Gruppenleiterinnen und -leitern gemacht werden können (Brisch et al. 2009).

Literatur

Aguilar, B., Sroufe, L. A., Egeland, B. & Carlson, E. A. (2000): Distinguishing the early-onset/persistent and adolescence-onset antisocial behavior types: From birth to 16 years. *Development and Psychopathology*, 12, S. 109–132.

Bausum, J. (2009): Ressourcen der Gruppe zur Selbstbemächtigung. »Ich bin und ich brauche euch«. In: J. Bausum, L. Besser, M. Kühn & W. Weiß (Hrsg): *Traumapädagogik. Grundlagen, Arbeitsfelder und Methoden für die pädagogische Praxis*. Weinheim, München (Juventa Verlag) S. 179–188.

Berger, M. (1984): Erfahrungen zum Schwangerschaftsabbruch bei Minderjährigen. *Zeitschrift für Kinder- und Jugendpsychiatrie*, 12, S. 250–265.

Bifulco, A. (2012): Problematische Partnerschaften und elterliches Erziehungsverhalten: Ein bindungstheoretischer Blick auf die transgenerationale Weitergabe von Risiken. In: K. H. Brisch (Hrsg.): *Bindungen – Paare, Sexualität und Kinder*. Stuttgart (Klett-Cotta), S. 96–122.

Bischof-Köhler, D. (2008): Zusammenhänge zwischen Bindung, Erkundung und Autonomie. In: K. H. Brisch & T. Hellbrügge (Hrsg.): *Der Säugling – Bindung, Neurobiologie und Gene*. Stuttgart (Klett-Cotta), S. 225–240.

Brisch, K. H., Mögel, M., Simoni, H., von Kalckreuth, B. & Kruppa, K. (2009): *Verantwortung für Kindern unter 3 Jahren. Empfehlungen der Gesellschaft für Seelische Gesundheit in der Frühen Kindheit (GAIMH) zur Betreuung und Erziehung von Säuglingen und Kleinkindern in Krippen.* Zürich (Gesellschaft für Seelische Gesundheit in der Frühen Kindheit [GAIMH]).

Brisch, K. H. (2010). *SAFE® – Sichere Ausbildung für Eltern: Sichere Bindung zwischen Eltern und Kind.* Stuttgart (Klett-Cotta).

Brisch, K. H. (2011 a): Bindung und Autonomie in der Pädagogik. *Sozialpädagogische Impulse,* 1, S. 4–6.

Brisch, K. H. (2011b). *Gewalt als Risikofaktor für die kindliche Entwicklung – Befunde aus der neurobiologischen Forschung.* Vortrag, Fachtagung »Kinder im Spannungsfeld von Partnerschaftsgewalt«, Saarbrücken.

Brisch, K. H. (2011c): SAFE® – primäre Gewaltprävention. *Sozialpädagogische Impulse,* 1, S. 16–18.

Brisch, K. H. (2013): *Bindungsstörungen. Von der Bindungstheorie zur Therapie.* (12. Aufl.) Stuttgart (Klett-Cotta).

Brooks-Gunn, J. (1992): Growing up female: Stressful events and the transition to adolescence. In: T. M. Field, P. M. McCabe & N. Schneiderman (Hrsg.): *Stress and coping in infancy and childhood.* Hillsdale/NJ u. a. (Erlbaum) S. 119–145.

Brumariu, L. E. & K. A. Kerns (2010): Parent-child attachment and internalizing symptoms in childhood and adolescence: A review of empirical findings and future directions. *Development and Psychopathology,* 22 (1), S. 177.

Bureau, J.-F. et al. (2009): Maternal depressive symptoms in infancy: Unique contribution to children's depressive symptoms in childhood and adolescence? *Development and Psychopathology,* 21 (2), S. 519.

Cameron, J. L. (2004): Interrelationships between hormones, behavior, and affect during adolescence: Complex relationships exist between reproductive hormones, stressrelated hormones, and the activity of neural systems that regulate behavioral affect. Comments on part III. *Annals of the New York Academy of Sciences,* 1021, S. 134–142.

Compas, B. E., Connor-Smith, J. K., Saltzman, H., Thomsen, A. H. & Wadsworth, M. E. (2001): Coping with stress during childhood and adolescence: Problems, progress, and potential in theory and research. *Psychological Bulletin,* 127, S. 87–127.

Crowell, J. A. (2012): Frühe Schädigung, Bindungsrepräsentationen und Partnerschaft. In: K. H. Brisch (Hrsg.): *Bindungen – Paare, Sexualität und Kinder.* Stuttgart (Klett-Cotta), S. 147–157.

Daniels, D. & Moos, R. H (1990): Assessing life stressors and social resources among adolescence: Applications to depressed youth. *Journal of Adolescence Research,* 5, S. 268–289.

David, H. P. (1988): Unwantedness: Demography and psychosocial perspectives. In: H. P. David, Z. Dytrych, Z. Matejcek & V. Schüller (Hrsg.): *Born unwanted: Developmental effects of denied abortion.* New York, NY (Springer), S. 23–30.

Erhardt, I. & K. H. Brisch (2010): SAFE® – Sichere Ausbildung für Eltern. Ein bindungstheoretisch basiertes Präventionsprogramm für werdende Eltern. *Familiendynamik,* 35 (1), S. 84 f.

Fairchild, G., van Goozen, S. H. M., Stollery, S. J., Brown, J., Gardiner, J., Herbert, J. & Goodyer, I. M. (2008): Cortisol diurnal rhythm and stress reactivity in male adolescents with early-onset or adolescence-onset conduct disorder. *Biological Psychiatry*, 64, S. 599–606.

Figueiredo, B., Bifulco, A., Pacheco, A., Costa, R. & Magarinho, R. (2006): Teenage pregnancy, attachment style, and depression: a comparison of teenage and adult pregnant women in a Portuguese series. *Attachment and Human Development*, 8 (2), S. 123–138.

Ge, X. (1994): Trajectories of stressful life events and depressive symptoms during adolescence. *Developmental Psychology*, 30 (4), S. 467–483.

Giedd, J., Blumenthal, N. J., Jeffries, N., Catellanos, F., Liu, H., Zijdenbos, A. et al. (1999): Brain development during childhood and adolescence: A longitudinal MRI study. *Nature Neuroscience*, 2, S. 861–863.

Grossmann, K. E. & Grossmann, K. (Hrsg.) (2003): *Bindung und menschliche Entwicklung. John Bowlby, Mary Ainsworth und die Grundlagen der Bindungstheorie.* Stuttgart (Klett-Cotta).

Gunnar, M. R., Wewerka, S., Frenn, K., Long, J. D. & Griggs, C. (2009): Developmental changes in hypothalamus-pituitary-adrenal activity over the transition to adolescence: Normative changes and associations with puberty. *Developmental Psychopathology*, 21 (1), S. 69–85.

Gutman, L. M. & A. J. Sameroff (2004): Continuities in depression from adolescence to young adulthood: Contrasting ecological influences. *Developmental Psychopathology*, 16 (4), S. 967–984.

Heinemann, E. (2010): Die Lust am Lernen. Bindungssicherheit und Autonomie in Therapie und Pädagogik. In: E. Heinemann & H. Hopf (Hrsg.): *Psychoanalytische Pädagogik – Theorien, Methoden, Fallbeispiele.* Stuttgart (Kohlhammer), S. 45–55.

Ingrassia, G. (2010): Das Zurückerobern der Mitte – AD(H)S und Selbstwertgefühl – aus der Praxis. In: Die Kinderschutz-Zentren (Hrsg.): *ADHS. Diagnostik und Hilfen für betroffene Kinder und Jugendliche und ihre Eltern.* Köln (Die Kinderschutz-Zentren,), S. 239–248.

Kalcher, A. M. & Lauermann, K. (Hrsg.) (2010): Kompetent für die Welt. Bindung – Autonomie – Solidarität. 59. Internationale Pädagogische Werktagung Salzburg. Wien, G & G.

Kast, V. (1985): *Wege zur Autonomie. Märchen psychologisch gedeutet.* Olten (Walter-Verlag).

Kobak, R. & Ferenz-Gillies, R. (1995): Emotion regulation and depressive symptoms during adolescence: A functionalist perspective. *Development and Psychopathology*, 7, S. 183–192.

Küfner, H. (1989): Bindung und Autonomie als Grundmotivationen des Erlebens und Verhaltens. *Forum der Psychoanalyse*, 5 (2), S. 99–123.

Leber, A., Trescher, H.-G. & Büttner, C. (Hrsg.) (1985): *Die Bedeutung der Gruppe für Sozialisation. Kindheit und Familie.* Göttingen (Vandenhoeck & Ruprecht).

Lempp, R. (Hrsg.) (1987): *Reifung und Ablösung. Das Generationenproblem und seine psychopathologischen Randformen.* Bern u. a. (Hans Huber).

McKay, M., Fanning, P., Honeychurch, C. & Sutker, C. (2008): *Selbstwert. Die beste Investion Ihres Lebens. Entwickeln Sie Schritt für Schritt mehr Lebensqualität.* Paderborn (Junfermann).

Moffitt, T. E. & Caspi, A. (2001). Childhood predictors differentiate life-course persistent and adolescence-limited antisocial pathways among males and females. *Development and Psychopathology,* 13 (2), S. 355–375.

Nelson, E. E., Leibenluft, E., McClure, E. B. & Pine, D. S (2005): The social re-orientation of adolescence: A neuroscience perspective on the process and its relation to psychopathology. *Psychological Medicine,* 35 (2), S. 163–174.

O'Brien, F., Roth, S., Stewart, A., Rifkin, L., Rushe, T. & Wyatt, J. (2004): The neurodevelopmental progress of infants less than 33 weeks into adolescence. *Archives of Disease in Childhood,* 89, S. 207–211.

Pierrehumbert, B., Torrisi, R., Ansermet, F., Borghini, A. & Halfon, O. (2012): Adult attachment representations predict cortisol and oxytocin responses to stress. *Attachment and Human Development,* 14 (5), S. 453–476.

Potreck-Rose, F. (2006). *Von der Freude, den Selbstwert zu stärken.* Stuttgart (Klett-Cotta, Leben lernen).

Preuschoff, G. & Cremer, A. (Hrsg.) (2001): *Vom Lieben und Loslassen.* Düsseldorf und Zürich (Walter Verlag).

Rauwald, M., Becke, S., Hartmann, L. & Brisch, K. H. (2013): Prävention transgenerationaler Weitergabe von Traumatisierungen – SAFE®-Kurse für traumatisierte Mütter. In: M. Rauwald (Hrsg.): *Vererbte Wunden. Transgenerationale Weitergabe traumatischer Erfahrungen.* Weinheim (Beltz), S. 149–157.

Satir, V. (1989): *Selbstwert und Kommunikation. Familientherapie für Berater und zur Selbsthilfe.* München (Verlag J. Pfeiffer).

Schultz-Venrath, U. (2008): Mentalisierungsgestützte Gruppenpsychotherapie. Zur Veränderung therapeutischer Interventionsstile. *Gruppenpsychotherapie und Gruppendynamik,* 44, S. 135–149.

Schultz-Venrath, U. (2011): Das Gehirn in der Gruppe oder die Gruppe im Gehirn – Zur Neurobiologie des Mentalisierens in Gruppenpsychotherapien. *Gruppenpsychotherapie und Gruppendynamik,* 47, S. 111–140.

Shirtcliff, E. A. (2005): Neuroendocrine and neural contributions to pubertal development, normative adolescent development and affect-related behavior problems. Background paper for the workshop on the Science of Adolescence Health and Development, National Academy of Science.

Shirtcliff, E. A. & Ruttle, P. (2011): Immunologische und neuroendokrine Dysregulation in der Folge früher Deprivations- und Stresserfahrungen. In: K. H. Brisch (Hrsg.): *Bindung und frühe Störungen der Entwicklung.* Stuttgart (Klett-Cotta), S. 167–202.

Shirtcliff, E. A., Allison, A. L., Armstrong, J. M., Slattery, M. J., Kalin, N. H. & Essex, M. J. (2012): Longitudinal stability and developmental properties of salivary cortisol levels and circadian rhythms from childhood to adolescence. *Developmental Psychobiology,* 54 (5), S. 493–502.

Simoni, H. (2005): Partizipation von Kleinkindern in Kindergruppen. *Frühe Kindheit – die ersten sechs Jahre,* 5, S. 12–15.

Sisk, C. L. & Forster, D. L. (2004): The neural basis of puberty and adolescence. *Nature Neuroscience,* 7 (10), S. 1040–1047.

Sowell, E. R., Thompson, P. M., Holmes, C., Batth, R., Jernigan, T. L. & Toga, A (1999): Localizing age-related changes in brain structure between childhood and adolescence using statistical parametric mapping. *Neuroimage,* 9, S. 587–597.

Steinberg, L., Dahl, R., Keating, D., Kupfer, D. J., Masten, A. S. & Pine, D. (2006): The study of developmental psychopathology in adolescence: Integrating affective neuroscience with the study of context. In: D. Cicchetti & D. J. Cohen (Hrsg.): *Handbook of developmental psychopathology.* Bd. 2, 2. Aufl. Hoboken, NJ (Wiley), S. 710–741.
Teicher, M. H., Andersen, S. L., Navalta, C. P., Polcari, A. & Kim, D. M. (2007): Neuropsychiatric disorders of childhood and adolescence. In: S. C. Yudofsky & R. E. Hales (Hrsg.): *The American psychiatric press textbook of neuropsychiatry and behavioral neurosciences-* Washington, DC (American Psychiatric Press), S. 1045–1113.
Thielen, M. (2013). *Körper – Gruppe – Gesellschaft.* Gießen (Psychosozial-Verlag).
Tschuschke, V., Catina, A., Beckh, T. & Salvini, D. (1992): Wirkfaktoren in stationärer analytischer Gruppenpsychotherapie. *Psychotherapie und medizinische Psychologie,* 42, S. 91–101.
von Sydow, K. (2012): Bindung und Partnerschaft: Forschungsergebnisse und Implikationen für die Paar- und die Einzeltherapie. In: K. H. Brisch (Hrsg.): *Bindungen – Paare, Sexualität und Kinder.* Stuttgart (Klett-Cotta), S. 61–79.
Werneck, H. & Rollett, B. (2007): Der Einfluss elterlicher Partnerschaftsqualität auf Persönlichkeit und Bindungsrepräsentation der Kinder mit 11 Jahren. *Psychologie in Erziehung und Unterricht,* 54 (2), S. 118–128.
Zahn-Waxler, C., Shirtcliff, E. A. & Marceau, K. (2008): Disorders of childhood and adolescence: Gender and psychopathology. *Annual Review of Clinical Psychology,* 4, S. 275–303.

Adressen der Autorinnen und Autoren

Dr. Dipl.-Päd. Ulrike Amann, Jugendsuchtstationen clean.kick/clean.kids, Abteilung für Psychiatrie und Psychotherapie des Kindes- und Jugendalters, ZfP Südwürttemberg, Weingartshoferstr. 2, D-88214 Ravensburg, E-Mail: ulrike.amann@zfp-zentrum.de

Katja Bonnländer, Künstlerin und Kunsttherapeutin, Kirchweg 1, 82544 Dettenhausen Egling, E-Mail: katjabonnlaender@kulturserver.de

PD Dr. med. Karl Heinz Brisch, Oberarzt, Dr. von Haunersches Kinderspital, Kinderklinik und Poliklinik, Leiter der Abteilung für Pädiatrische Psychosomatik und Psychotherapie, Pettenkofer Str. 8a, D-80336 München, E-Mail: Karl-Heinz.Brisch@med.uni-muenchen.de

Prof. Dr. Roger Kobak, Stevie N. Grassetti und **Heather A. Close,** Department of Psychology, University of Delaware, Newark, DE 19716, USA, E-Mail: rkobak@psych.udel.edu

Dr. Roseann Larstone und **Prof. Dr. Marlene M. Moretti,** Department of Psychology, Simon Fraser University, Burnaby, BC Canada V5A1S6, E-Mail: moretti@sfu.ca

Christiane Lutz, Analytische Psychotherapeutin für Kinder und Jugendliche, Gaußstr. 117, 70193 Stuttgart, E-Mail: kontakt@christianelutz.net

Andrea Perry, Psychotherapeutin, E-Mail: apconsultancy@hotmail.co.uk

Prof. Dr. Raija-Leena Punamäki, Professor School of Social Sciences and Humanities/Psychology, FIM-33014 University of Tampere, Kalevankatu 5, Linna 4krs, E-Mail: Raija-leena.Punamaki@uta.fi

Prof. Dr. Sabine Walper, Forschungsdirektion Deutsches Jugendinstitut e. V., Nockherstr. 2, 81541 München, E-Mail: walper@dji.de

Dr. Sandra Wieland, Child, Adolescent & Adult Therapist, Shaol Centre, Sidney, British Columbia, Canada, 2355 Dolphin Road, No. Saanich, B.C. V8L 5V2 Canada, E-Mail: sandrajwieland@gmail.com

Simon R. Wilkinson, MD Cantab, Fellow of the Royal College of Psychiatrists, Oslo University Hospital, Pbox 26, Vinderen, 0319 Oslo, Norwegen, E-Mail: simonwilkinson@gmail.com

Prof. Dr. Peter Zimmermann und **Dipl.-Psych. Alexandra Iwanski,**
Bergische Universität Wuppertal, Lehrstuhl Entwicklungspsychologie, FB G, Gaußstr. 20, D-42119 Wuppertal,
E-Mail: pzimmermann@uni-wuppertal.de/: iwanski@uni-wuppertal.de

Bindungen – Paare, Sexualität und Kinder
294 Seiten, gebunden. ISBN 978-3-608-94717-5

»Nach meinen nun mehr als 20 Jahren Beratung in und mit Gruppen als ›Partnerschule‹ freue ich mich insbesondere über solche Belege, die meinen Erfahrungen und eigenen prospektiven Untersuchungen entsprechen. Und in diesem Sinne finden wir eine Fülle an empirisch gesicherten Daten, die in hohem Maße nützlich sein können, die Schwerpunkte und Vorgehensweisen der Arbeit in Ehe- und Familienberatungsstellen zu überprüfen.«
Rudolf Sanders, Beratung Aktuell

Bindung und frühe Störungen der Entwicklung
2. Auflage. 333 Seiten, gebunden. ISBN 978-3-608-94792-2

»Besonders beeindruckt hat mich die Beschreibung einer Behandlung von Kindern und Jugendlichen im Rahmen des Konzeptes einer stationären Intensivpsychotherapie ... Im vorliegenden Konzept einer stationären Intensivpsychotherapie werden neben der körperlichen Diagnostik und Behandlung, Sozialarbeit, Arbeiten am Milieu und eine Einzel- und Gruppentherapie sowie eine spezielle Psychotrauma-Therapie miteinander verbunden.«
Rudolf Sanders, Beratung Aktuell

www.klett-cotta.de/fachbuch

Bindung und Trauma

Risiken und Schutzfaktoren für die Entwicklung von Kindern

4. Auflage. 270 Seiten, gebunden. ISBN 978-3-608-94793-9

»In dieser weiteren engagierten Publikation des Klett-Cotta-Verlags zur Entwicklung der Bindungstheorie findet sich im deutschsprachigen Raum erstmalig eine umfassende Diskussion einer Synthese von Bindungstheorie und Psychotraumatologie. Es werden vielschichtige Problemstellungen der Diagnostik und Behandlung von Bindungsstörungen und traumatischen seelischen und körperlichen Verletzungen bei Kindern, Jugendlichen und Erwachsenen erörtert und Perspektiven für die weitere empirische Forschung und Entwicklung von Behandlungskonzepten entwickelt.«
PFAD

Bindung, Angst und Aggression

Theorie, Therapie und Prävention

297 Seiten, gebunden. ISBN 978-3-608-94517-1

»Die vielseitigen Betrachtungsweisen und Therapieansätze gepaart mit den ausführlichen Quellenangaben, die dieses Buch liefert, laden zum Weiterlesen ein. Durch die abgeschlossenen Vortragsberichte ist auch ein Querlesen nach Interessengebieten möglich.«
Doris Melchart, Theraplay

Fach-
buch
Klett-Cotta